临床检验技术与应用

丛玉隆　总主编

临床实验室智能化建设与应用

毛远丽　温冬梅　陈锦添　主　编

科学出版社

北　京

内 容 简 介

本书以临床实验室智能化发展为主线，阐述了自动化、信息化、智能化系统在临床实验室建设、发展与应用的历程和现状。全书共分五章，第一章介绍了相关概念及智能化系统在临床实验室的发展历程、发展机遇与挑战；第二章和第三章分别对自动化、信息化、智能化系统在临床实验室引进建设时的规划与改造、系统的类型选择与配置、工作流程建立、质量管理等进行了介绍，同时分享了国内外多个临床实验室的应用实例；第四章介绍了目前在不同规模临床实验室已实现并应用于实际工作中的智能化系统，包括这些系统的设计理念、结构组成、工作原理和功能实现；第五章对临床实验室智能化发展进行了探讨。

本书内容系统、实用，可供临床检验人员、体外诊断产品研发人员及行业监管人员和临床医生等参考。

图书在版编目（CIP）数据

临床实验室智能化建设与应用 / 毛远丽，温冬梅，陈锦添主编 . -- 北京：科学出版社，2024. 6. --（临床检验技术与应用 / 丛玉隆总主编）.
ISBN 978-7-03-078680-7

Ⅰ . R446

中国国家版本馆 CIP 数据核字第 20248VW239 号

责任编辑：沈红芬　刘天然 / 责任校对：张小霞
责任印制：肖　兴 / 封面设计：黄华斌

科学出版社 出版
北京东黄城根北街 16 号
邮政编码：100717
http://www.sciencep.com
天津市新科印刷有限公司印刷
科学出版社发行　各地新华书店经销
*
2024 年 6 月第 一 版　开本：787×1092　1/16
2024 年 6 月第一次印刷　印张：20 1/4
字数：480 000
定价：118.00 元
（如有印装质量问题，我社负责调换）

《临床实验室智能化建设与应用》

编写人员

主　　编　毛远丽　温冬梅　陈锦添

副 主 编　杨大干　夏良裕　秦晓松　林日升
　　　　　陈小穗　濮　阳

编　　者（按姓氏汉语拼音排序）

蔡剑辉	曹东林	陈　慧	陈光辉
陈锦添	陈小穗	丛玉隆	董丹凤
傅应裕	高鸣晓	戈敏娟	胡　婷
胡炎伟	胡耀宗	胡志新	黄子健
李　汉	李　琳	李　曼	李　强
李　翔	李　欣	李启欣	李小燕
林日升	凌　励	卢兰芬	陆方阳
陆怡德	罗嘉俊	马婉珍	毛远丽
濮　阳	秦晓松	孙东丰	索明环
佟威威	童本福	王　嘉	王丹丹
王立山	王学锋	温冬梅	吴　镝
吴　俊	夏良裕	徐邦牢	徐国祥
徐建华	杨大干	姚　婕	岳志红
曾方银	张　婷	张咏梅	郑　磊
钟翠雯	周丰良		

前　言

21世纪以来，人工智能、大数据、云计算、物联网及5G互联网等创新技术成为引领产业变革的核心驱动力，人工智能发展已上升到国家战略高度。医疗领域以"人工智能＋大数据技术"为核心的智能化智慧化医学诊疗、健康服务将成为未来发展的主要趋势，这样的发展趋势也同样对检验医学产生深远的影响，临床实验室从自动化、数字化、信息化向智能化、智慧化的方向发展已成为必然趋势。

数字化是计算机技术、多媒体技术、智能技术的基础，也是信息化技术的基础。数字化技术的出现极大地促进了信息技术的发展。自动化是信息化的基础，在自动化系统中完成信息的获取、转换、显示、传递处理和执行等功能。信息时代的自动化是在机械时代自动化的基础上配合信息技术发展而来，信息化是更高级的自动化。无论是数字化、自动化还是信息化，都是智能化的基础，智能化是信息化发展的必然趋势，智慧化是智能化的升级。目前，我国临床实验室智能化系统的建设和应用尚处于起步阶段，临床实验室、信息软件公司及体外诊断产品厂家等行业人员都在积极探索检验医学领域自动化智能化建设解决方案、大数据挖掘及人工智能技术在临床实验室的应用，力图通过智能化、智慧化系统建设提高临床实验室质量管理效能，保证检验结果的准确性与及时性，提升服务能力，为医生、患者、临床实验室管理人员及工作人员提供个性化的智慧服务及管理。

《临床实验室智能化建设与应用》为丛玉隆教授作为总主编的"临床检验技术与应用"丛书之一，编写目的是使临床实验室管理者、工作人员及相关技术人员了解实验室智能化建设的理念、模式和方法，国内智能化建设的发展现状、实践经验及面临的挑战。本书的主要编者均为国内自动化、信息化与智能化系统建设水平较高的临床实验室的管理者和实践者，同时还有来自国内外体外诊断产品厂家的软件研发人员。本书的编写宗旨是科学务实、与时俱进，将国内外最新理念与我国目前临床实验室实际应用相结合，以临床实验室智能化发展为主线，阐述自动化、信息化特别是智能化系统在临床实验室建设、发展与应用的历程和现状。

全书共分五章。第一章对数字化、自动化、信息化、智能化、智慧化的定义及其相互关系进行了介绍，进而介绍了智能化系统在临床实验室的发展历程，以及在国内外人工智能发展大背景下临床实验室智能化发展的机遇与挑战。第二章和第三章分别对自动化系统、信息化系统在临床实验室引进建设时的规划与改造、系统的类型选择与配置、工作流程建立、质量管理等进行了介绍；为了给读者提供更为直观的先进经验与模式，本书还分享了国内外多个临床实验室自动化、信息化及智能化应用的实例。在自动化系统的实例介绍中，列举了不同实验室如何根据实际情况和需求选择流水线及其配置，如何进行摆放，如何合理进行检验项目分配工作，如何高效自动进行仪器间比对、室内质量控制、结果自动审核。在临床实验室信息化系统实例中，分享了样本物流管理、危急值报告、人员管理、电子文档管理、生物样本库管理及区域检验中心管理等信息系统的设计原理、功能及应用效果。第四章逐一介绍了目前在不同规模临床实验室已实现并应用于实际工作中的智能化系统，包括这些系统的设计理念、结构组成、工作原理和功能实现。书中列举的实际应用场景包括：临床实验室环境设施智能监控系统、临床实验室设备与试剂耗材智能管理系统、临床医嘱项目选择智能提示系统、医院智能采血系统、临床实验室样本智能管理系统、血清指数智能管理系统、临床实验室内智能机器人样本运送系统、检测系统分析性能智能评价系统、临床实验室室内质控智能检测系统、基于人工智能的患者数据实时质量控制智能监控系统、临床实验室智能质量指标监控系统、临床实验室全检验流程智能化管理系统、临床实验室检验结果智能审核系统、临床实验室智能专家辅助解释系统、临床实验室微生物智能专家库系统，以及人工智能在医学显微镜检验自动化和细胞图像识别远程会诊中的应用。第五章对临床实验室智能化发展进行了探讨，包括临床实验室智能化发展机遇与挑战、检验医学的智能创新发展方向，以及人工智能在检验医学中的应用展望。

在此要衷心感谢编写团队每一位成员的辛勤工作和无私付出，他们为本书提供了大量宝贵的信息、资料，丰富了本书内容。希望本书的出版能为我国临床实验室智能化的发展尽绵薄之力。由于学科进展迅速，书中难免有不足之处，请读者批评指正，以便再版时改正。

毛远丽

2023年10月

目　录

第一章

人工智能与临床实验室智能化

　　临床实验室在疾病诊断、疗效评价、病情监测、预后评估及疾病筛查等方面发挥着重要作用。检验结果的准确性、及时性直接影响临床医疗决策、安全和诊疗效果，近年来，临床实验室在学科建设、技术能力、服务水平、质量管理、患者风险管理及生物安全防护等方面面临着更高的要求和挑战，临床实验室从自动化、信息化向智能化方向发展是必然趋势，也是行业发展的必经之路，临床实验室、信息软件公司及体外诊断（IVD）产品厂商都在积极探索检验医学领域自动化、智能化建设解决方案，大数据挖掘及人工智能技术在临床实验室的应用等，以期推进临床实验室信息化、自动化向智能化及以人为本的智慧化建设发展，以缩小检验人员的专业水平差异，提高临床实验室质量管理效能、保证检验结果的准确性与时效性，提升服务能力，为医生、患者、临床实验室管理人员及工作人员提供个性化的智慧服务及管理体验。在"互联网+"时代，人工智能、大数据、云计算、物联网技术等创新技术不断渗入医疗健康行业，这对于实现医学诊疗与健康服务的自动化与智能化，提高服务效率和质量具有重大意义。人工智能在医疗领域的应用不仅仅是技术革新，也是医疗服务模式的转变。检验医学领域的智能化发展尚处于初级阶段，目前基于互联网、大数据、云计算、物联网或人工智能等的技术在临床实验室检验全流程管理、临床实验室自动化与智能化质量管理、质量风险智能监控与识别、图像识别、疾病预测模型及检验结果专家辅助诊断等各方面显示了其独特的作用和潜力。检验前的实验室智能化系统包括临床医嘱项目选择智能提示系统、样本智能管理系统、智能采血系统、物流机器人、样本自动传送系统、样本分拣系统及全自动样本前处理系统、血清指数智能管理系统等。检验中的实验室智能化系统包括分析性能智能评价系统、室内质控智能检测系统、患者数据实时质量控制智能监控系统、质量指标智能监控系统，以及在自动质控检测、中间件智能应用、血细胞自动识别阅片、细胞图像识别远程会诊等方面的应用。检验后的实验室智能化系统包括临床实验室智能审核系统及智能专家辅助解释系统等。在管理方面，临床实验室实现了区域检验、远程检验、继续教育、临床科研等数字化和智能化的管理。

第一节　人工智能与临床实验室智能化发展

　　人工智能（AI）概念在1956年首次提出，经过近70年的演进与发展，其已与医疗领域密不可分。在5G、大数据、云计算、物联网、超级计算、脑科学等新技术、新理论的推动下，人工智能已成为人类研究和开发用于效仿、延伸和拓展人类智能方法或者技术的一门新兴学科技术。人工智能可以在医疗行业的多个环节发挥作用，如医学影像、健康管理、疾病风险预测、虚拟助理、药物设计、临床诊疗、智慧医院等环节，在很大程度上改善了我国医疗资源不均、医护人员短缺的问题，提升了医疗诊断的效率。医疗领域人工智能的应用已经逐渐成为主流，发展前景广阔。

一、术语和定义

伴随着检验医学的飞速发展，覆盖检验分析前、分析中、分析后全过程的全自动设施设备及信息化、智能化系统已在临床实验室广泛应用。智慧化临床实验室（intellectualization of clinical laboratory）应用人工智能、物联网、可穿戴设备等技术，开发了智能机器人、智能质量管理系统，实现了全实验室质量管理和服务能力的智能化。智慧化临床实验室应用人工智能的图像识别、大数据处理和深度学习等技术检验结果大数据挖掘、患者数据实时质量风险智能识别与监控、细胞与染色体核型等智能识别和分析，建设形态学智能专家系统和疾病知识系统，实现远近程即时会诊和诊断、检验结果智能化辅助解读与提示，从而实现智慧检验。大量的检验仪器设备、自动化流水线、中间件软件和信息系统的使用为实验室积累了海量的数据，为临床实验室智能化及智慧化发展奠定了坚实基础。只有正确理解人工智能与数字化、自动化、信息化、智能化、智慧化的基本概念及相互关系，才能深刻认识人工智能用于实现临床实验室智能化的机遇和局限性，把握好检验医学领域的智能化建设方向与内容。

1. 数字化（digitization） 指利用计算机处理技术把许多复杂多变的信息转换为可以度量的数字符号，或把语音、文字和图像等信息转变为数字编码，建立数字化模型，把其转变为一系列二进制代码，引入计算机内部进行统一处理的过程。数字化是信息化建设的基础。

2. 自动化（automation） 指机器设备或系统在无人或少人干预的情况下，按照规定的程序或指令，自动进行检测、信息处理、分析判断、操作控制，实现预期目标的过程。例如，流水线全流程自动化，将检验人员从手工分类、编号、离心等大量烦琐、低技术含量及重复的工作中解放出来，无须人工参与，实现标准化、自动化的样本前处理及检测流程，减少人工环节出错的可能及劳动强度，保证生物安全。

3. 信息化（informatization） 是以现代通信、网络、数据库技术为基础，将所研究对象各要素汇总至数据库，供特定人群生活、工作、学习、辅助决策等，并与人类息息相关的各种行为相结合，由计算机技术、通信技术、信息处理技术和控制技术等构成的一门综合性高新技术。

4. 智能化（intelligentization） 其基于网络、大数据、物联网或人工智能等技术，对目标设备进行控制，模拟人类的逻辑思维、感知能力、记忆和思维能力、学习能力，进行逻辑分析和判断，并得出诊断结论。智能化体现出来的特点是"分析能力"，具备自适应、自感知、自反应、自协调、自监控、自诊断、自预警、自修复、自操作及拟人交互功能等，具备上述一种或一系列功能都可以视为智能化产品或智能化系统。

5. 智慧化（intellectualization） 升级版的智能化，以深度学习、边缘计算等前沿技术的融入为特征，将人机环境系统之间的交互角色最优化，取长补短、优势互补，除了必要的计算机知识、数学算法外，还把哲学、心理学、生理学、语言学、神经科学等融为一体。其具备感知、学习、自适应、记忆、思考、判断、决策并指导行动的能力及特点。

6. 工业4.0（industry 4.0） 是以智能制造为主导的第四次工业革命。工业4.0是在信息时代背景下，将物理系统与数字系统相互融合，以智能化、数字化和自动化技术为核心的新一轮工业革命。它通过融合互联网技术、大数据分析和人工智能等先进技术，实现生产过程的高度灵活性、高效性和智能化。

7. 人工智能（artificial intelligence） 其可利用数字计算机或数字计算机控制的机器模拟、延伸和扩展人的智能，感知环境、获取知识并使用知识获得最佳结果的理论、方法、技术及应用系统。该领域的研究内容包括机器人、语言识别、图像识别、自然语言处理和专家系统等。

8. 物联网（internet of things） 其通过二维码识读设备、射频识别（RFID）装置、红外感应器、全球定位系统和激光扫描器等信息传感设备，按约定的协议，把任何物品与互联网相连接，进行信息交换和通信，以实现智能化识别、定位、跟踪、监控和管理。

9. 云计算（cloud computing） 是分布式计算的一种，通过网络"云"将巨大的数据计算处理程序分解成无数个小程序，然后通过多部服务器组成的系统处理和分析这些小程序，并将得到的结果返回给用户。

10. 大数据（big data） 指无法在一定时间范围内用常规软件工具进行捕捉、管理和处理的数据集合，其是需要新处理模式才能具有更强的决策力、洞察发现力和流程优化能力的海量、高增长率和多样化的信息资产。

11. 机器学习（machine learning） 是一门涉及统计学、系统辨识、逼近理论、神经网络、优化理论、计算机科学、脑科学等诸多领域的交叉学科，研究计算机怎样模拟或实现人类的学习行为，以获取新的知识或技能，重新组织已有的知识结构并使之不断改善自身的性能。机器学习是人工智能技术的核心。

12. 自然语言处理（natural language processing） 指机器理解并解释人类写作、说话方式的能力，是人工智能和语言学的一部分。它致力于使用计算机理解或产生人类语言中的词语或句子，主要应用于机器翻译、舆情监测、自动摘要、观点提取、文本分类、问题回答、文本语义对比、语音识别、中文光学字符识别（OCR）等方面。

13. 图像识别技术（image recognition technology） 是人工智能的一个重要领域，利用计算机对图像进行处理、分析和理解，识别各种不同模式的目标和对象，是应用深度学习算法的一种实践应用。

14. 人工神经网络（artificial neural network） 是一种模拟生物神经网络（主要是人类）行为特征，进行分布式并行信息处理的算法数学模型。根据生物神经网络的原理和实验室实际应用的需要建造实用的深度学习模型，设计相应的学习算法，模拟人脑的某种智能活动，在技术上实现解决实验室应用过程的实际问题。

二、"五化"的相互关系

"五化"是指数字化、自动化、信息化、智能化和智慧化。数字化是计算机技术、多媒体技术、智能技术的基础，也是信息化技术的基础。数字化技术的出现极大地促进了信息技术的发展。自动化是信息化的基础，在自动化系统中完成信息的获取、转换、显示、传递处理和执行等功能。信息时代的自动化，则是在机械时代自动化的基础上配合信息技术发展而来的自动化，信息化是更高级的自动化。数字化、自动化及信息化是智能化的基础，智能化是信息化发展的必然趋势，智慧化是智能化的升级。人工智能的核心是"智能学习"，即使用算法系统通过模仿专家的感知和决策来学习；实现人工智能的关键要素包括大数据、机器学习、训练与深度学习，与人工智能相互支撑的技术有大数据、统计分析、计算机视觉、图像识别、语音识别及机器翻译等。临床实验室全实验室自动化流水线及功能强大的中间件软件的应用，不仅把分析前、分析中和分析后的步骤串联在一起，同时也将样本流、物流和信息流三大通路有机结合在一起。自动化使临床实验室大量的手工操作得到解放，提升了工作效率，同时降低了差错率。信息系统实现了临床实验室检验全过程和各项管理活动的数据收集、存储、分析和应用。实验室全自动系统与信息系统的无缝结合，为实验室从自动化、信息化时代迈向智能化打下了坚实基础，提供了成熟的条件。临床实验室从自动化、信息化向智能化方向发展是必然趋势，也是行业发展的必经之路。

我国检验医学的发展已经有近百年的历史，临床实验室从手工操作时代发展到半自动化、自动化、信息化时代，现在正向数字化、智能化、智慧化时代迈进，临床实验室的自动化、智能化和智慧化是现代化临床实验室的基本特征。了解人工智能的发展简史及其在医疗产业中的应用发展，可以更好地把握检验医学领域的智能化建设方向与内容。

三、人工智能的发展简史

人工智能技术出现至今约70年，其发展史可分为三个阶段：第1阶段（1956～1980年）为人工智能起步期；第2阶段（1980～1990年）为人工智能繁荣期——专家系统推广期；第3阶段（2000年至今）为人工智能真正的"春天"——深度学习期。1950年，艾伦·图灵提出"图灵测试"，为即将问世的人工智能提供了科学性和开创性的构思，大胆预言了真正具备智能机器的可行性。1956年，在由达特茅斯学院举办的一次会议上，计算机专家约翰·麦卡锡首次提出"人工智能"一词。达特茅斯会议被广泛认为是人工智能诞生的标志，从此人工智能走上了快速发展的道路。其后不久，麦卡锡与马文·明斯基在麻省理工学院（Massachusetts Institute of Technology，MIT）共同创建了世界上第一座人工智能实验室。1966年，首台聊天机器人Eliza诞生。1965年，美国科学家爱德华·费根鲍姆等研制出化学分析专家系统程序DENDRAL，能够通过分析实验数据来判断未知化合物的分子结构。1968年，美国斯坦福研究所（SRI）研发的首台人工智能机器人Shakey诞生，能够自主感知、分析环境、规划行为并执行任务。1970年，美国斯坦福大学计算机教授维诺格拉德开发的人机对话系统SHRDLU诞生，该系统能够分析语义、分析指令、理解语言，并通过虚拟方式操作来完成任务，被视为人工智能研究的一次巨大成功。1976年，美国斯坦福大学肖特里夫等研制的医疗咨询系统MYCIN是早期模拟决策系统，用来进行严重感染时的病原菌诊断及抗生素给药推荐。1981年，第五代计算机项目立项研发。1984年，大百科全书（Cyc）项目开发成功。其将人类拥有的所有一般性知识都输入计算机，建立了一个巨型数据库，目标是让人工智能能够以类似人类推理的方式工作，其为人工智能领域开拓了一个全新研发方向。1997年，IBM公司的国际象棋电脑深蓝（DeepBlue）战胜了国际象棋世界冠军卡斯帕罗夫。它的运算速度为每秒2亿步棋，并存有70万份大师对战的棋局数据。2011年，IBM公司开发的人工智能程序沃森（Watson）参加一档智力问答节目并战胜了两位人类冠军。这一人工智能程序已被IBM公司广泛应用于医疗诊断领域。2016～2017年，谷歌旗下的DeepMind公司开发的人工智能围棋程序战胜了围棋冠军，它具有自我学习能力，能够搜集大量围棋对弈数据和名人棋谱，学习并模仿人类下棋。DeepMind公司已进军医疗保健等领域。2017年，AlphaGo Zero在无任何数据输入的情况下，开始自学围棋3天后便以100∶0的战绩横扫了第二个版本的AlphaGo Lee，学习40天后又战胜了在人类高手看来不可企及的第三个版本的AlphaGo Master，从此深度学习大受欢迎。时至今日，人工智能的发展日新月异，已通过智能客服、智能医生、智能家电等服务场景在诸多行业进行深入而广泛的应用。例如，百度地图具备全球化地理信息服务能力，包括智能定位、关注点（POI）检索、路线规划、导航、路况等，拥有丰富全景数据的地图服务。自动驾驶汽车依靠人工智能、视觉计算、雷达、监控装置和全球定位系统协同合作，让电脑可以在没有任何人类主动操作的情况下，自动安全地操作机动车辆。2020年初，新冠疫情席卷全球，在抗疫过程中，人工智能技术发挥了重要作用，其应用涵盖了疫情监测分析、人员物资管控、后勤保障、药品研发、医疗救治和复工复产等方面。我国先后于2015年和2017年印发了《中国制造2025》及《新一代人工智能发展规划》，提出了面向2030年我国新一代人工智能发展的指导思想、战略目标、重点任务和保障措施，部署构筑我国人工智能发展的先发优势，将技术和产业的智能化发展上升到国家战略高度。人工智能的发展是人类社会进入信息社会后继续前行的重要标志，是国际科技发展的热点方向，人工智能产业化是国家发展的大趋势。近年来，各行各业均以此为契机，抓住机遇，大力发展人工智能技术。人工智能的发展简史见图1-1。

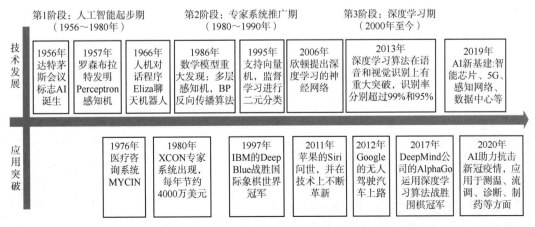

图1-1　人工智能的发展简史

四、全球工业智能化的发展现状

2013年德国政府正式提出"工业4.0","工业4.0"的战略核心是围绕人工智能技术，着重在制造业等领域利用互联网、人工智能技术，将人与机器、机器与机器连接起来，实现智能化操作和智能化生产。智能化成为引领"工业4.0"的主题和最大驱动力。其他主要发达国家也有相似的战略目标，但名称不同，如美国的"工业互联网"和"先进制造业国家战略"计划、日本的"科技工业联盟"、英国的"工业2050战略"与中国的"中国制造2025"计划等。它们共同的重点皆以数字化和网络化为支撑，通过人工智能技术的运用，实现制造业的智能化生产（图1-2）。在自动化向智能化发展的过程中，很多新技术和新应用得到了重大的突破，科技带来的产量及效率的提升、生产及人力成本的降低使得相关企业在改造的过程中大幅获益。

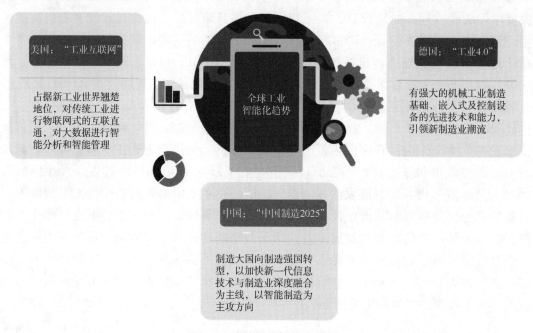

图1-2　全球工业智能化趋势

五、人工智能在中国的发展历程

中国人工智能研究起步较晚，为加快建设创新型国家和世界科技强国，2017年7月，国务院印发《新一代人工智能发展规划》，这是中国在人工智能领域的第一个系统部署文件，也是面向未来打造我国先发优势的一个指导性文件。人工智能在中国的发展历程如下：

1978年"智能模拟"被纳入国家研究计划。

1981年中国人工智能学会在长沙成立。

1986年开始把智能计算机系统、智能机器人和智能信息处理等重大项目列入国家高技术研究发展计划。

1993年起把智能控制和智能自动化等项目列入国家"攀登计划"。

21世纪后，更多的人工智能与智能系统研究获得各种基金计划支持，并与国家国民经济和科技发展的重大需求相结合。

2015年国务院发布《中国制造2025》，力争用十年时间迈入制造强国行列，制造业数字化、网络化、智能化取得明显进展。

2017年国务院发布《新一代人工智能发展规划》，工业和信息化部发布《促进新一代人工智能产业发展三年行动计划（2018—2020年）》。

2017年国家卫生和计划生育委员会发布《人工智能辅助诊断技术管理规范（2017年版）》《人工智能辅助诊断技术临床应用质量控制指标》《人工智能辅助治疗技术管理规范》《人工智能辅助治疗技术临床应用质量控制指标》4个人工智能医疗相关的规范性文件，人工智能诊断离我们越来越近。

2018年国务院发布《关于促进"互联网＋医疗健康"发展的意见》，就促进互联网与医疗健康深度融合发展作出部署。

2019年国家药品监督管理局发布《深度学习辅助决策医疗器械软件审评要点》，为相应医疗器械软件注册申报提供专业建议。

2020年科学技术部发布科技创新2030——"新一代人工智能"重大项目，以推动人工智能技术持续创新和与经济社会深度融合为主线，按照并跑、领跑两步走战略，围绕大数据智能、跨媒体智能、群体智能、混合增强智能、自主智能系统五大方向持续攻关，从基础理论、支撑体系、关键技术、创新应用4个层面构筑知识群、技术群和产品群的生态环境，抢占人工智能技术制高点，妥善应对可能带来的新问题和新挑战，促进大众创业万众创新，使人工智能成为智能经济社会发展的强大引擎。

2021年国家新一代人工智能治理专业委员会发布《新一代人工智能伦理规范》，旨在将伦理道德融入人工智能全生命周期，为从事人工智能相关活动的自然人、法人和其他相关机构等提供伦理指引。人工智能政策已从推进应用逐渐转入监管，确保人工智能处于人类控制之下。

2021年《中华人民共和国数据安全法》正式施行，体现了总体国家安全观的立法目标，聚焦数据安全领域的突出问题，确立了数据分类分级管理，建立了数据安全风险评估、监测预警、应急处置及数据安全审查等基本制度，并明确了相关主体的数据安全保护义务，这是我国首部数据安全领域的基础性立法。

六、人工智能的研究领域与应用场景

人工智能是计算机科学的一个分支，是研究、开发用于模拟、延伸和扩展人类智能的理论、方法、技术及应用系统的一门新的技术科学。通过人工智能，可以使机器模拟人的某些思维过程和智能行为（如学习、推理、思考、规划等）。其研究范畴包括自然语言处理、知识表现、智能搜索、推理、规划、机器学习、知识获取、组合调度问题、感知问题、模式识别、不精确和不确定的管理、人工生命、神经网络、复杂系统、遗传算法等。

人工智能研究的技术生态整体框架从下到上分为5层：第1层是基础设施，包括大数据和计算能力两部分，数据越大，人工智能的能力越强。第2层是算法，如机器学习及深度学习等算法。第3层是主要的技术方向，如计算机视觉、语音工程、自然语言处理、智能机器人虚拟现实（VR）/增强现实（AR）、人工智能芯片、人工智能云平台、人工智能医疗行业标准、信息安全、医疗保险等。第4层是各个技术方向中的具体技术，如自然语言、知识图谱、用户画像、个性化推荐等。第5层为人工智能的应用领域，主要集中在教育、医疗健康、无人驾驶、电商零售、金融、个人助理、安防等应用场景。人工智能在医疗领域的应用有精准医疗、医学影像、医院管理、辅助诊疗、虚拟助理、健康管理、医学研究、药物研发等。人工智能的研究领域与应用场景见图1-3。

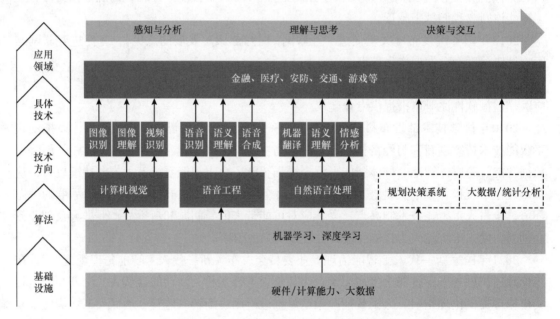

图1-3　人工智能的研究领域与应用场景

第二节　医学大数据与人工智能在临床医学领域的应用

21世纪以来，中国医疗健康行业的核心痛点在于供给与需求不匹配。人工智能、大数据、云计算、物联网及5G互联网等创新技术成为引领产业变革的核心驱动力，人工智能发展已上升到国家战略高度，为医疗体系改革及健康发展注入了新的活力，促进医疗服务提质增效、降本增益及模式创新。医疗领域正处于注重"以人为本，以患者为中心"的服务体系创新变革时期，以"人工智能+大数据技术"为核心的医学诊疗、健康服务智能化智慧化将成为未来发展的主要趋势，提高服务效率和质量，使目标人群能获得有针对性、符合诊疗需求、不过度的医疗健康服务，实现全生命周期关怀和精准医疗。

一、医学大数据与人工智能的关系

随着大数据技术的持续创新发展，国际上大数据具备规模化（volume）、高速性（velocity）、多样化（variety）、价值性（value）、准确性（veracity）、动态性（vitality）、可视性（visualization）及合法性（validity）的特征，统称"8V"特征，强调了大数据的价值密度低、真实性、准确性、动态性、大数据显性化展现的可视性、数据采集及应用的合法性、患者个人隐私数据使用的合理性。在满足大数据特征的基础上，所有与健康相关的数据均可以认为是医学大数据，包括医院信息系统（hospital information system，HIS）数据、实验室信息系统（laboratory information system，LIS）检验数据、卫生管理类数据、电子健康档案、科研专项调查数据、可穿戴健康设备产生的数据等。医学大数据的价值在于应用，而应用的突破点在于数据挖掘，数据挖掘的瓶颈在于数据挖掘技术与方法，只有通过数据挖掘才能发现新知识、创造新价值的目标。医学大数据是发展医疗领域人工智能的基础，临床的真实世界数据能够反映真实的临床实践情况，有助于促进精准医学进程。人工智能在真实世界研究中的应用主要包括数据收集、数据库构建和数据分析，人工智能在真实世界的研究需要大量脱敏、标准化、结构化、有代表性的数据来进行模型构建，获取全场景的数据将更有助于通过人工智能进行疾病风险预测、医疗影像检查、医院管理、辅助诊疗、虚拟助理、健康管理、辅助医学研究平台、药物挖掘及医学检验质量风险监控等，大数据与人工智能的关系见图1-4。

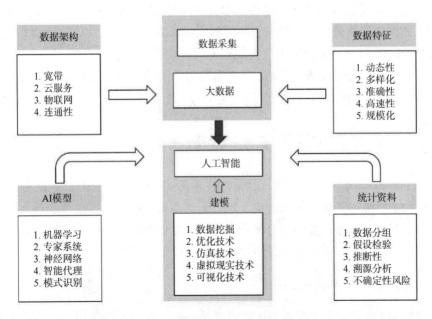

图1-4　大数据与人工智能的关系

医学的需求和痛点是创新的驱动力，医学大数据和人工智能的结合为医学模式带来革命性的改变。医疗大数据的使用场景包括健康管理、治疗优化及提升管理等方面，新一代人工智能包括算力、算法和大数据三个维度，大数据是人工智能发展的基础。全球医学人工智能领域研究和应用场景包括健康管理、辅助诊疗、风险预测、药物挖掘、医院管理、医学图像处理、健康医疗大数据的采集和挖掘、基于基因及生物标志物的癌症等重大疾病预测、认知障碍的早期诊断与预测等方向。随着医工交叉的覆盖范围不断拓展，医工融合的程度不断深化，新兴医疗装备的不断涌现，海量医学数据的不断产生，最终医学领域的发展将进入以患者为中心，由大数据驱动的人机协同的智能化、智慧化医学阶段。

二、医学大数据在临床医学领域的应用

智慧医疗的发展趋势为个性化的医疗设计"加"标准化的医疗行为，这种医疗模式无论对医务人员还是医疗产业都是颠覆性的，在很大程度上改善了我国医疗资源不均、医护人员短缺的问题，提升了医疗诊断的效率。医疗领域每天都会产生海量的数据，对医学大数据开展多维度的挖掘，能根据海量数据中蕴含的深刻科学规律，发现医学大数据的价值，为人们带来更安全、更有效的健康医疗服务。例如，数据挖掘＋人工智能在早期诊断和疾病监测方面的应用，可对患者医疗数据（如患者病史、临床记录、用药和治疗情况）进行实时挖掘和整合，将这些数据通过 DS 工具分析处理后，可以采取相应策略，增加患者医疗安全，减少医疗事故，数据整合和医学经验的组合可以为患者的诊断、风险评估和治疗选择提供全新的模式。再如，在心血管疾病和肿瘤治疗领域，均有很多文献报道了采用神经网络、机器学习等方法进行临床辅助决策的案例。在日常生活中，有很多大数据在医疗领域发挥重要作用，如智能手机、智能手环或其他可穿戴设备，每天都会收获大量的健康数据信息，传感器及移动健康 APP 可以监控和分析过去 1 个月或 1 年的大数据信息，可以辅助临床医生快速做出正确决策、预测健康或疾病、提供个性化的运动方案等。美国 IBM 公司开发的沃森是一个利用医疗大数据进行疾病诊断的智能系统，其使用自然语言、机器学习及实时计算将庞大的、非结构化的数据进行处理，将大量的电子病历数据及教材中的知识输入，通过经验和指示进行学习，类似人类思考模式，是一个超级疾病诊断工具。

三、人工智能在临床医学领域的应用

图像识别、神经网络、深度学习等关键技术的突破带来了人工智能技术新一轮的发展，大大推动了以数据密集、知识密集、脑力劳动密集为特征的医疗产业与人工智能的深度融合，人工智能与医疗行业的结合将成为未来医疗创新的方向。人工智能对健康领域的颠覆是全方位的，人工智能在临床医学领域的应用详见图1-5。

（一）人工智能＋院前管理

人工智能＋院前管理在于提高整体健康保健水平，提前发现疾病，做到早诊断和早治疗，降低常见疾病的发病率，人工智能的加入可以改善医疗资源的短缺和可及性问题。

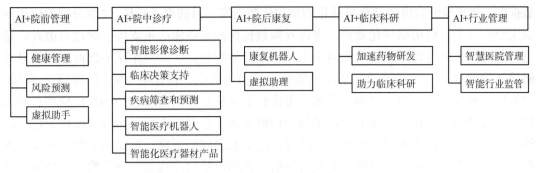

图 1-5　人工智能（AI）在临床医学领域的应用

1. 健康管理　随着各种检测技术（如可穿戴设备、基因检测等）的发展，个人健康数据越来越多、越来越复杂，包括生物数据（如基因等）、生理数据（如血压、脉搏）、环境数据（如每天呼吸的空气）、心理状态数据、社交数据及就诊数据（即个人的就医、用药数据等）等。将这些数据汇聚在一起，利用人工智能技术进行分析，可以对潜在健康风险做出提示，并给出相应的改善策略，最终可以实现对健康的前瞻性管理。

2. 风险预测　人工智能通过收集日常健康管理中产生的数据，利用大数据分析和深度学习技术，可以预测人群患阿尔茨海默病、心血管疾病、癌症、精神病等疾病的风险。人工智能对个人健康风险的预测，对临床医生诊断、检验检查、治疗流程的风险监控与辅助决策，以及对公共卫生事件预警的相关应用，可有效防控公共疫情和提高个人健康水平。

3. 虚拟助手　利用人工智能技术对医疗健康大数据进行学习或挖掘，在"理解"用户需求的前提下，按照要求输出相关的医学知识和信息，辅助人们进行健康管理或就医问药。虚拟助手较多地应用于个人问诊、用药咨询、导诊机器人、分诊和慢性病管理、电子病历语音录入等。

（二）人工智能＋院中诊疗

临床误诊、漏诊一直是临床医疗管理中的难题，通过科学、有效的方式协助医生提高诊断的准确性非常必要。辅助诊疗是当前人工智能＋健康医疗的热门领域，其融合了自然语言处理、认知技术、自动推理、机器学习等人工智能技术，提供了快速、高效、精准的医学诊断结果和个性化治疗方案。人工智能在诊疗中的核心作用是"赋能医生"，提升医生的诊疗效率和水平。

1. 智能影像诊断　涉及领域包含放射影像、病理影像、内镜成像等，应用方向包括疾病筛查、病灶勾画、脏器多维成像等。例如，针对肺部结节 CT 筛查的系统有 ISICAD、SubsolidCAD、LargeCAD、ETROCAD 等，技术原理主要分为图像识别和深度学习两部分。首先计算机对搜集到的图像进行预处理、分割、匹配判断和特征提取等一系列操作，随后进行深度学习，从患者病历库及其他医疗数据库搜索数据，最终提供诊断建议。

2. 临床决策支持　主要涉及人机协同临床智能诊疗方案、智能多学科会诊，以及临床医学信息结构化、精准化展示。人工智能主要是利用机器学习和自然语言处理技术自动抓取病历中的临床变量，智能化融汇多源异构的医疗数据，结构化病历、文献生成标准化的数据库，将积压的病历自动批量转化为结构化数据库。目前电子病历/文献分析的应用场景主要有三类：病历结构化处理、多源异构数据挖掘、临床决策支持。通过对患者信息进行推理，系统可以生成针对患者个人的精细化治疗建议，由医生从中选取有用信息并删除错误建议。基于医院信息系统积累的电子病历数据，构建电子病历知识表示模型，以数据分析和机器学习为基础，训练并得出科室常见疾病的临床路径和诊疗模型；利用自然语言处理技术将自由文本的电子病历抽取整理为患者知识库，结合以疾病为核心的知识图谱，直观探索疾病、症状、治疗等诊疗要素之间的关联，形成完整的医疗知识体系。模拟真实医生问诊的过程，通过对话的方式和简单的点选交互，获取必要的病情信息，最终辅助诊疗系统将给出病情预测及合理的用药方案。借助临床决策支持系统，实时分析、反馈、优化问诊策略，提供最佳诊断建议，并自动生成参考治疗方案，实现从问诊到治疗的导航化。

3. 疾病筛查和预测　利用人工智能技术，依据就医历史数据及行为、医学影像、生化检测等多种结果进行综合分析和判断，或者依据某个长期形成的单一数据进行疾病预测。

4. 智能医疗机器人　主要包括手术机器人、康复机器人和服务机器人三种类型。达芬奇手术机器人有3个机械手臂，在手术过程中，每个手臂各司其职且灵敏度远超人类，可轻松进行微创手术等复杂的手术。康复机器人，如Hocoma公司的Lokomat康复训练机器人、ReWalk Robotics公司的康复训练机器人，主要用于心脑血管疾病致残及老年人由生理功能衰退致残等的治疗后康复阶段。中国科大讯飞旗下的晓曼智能机器人主要用于医院的智能导诊服务。

5. 智能化医疗器械产品　智能化医疗器械或设备主要包括智能理疗仪、智能保健按摩器材、智能体脂秤、智能手环、智能血压计、智能血糖仪等。智能化医疗器械是现代通信与信息技术、计算机网络技术、医疗行业技术、智能控制技术、人工智能技术在医疗器械上的综合应用。但智能化医疗器械不只是拥有智能功能的普通医疗器械，它还可以摆脱对医生操作的依赖，通过机器学习等底层技术实现自我更新迭代。智能化医疗器械能够帮助医生减少工作量，提高器械使用的精准度。

（三）人工智能＋院后康复

人工智能＋院后康复可以通过软硬件结合的方式实现，软件可通过虚拟助理实现，硬件可通过人工智能＋康复器械实现，从而提升患者的生活质量、减轻其劳动强度。

1. 康复机器人　指智能辅助肢体功能性损伤康复的智能器械，如智能轮椅、多功能护理床、护理机器人、外骨骼机器人、智能康复辅具等。

2. 虚拟助理　主要指协助医生开展院后随访，或协助制订康复方案的语音交互类人工智能应用，如语音随访、康复监控、远程康复等。

（四）人工智能＋临床科研

人工智能、大数据和云计算等技术可协助高效地回顾研究成果、消除数据内部的壁垒孤岛、复杂数据建模分析，最大限度地发掘临床科研数据的潜力。

1. 助力临床科研　包含疾病病因和治疗方案研究、临床研究信息汇总与分析、临床试验匹配。以疾病的病因、诊断、治疗、预后和预防为研究内容，以患者为研究对象，以医疗机构为研究场所，由跨学科人员参与组织实施的科研活动，目的在于认识疾病的本质并进行有效防治，从而达到保障人类健康的目的。

2. 加速药物研发　人工智能助力药物研发主要体现在临床前研究和临床研究上。通过深度学习和智能算法虚拟的模拟化合物筛选，从数以百万乃至千万计的潜在化合物中筛选出和靶点对接活性最强的化合物，提高药物筛选效率并优化其构效关系。在临床研究过程中结合医院数据，可快速找到符合条件的受试者，在降低成本的同时显著缩短研究时间。

（五）人工智能＋行业管理

有的省的医疗卫生服务领域推行"最多跑一次"改革，推出了基层看病更放心、疫苗接种更透明、检查检验更省心、刷脸就医更便捷、费用结算医后付、医事服务一站式、出生服务一体化、健康服务一卡通、用血服务不用跑、互联网＋更丰富等十项新举措。让群众"少跑路""不跑路""就近跑"，着力构建医疗卫生服务新模式。

1. 智慧医院管理　主要包括利用人工智能开展精细化医院管理及流程优化的应用。优化患者就医流程，节省就医时间和医疗资源，持续改善患者就医体验。智慧医院是综合运用机器学习、人工智能和自然语言处理技术的一套智能临床应用系统，可以无缝衔接医院业务流程，结合临床业务场景，智能辅助临床决策，智能监控分析医疗信息指标并给出提醒，能够有效提高医疗质量，降低医疗风险。智慧医院还能满足电子病历应用水平等级评审中关于高级决策支持部分的评审项要求，助力医疗机构评审。患者就医流程大致分为挂号、候诊、就诊、押金缴费、检查检验、取药六大环节，其中四个环节可以通过人工智能相关技术解决：挂号可通过全预约挂号和号源全开放的方式解决；候诊可通过精准预约和智能导航的方式解决；押金缴费可通过移动支付或信用支付的方式解决；取药可通过智慧配送上门的方式解决。

2. 智能行业监管　主要指协助监管部门开展医疗服务质量、医药流通、医保费用等方面监管的应用。人工智能在医院管理上的应用主要包括优化医疗资源配置、弥补医院管理漏洞和提升患者就医体验。人工智能可以部分甚至完全代替人工在医院管理和服务中的某些角色和工作，如患者管理、智能导医等。

第三节　医学大数据与人工智能在临床实验室的应用

历经半个多世纪，临床实验室从手工操作、简单检验发展至自动化，当前正向智能化和智慧化实验室发展。医疗模式发展迅猛，从20世纪80年代的循证医学、90年代的转化医学，发展到21世纪以人工智能为基础的精准医学。医学大数据作为人工智能的重要基础之一，为机器学习及深度学习提供了有力的支持。随着检验医学的飞速发展，覆盖检验前、中、后全过程的全自动设施设备及信息化系统已在临床实验室广泛应用，自动化流水线、中间件软件和信息系统的使用为实验室积累了海量的数据，也为临床实验室智能化发展奠定了坚实基础，临床实验室拥有的海量检验数据具有体量大、价值密度低、不完整性等特点，如何发挥其作用，如何将这些数据转化为结构化、标准化的大数据，需要多学科共同参与解决，只有拥有高质量的数据，医疗人工智能才能拥有真正发挥作用的基础。随着医联体、医共体、"互联网+"等新型医疗服务模式的推进，实现了线上申请检验项目、线下采样或邮寄样本、线上回报结果等功能，新技术与检验医学有更多的结合方向及可能性。智慧临床实验室是智能化实验室的升级，其以信息化建设为基础，以互联网、云计算、大数据、人工智能、5G等技术为核心，通过感知、识别、智能化等技术的应用，在检验前、中、后及实验室管理等方面实现智能化、智慧化。随着新技术的不断应用，智慧临床实验室的内涵也会不断丰富和深化。国内已有实验室尝试借助大数据、人工智能、物联网、云计算等方法和技术创建临床实验室新的检验流程和方式，以专家系统、人工神经网络、数据挖掘为支撑的人工智能技术实现临床实验室检验流程智慧化、质量管理智慧化、临床诊断与预测智慧化。与此同时，"无人值守"、物联网物资管理系统和5G专网区域检验信息系统等概念的出现为智慧化实验室的设计和建设提供了前瞻性新思路。

一、检验大数据在临床实验室的应用

医学大数据是通过新处理模式获得的有更强的决策力、洞察发现力和流程优化能力的海量、高增长率和多样化的信息资产。当前各地大型三级甲等医院都有上亿级数量的检验记录，获取数据资料并不困难，但单纯的数据资料价值并不大，关键是利用数据挖掘、人工智能等技术获取有价值的应用。检验大数据的有效存储、充分挖掘及二次利用将为临床各学科发现规律、提高诊疗效能等提供坚实的数据支撑，应用领域如下。

1. 检验大数据进行临床实验室实时质量控制的应用　基于患者数据的实时质量控制（patient based real time quality control，PBRTQC）是一种使用患者临床样本的检测结果以实时、连续监测检测过程并分析性能的质量控制方法，与传统的质量控制方法相比，其具有很多优势，包括多种运算程序。在保证患者数据隐私性及安全性的前提下，基于大数据挖掘、人工智能技术及实时计算将海量的检验数据进行高效采集、存储、处理、建模、分析及智能预警，与传统的质控品室内质控方法联合，可以为临床实验室提供实时、连续、可视化的全新质量管理方法，识别潜在的质量风险，保障患者医疗安全，帮助临床实验室提高管理效率及科研转化率。

2. 检验大数据在建立生物参考区间的应用　利用大量日常检验结果数据，基于数学统计模型间接建立生物参考区间。由于实验室检验数据信息库中包含疾病或亚健康人群的异常结果，应运用统计学方法对检验数据的性质和结构进行分析，剔除其中的离群值。检验大数据间接建立参考区间基本按照4个步骤进行：①在医院数据库中采集符合要求的足够数量数据；②利用合适的方法对偏态分布的数据进行数据变换；③剔除采集数据中的离群值；④选取合适的方法建立参考区间。

3. 基于检验大数据进行诊断性能及预后判断　将基于检验报告的大数据与临床诊断、预后资料相结合，回顾性分析评估检验项目的诊断性能或预后价值，协助建立诊断或预后切点。例如，Johnson等通过分析约1300例肝癌患者的肝功能结果，与临床随访资料结合，得到白蛋白、胆红素评分模型，有预示肝癌患者预后的价值，且在不同地区、临床环境和治疗方式中得到验证。

4. 其他　分析检验大数据，与样本周转时间相结合，可为样本检测流程优化、仪器通量估算提供数据支持。检验报告与临床信息相结合可对医生开单模式进行分析，与其他实验室检测结果及疾病诊断等信息相结合，可为临床路径中检验项目组合的设立提供线索。

二、人工智能在检验医学领域的应用

随着医疗改革政策的密集出台，临床实验室在质量、成本、管理模式创新及学科发展等方面面临全新的挑战，检验医学领域也开始重视及研究信息化和智能化建设。国家标准《标准体系构建原则和要求》（GB/T 13016—2018）提出精准医学实验室的建设标准应从整体出发，力求全面，涵盖实验室建设、运行和管理的各个环节。当前，云计算、大数据、物联网、移动应用、人工智能等创新科学技术为医疗领域的发展及传统模式带来颠覆性的改变，围绕检验结果检测全过程、质量管理、管理决策等，采用智能化的软硬件，实现70%流程的无人化，减少过程损耗及感染风险，降低运营成本，提高精益化管理水平及智能化、智慧化建设水平，助力医学实验室向智能化、智慧化、少人化乃至无人化建设的创新转型及发展。

目前落地应用的智能化系统主要采用互联网、物联网、大数据、云计算等创新科学技术等开发，依据国际、国内质量管理指南或准则要求及精准医学实验室的建设标准，围绕检验结果、检测全过程、质量管理、管理决策等层面设计，在实现实验室管理的标准化、规范化、精益化、可视化、安全化与智能化方面发挥重大的作用，详见图1-6。

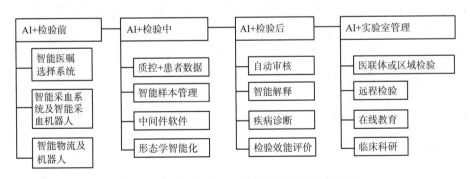

图1-6　人工智能（AI）在检验医学领域中应用

三、人工智能＋检验前

分析前检验包括医生开出检验医嘱和检验申请单、患者准备、样本采集、样本运输、样本储存及样本的分析前预处理。分析前检验质量控制是保证检验结果准确、可靠的重要环节，样本采集运输及前处理也是技术含量相对较低、重复性强、感染风险高的工作环节，未来将逐步被智能物流机器人、自动化智能化硬件设备、过程管理及质量管理智能软件所替代。

1. 智能医嘱选择系统 临床实验室能够开展的分析项目高达数千项，临床医生有时会因为医学检验知识储备不足而影响检验项目的正确选择和检验数据的合理应用，从而影响临床医疗决策。另外，随着医保费用的精细化管控及按病种收费模式的推广，检验项目的开展也更需考虑经济学因素。通过集成临床决策支持系统软件，能够完成人机交互的医疗信息技术的临床应用，能够通过数据、模型等辅助为临床医生提供决策支持。同时还能建立所有检验项目关联其检测目的和临床意义等内容要素的知识库，并利用计算机信息技术将其与电子病历医嘱选择界面进行整合，让医生在检验知识库的帮助下，快速地在线获得关于检验项目的重要知识，包括临床指征、诊断价值和适用性等，在选择项目时能够做到有的放矢。

2. 智能采血系统及智能采血机器人 智能采血机器人（robotic phlebotomist）是一个实现规范化操作、减少分析前误差的很好的解决方案。首个智能采血机器人 Vee-bot 在美国加利福尼亚州设计研发成功，采用智能交互技术、智能生物识别技术及智能导航控制技术实现精准可视化穿刺，利用红外成像，基于图像分析软件选择血管，自动排针，整个采血过程平均耗时1min，实现采血的自动化、标准化、精准化；日本弘前大学的医工合作组织研究团队开发的采血机器人采用类似的红外成像原理并带有两个摄像头，可立体掌握血管的形状、位置和粗细，通过人工智能学习，提高准确度。我国医用机器人团队开发的穿刺采血机器人可实现精准的可视无人穿刺，成功率高达90%以上。另外，我国研发设计的智能采血信息管理系统包括智能排队分诊系统、采血管智能贴标系统、样本自动收集系统和样本智能分拣系统，可实现采血管理的信息化、智能化。

3. 智能物流及机器人 智能硬件包括样本贴标备管系统、样本自动传送和签收系统、样本智能分拣系统、样本自动离心系统及智能物流机器人，可实现样本采集前自动贴标备管及样本外部运输、签收、分拣、离心、实验室内部运转等全过程自动化、智能化，可执行不合格样本或者分析前样本周转时间（TAT）超时等的智能预警，全程基本无人为接触，大幅提高了样本周转时间、减轻人员工作负担、减少差错率、安全、快速并能有效降低感染风险，是样本集约化检验智能管理的创新解决方案。目前已经有医院开始使用智能物流机器人进行检验样本运送，智能物流机器人可自己乘坐电梯，辨物识人，在医院穿梭运送样本、药品、医疗废弃物等物资，运输数据实时记录，运输位置实时显示，保证物资运送全程监控，达到闭环管理的安全和精准。

四、人工智能+检验中

检验中过程是指从样本制备、检验方法的选择和确认、生物参考区间的评审、检验程序的质量保证到审核签发报告前的过程。实验室检验中的数字化和智能化涉及样本管理智能化、仪器主控系统、前（后）处理系统、流水线系统、实验室中间件、实验室信息系统（LIS）等，是智能化实验室的核心和主要代表，主要的应用如下。

1. 样本管理智能化 利用人工智能技术、物联网技术和自动化技术进行设计和编程，实现与实验室自动化系统（LAS）、LIS与HIS的无缝连接，实现样本的智能化管理。通过对检验样本整个流转分析过程中的各个环节进行信息采集和有效监控，可实时进行样本分析前、分析中、分析后 TAT 监控及智能提醒；智能识别样本状态、检测并筛选出溶血、黄疸、脂血、凝块等异常样本并进行分类定位和提示；对不符合自动审核规则触发复检规则的样本，智能启动重测、稀释、添加测试和备注报警信息等程序；智能识别样本及预设的优先检测项目并自动进行优先离心、优先检测。提高工作人员对异常样本的关注度、减少误差、有效地实现样本的精准管理。

2. 仪器主控系统　仪器设备的自动化、数字化和智能化程度直接影响实验室信息化水平，是临床实验室运行的核心。目前常见的检测仪器有血液分析仪、生化分析仪、免疫发光分析仪、凝血分析仪、尿液分析仪、血气分析仪、核酸检测仪、酶标仪、细菌培养和鉴定仪等。每台仪器设备带有主控信息系统，用来控制仪器的运行、操作和维护，以及管理和分析检测的各类数据。主控信息系统按硬件可分为单片机和计算机，按应用可分为单机和流水线。主控信息系统由原仪器设备的厂商研发，在控制仪器运转方面，不同厂商有不同的方法，通用功能主要是样本检测、试剂管理、质量控制、校准定标、系统维护等。

3. 实验室中间件　是介于传统的 LIS 和仪器（或轨道）之间的独立的系统软件或服务程序，集流水线管理和检验仪器智能管理为一体，能与 LIS 无缝衔接。中间件多由仪器厂商研发并提供给购买该仪器的实验室使用，常见的自动化流水线中间件有 IM、DM2、Cobas IT 3000 及 Centralink 等。中间件能实现仪器的高效连接和样本管理一体化，简化工作流程，弥补 LIS 功能方面的不足。基于中间件开发的数据溯源管理软件实现了流水线上检测项目记录的数字化与自动化，可记录样本量、检测时间、检测设备、检测结果、使用的试剂信息、相应的质控结果、校准信息、试剂余量、仪器报警信息及维护保养等详细信息，在后台自动化实时完成。

4. 实验室信息系统　是对患者样本识别、检验申请、结果报告、质量控制及样本分析各方面相关数据进行管理的信息系统。其是飞速发展的计算机技术全面渗入临床实验室的重要产物之一，起源于20世纪90年代初期，随着计算机和信息技术的发展，从 DOS 版到 Windows 版，从单机版到网络版，从功能简单到基本完善，各种新技术不断被应用于其中。LIS 在技术方面的变革对实验室的管理、工作流程、工作人员的观念乃至文化氛围都产生了深刻的影响，是临床实验室规范化管理的热点之一。LIS 作为新生的事物，在加强实验室管理、提高临床检验工作效率方面已经起到极其重要的作用，并支撑着现代实验室、医院的生存与发展，是智能化实验室的基础。

5. 智能室内质控　利用人工智能技术、物联网技术和自动化技术，基于中间件、LIS、室内质控系统、互联网、智能手持和智能手表等终端设备，实现室内质控的检测及管理智能化。在无工作人员在场的实验室，远程实现线上检测系统的室内质控智能检测、质控结果自动传输、失控规则智能判断、失控信息智能通信和报警等功能。操作人员或实验室管理者可以通过智能手机等手持终端设备实时接收失控报警信息，如失控项目、检测系统、质控品批号、分析结果和失控规则等信息，提醒其进行失控纠正。针对西格玛（σ）水平较低的检测项目，通过 6σ 理论指导制定多规则质量控制方案，增加质控频率和质控品浓度，根据质控频率进行自动检测，从而进行全方位监控和管理，提

升 σ 水平，提升检测质量。

6. 智能化监控系统　利用人工智能技术和物联网技术，通过可穿戴设备实现智能监控系统的开发和设计。实验室管理者或者工作人员可通过智能手表、手机远程实时接收仪器错误报警信息、试剂量不足报警信息、危急值报警信息及分析中TAT中位数等信息，实现分析中检验常见问题的及时性、可视性、自动化和智能化。利用人工智能技术和物联网技术设计智能化信息管理系统，实现设备远程管理、TAT实时监控、危急值提醒、样本状态监控、仪器负载及平衡、质控管理和报警管理等功能，实现实验室管理的信息化、智能化。

7. 智能化设备管理系统　依据ISO 15189准则要求，采用物联网技术、无线RFID技术和传感器技术等开发的临床实验室设备智能管理系统，可实现检测设备的全生命周期管理、校准、故障和维护保养等，并进行智能监控及预警。智能化设备管理系统可提高工作效率，降低科室管理成本，实现了设备无纸化、信息化和智能化管理。

8. 形态学智能化　形态学检验是最早使用人工智能技术的领域，主要采用数字图像技术、形态学识别与智能化判断，对血液细胞、尿液有形成分、精子活力形态、阴道分泌物和宫颈细胞，以及病原微生物、染色体形态等进行智能分析和检测，逐步提高检出率和识别率，保证检验结果的准确性。在形态学智能化中，人工智能技术的主要应用有：①有形成分自动识别；②细胞形态学分析；③智能样本前处理；④结果自动确认。

9. 基于患者数据的实时质量控制（PBRTQC）　基于PBRTQC的专业智能软件工具AI-MA或者AI-PBRTQC可在保证患者数据隐私及安全性的前提下，基于大数据挖掘、人工智能技术及实时计算将海量的检验数据进行高效采集、存储、处理、建模、分析及智能预警，为临床实验室提供实时、连续、可视化的全过程质量风险管理工具，保障患者医疗安全，帮助临床实验室提高管理效率及科研转化率。

五、人工智能+检验后

检验后过程是指从样本检测后发出检验报告单到临床应用这一过程，包括结果审核、规范报告、授权发布、临床解释、样本的留存及处理等。通常采用知识库、数据挖掘、人工智能等方法来提高检验结果自动审核、解释和临床沟通的质量及效率。人工智能技术发展迅速，也可用于疾病的诊断或风险预测。

1. 结果智能审核　智能审核系统运算法则的数据要素全面涵盖分析前、分析中、分析后整个检验过程，主要是对临床信息、样本状态、室内质控、仪器状态、生物参考区间、分析测量范围、患者指标浮动均值、危急值范围、差值检验、项目逻辑关系判断等设置自动审核规则，若触发人工审核规则，智能执行样本重测、稀释、添加测试或者备注报警信息等程序，并可通过智能手机、智能手表接收危急值结果报警、自动审核通过率等信息。在流水线中间件设置智能审核系统可进行实验室样本检测的精准管理，对样本、仪器、质控、试剂、检测结果等进行实时监控，保证检测结果的准确性并有效提高工作效率。其优点如下：缩短TAT、减少差错率、均衡员工技术差异、降低审核工作压力、减少人力、提高危急值报告的准确率及报时率，保证患者生命安全，降低医疗风险，实现分析后检验程序的标准化、自动化和智能化。

2. 检验结果专家解释系统 可对检验结果进行解释和分析，为临床提供可能的诊断。除可实现多个样本的并行、多进程推理之外，还利用专用算法和流程，提高审核和解释的准确性和可靠性。建立检验医学知识库，提供检验医学数据，包括试验项目的患者准备、报告时间、影响因素、临床意义等，提高医疗和服务水平。提供即点即得的临床决策支持：点"检验项目"显示该检验项目的知识库，点"结果"显示该项目所有历史结果、统计概要数据及检测试剂，点"疾病"显示该疾病的知识库，点"病历号"显示该患者的所有电子病历，点"姓名"显示该患者所有检验结果及综合数据分析，点"科室"显示送检科室的地址、电话等相关信息。

3. 患者检验服务 应提供多渠道的服务方式，如网上预约、手机挂号及使用自助服务终端设备，提供预约、自动打印等便捷服务，在需要时提供电子的检验结果记录。针对门诊患者，尤其是异地就诊患者，可提供检验预约、检验报告查询、检验结果解释及咨询服务。未来，临床实验室将利用人工智能+大数据和互联网提供更优质、更高效的检验服务。

4. 检验数据挖掘 人工智能将有助于从数据中识别和设计特征并进行预测。各指标之间本就息息相关，不同的数值变化趋势反映出患者当前的疾病状态，组合多个数据类型可以弥补单一数据类型中的信息缺失，促进诊断灵敏度的提高。在人工智能基础上，结合性别、年龄等人口统计学资料，进一步挖掘已有的结果与疾病之间的联系。人工智能可以应用于分子生物学检验的变异检测、基因组识别、变异分类和表型基因型的分析。此外，精确的诊断和治疗策略成为当今医学发展的目标，医学检验的发展应以特定的患者使用高度个性化数据为目标。分子生物学检验不仅要得出单个实体结果，更重要的是要研究并预测检测结果之间，或者结果与疾病之间的关系。

六、人工智能+实验室管理

5G、互联网、物联网、大数据、云计算、人工智能和智能物流机器人等技术在检验医学领域的应用将实现新的突破。5G、互联网、VR/AR等场景体验及智能手持终端的联合应用，甚至可以实现无人实验室的远程医学检验及质量监控，虚拟应用场景已变成现实世界，部分专业领域的无人实验室将会不断涌现，通过智能化软硬件结合可以缓解人力资源紧缺、劳动强度大、工作效率低、质量管理疏漏大及生物安全风险高等问题，甚至可以应对突发疫情或者台风等自然灾害期间的常规检测及质量管理工作。

1. 医联体同质化管理 医联体医疗机构检验结果互认智能监控根据国家的政策导向、医学检验专业特殊性及高标准的质量管理要求进行设计，利用互联网、智能化、物联网及云计算等创新技术，采用"统一平台、统一标准、统一技术规范、统一质量管理体系、统一建设水平"的方式，实现过程管理和目标管理的时效性、可视性、可控性；实现相同平台不同等级医疗机构实验室人、机、料、法、环一体化智能管理、全流程的质量管理、智能监控及结果互认。基于大数据和智能化应用构建的云LIS具有区域内智能样本全流程追踪监控、移动终端智能展示、样本数据统一流程化管理、跨系统第三方软件和应用接入平台等特色。

2. 即时检测（point of care test，POCT） POCT可以解决原有检测依赖大型检测设备的问题，缩短检验时间，简化检验程序。医疗欠发达地区缺乏足够专业的技术人员，基于人工智能辅助的POCT发展能够让基层机构在有限检测环境下获得更准确的结果。医院POCT智能管理云平台（POC Cloud）监控及管理区域检验中心各级基层医疗机构（包括公立医院不同院区），进行POCT检验人、机、料、法、环等质量管理体系建立、运行及实时监管，保证POCT检验结果准确性。支持多品牌和多设备兼容，进行数据可视化和分析，帮助医务人员更好地使用测试数据进行临床诊疗。灵活选择本地部署和云端部署方式，保障信息安全，基于云服务技术，可远程监控设备运行情况和检测结果，确保数据的实时性和准确性。POCT适宜居家检验，在智能化、信息化管理方面更有优势：①患者的依从性高，可以收集患者的自我跟踪数据，如饮食、运动、生命体征等，结合基于循证的临床知识、潜在的生物学机制、基于人口的健康风险评估，进一步提高疾病或风险预测的准确性。②将POCT结果以文字或图像形式呈现给患者，并可进行全面的解释或诊断，更利于患者进行自我管理，必要时可以和医疗机构整合，向患者推荐合适的医生。

3. 远程医疗服务 目前基于5G通信的远程医疗已实现远程外科手术、远程会诊、患者监护及突发救援事件的指挥和决策等。PROService即将推出的远程服务工具可以通过智能精确算法程序提前预判仪器发生故障的潜在因素，并通知工程人员，给予远程故障分析及排除；Aptio自动化流水线已经实现远程线上室内质控自动检测、失控预警，远程实时监控流水线上试剂状态、样本量及设备故障情况等功能；Alpha Lab在保证数据安全的前提下可将试剂耗材管理、室内质控、患者数据质量控制、大数据可视化智能监控、报告智能审核和报告发布等质量管理及业务流程在阿里云平台部署建设，实现全实验室的试剂、设备、室内质控、TAT、效益、工作量、危急值等质量指标、经济指标的远程实时监控、远程质量管理全流程监控及远程报告审核等，与智能硬件结合，向部分流程及专业领域无人值守实验室的方向发展。此外，远程的智能服务也是未来发展的方向。一旦发生病毒流行、台风、软硬件系统故障等突发事故，若工程师无法及时赶到现场，就可以提供远程实时的故障诊断及排除等智能服务，未来IVD产品厂商及软件企业应逐步普及远程的软硬件应用智能服务，及时为医学检验终端用户工作的正常运行保驾护航。

七、智慧实验室建设

1. 无人化智慧实验室建设 新冠疫情对临床实验室生物安全、人力资源、检测能力、质量控制、风险管理等方面提出了更高的要求与挑战。抗疫斗争使人工智能、智慧医疗、机器人、云技术进一步推动了我国医学领域智能化发展，同时也为我国实现智慧实验室提出了新的课题，将加快临床实验室从信息化、自动化到智能化、智慧化、少人化乃至无人化的创新转型及发展步伐。Alpha Lab智慧实验室的建设解决方案基于人工智能、物联网、大数据等创新技术开发，将分析全过程智能应用管理软件与自动化硬件、智能机器人相结合，实现数据流、样本流、试剂流、质量流、设备流及效益流等全程闭环联动及远程管理，通过PC端、平板电脑、大屏幕、智能手机、智能机器人等数据同步指令接收，实现样本处理、检测结果产生、质量管理全流程的可视化智能监控、智能预警及远程管理，实现70%流程的无人化，减少人力损耗及感染风险，降低运营成本，提高智能化、智慧化建设水平。

2. 智慧医联体的实验室建设 整合医疗（integrated care）、医联体（integrated care organization，ICO）是21世纪以来医疗改革的世界性趋势，2016年世界卫生组织（WHO）秘书处向世界卫生大会提供了一份报告——《整合的、以人为中心的医疗服务的框架》。该报告将整合医疗服务定义为"使人得到连续的健康促进，疾病预防、诊断、治疗、管理、康复和安宁医疗服务，在医疗部门之内和之外的不同层次和地点相协调的服务"。中华人民共和国国务院自2017年开始启动医联体建设，2020年7月加快推进医联体建设，实现优质资源深度下沉到基层医疗卫生机构，实现医疗服务供给一体化、医疗质量质控同质化和检查检验结果互认、提升基层医疗服务能力，这是一项重大的惠民工程。信息化是医联体建设的关键环节，在医联体的建设实施和推进过程中遇到不少问题，信息化建设亟待加强。Alpha-ICO智慧医联体建设思路：根据医学检验专业特殊性及高标准的质量管理要求进行设计，采用互联网、智能化技术及云平台等创新技术，将智慧实验室与智慧医联体建设云平台无缝连接，采用"统一平台、统一标准、统一技术规范、统一质量管理体系、统一建设水平"的方式，实现相同平台不同等级医疗机构实验室人、机、料、法、环一体化远程智能管理，全流程的质量管理、智能监控及结果互认，切实惠及广大群众。

临床实验室检验医学从信息化向数字化、智能化、智慧化方向发展，基于真实数据的大数据平台构建是未来人工智能应用发展的关键，未来应根据国家发展政策规划和技术发展趋势，结合临床实验室实际痛点与需求、高标准的质量管理要求，规划医学检验人工智能及大数据挖掘发展策略，从临床角度出发，以人为本，提升医治疗效、提高患者体验、降低医疗成本是各医疗健康参与方改革和发展的目标；在检验领域，以人为本，保证患者检测结果的准确性和时效性、识别分析全过程质量风险、降低患者医疗风险，降低成本、提高检验人员和管理者的体验，实现以人为本的智慧检验创新发展是未来发展的主要方向。未来人工智能技术、大数据挖掘、ChatGPT为检验医学领域的发展带来了前所未有的机遇，通过新兴技术可以进一步提升检验结果的准确性和医疗服务的个性化水平，推动医疗科技创新。政府、医疗机构和技术公司等多方需持续投入和紧密合作，进一步完善细节和制定切实可行的解决方案。这些解决方案涵盖了政策法规的制定、标准化流程的建立、数据共享的机制建设、质量控制方法的优化、人工智能前沿技术的应用、数据安全的保障、信息化智能化平台的建设、人员培训的加强、能力提升等多个方面，将成为推动临床实验室质量管理提升，标准化、规范化建设，智能化、智慧化发展的强有力工具。

（丛玉隆 毛远丽 温冬梅 杨大干 李 汉 胡炎伟 陈锦添）

第二章

临床实验室自动化系统建设与应用

临床实验室既要提供准确及时的检验报告，又要持续降低成本，实验室自动化是最佳的实践选择。实验室自动化系统将多个自动化分析仪、自动机械传送系统、样本前后处理设备、仪器控制软件等有机地结合起来，构成全自动化的流水线作业环境，覆盖整个检验过程。实验室自动化可以实现流程优化、确保检验质量、提高工作效率并符合生物安全，是检验科的发展方向，也是现代化、智能化实验室的标志。本章介绍实验室自动化的概述和发展史、规划与改造、类型与结构组成、系统建设、质量管理、未来展望、应用实例等内容。

第一节 概 述

随着检验分析技术的不断发展，实验室和临床检验从半自动化分析逐步普及为全自动化分析，工作模式也从单台仪器的自动工作发展到流水线作业的全实验室自动化，伴随着这个新的理念与技术的推广和普及，检验管理模式也正在发生变革。

一、实验室自动化系统的定义

实验室自动化系统（laboratory automation system，LAS）可实现临床实验室内一个或几个检测系统的功能整合，其将同一厂商或不同厂商的相互关联或不关联自动分析仪器与分析前和分析后的实验室处理装置通过自动化输送轨道和信息网络进行连接，构成流水线作业的组合，从而实现实验室检验全流程的自动化。LAS按照规模大致可分为全实验室自动化（total laboratory automation，TLA）和模块实验室自动化（modular laboratory automation，MLA），可满足不同临床实验室的需求。

TLA由一些自动轨道组合的高端检测仪器组成，其可输送样本，实现从样本接收到样本分离，然后将样本发送到各种检测仪器，自动完成检测，最后保存到储存区。TLA包括样本前处理系统、样本运送系统、独立检测单元、实验资料/结果处理系统（如中间件或LIS）、样本后处理模块等。MLA是一些可独立运行的不同检测系统或工作单元根据特定需要进行灵活组合而形成的LAS，如样本前处理系统、全自动生化免疫分析仪、血液分析工作站等，更适合绝大部分临床实验室。

LAS由硬件和软件构成。硬件负责完成样本的传送处理和检测，主要由样本运送系统、样本前处理系统、分析检测系统和分析后样本储存系统等构成。软件负责完成对硬件的协调控制和信息传递，主要由内部的分析测试过程控制协调系统、数据智能管理系统及外部的 LIS 构成。

二、实验室自动化系统的特点

理想的 LAS 应该具有以下特点。

（1）开放性：不局限于与本厂商仪器连接，应该可以与其他厂商的分析仪进行连接。

（2）完整性：具有完整的"分析前、分析中、分析后"硬件及软件支持，信息系统完整且智能化。

（3）灵活性：整个系统可以根据场地要求，进行多种摆放方式和功能模块组合。

（4）智能性：高度智能化、人性化的系统设计，最大限度地协助实验室的工作。

（5）独立性：各功能单元既相互协作又相对独立，各单元均可独立运作。

（6）完备性：具有冷藏储存后处理自动化系统。

目前要满足以上全部条件还相当困难。全面进行实验室自动化的建设，也就相当于引进了一种新的管理模式，实现了检验样本自动处理和分析，集中管理，每一类样本由一个人管理并负责生成综合报告单，能为实验室产生以下收益。

1. 缩短检验报告周转时间（turn around time，TAT） 检验报告 TAT 涉及样本的采集、运送、准备、处理、分析、报告等众多环节，只有在所有环节上做最佳实践管理才能最终为临床提供最为及时和可靠的数据。单纯引进或增加分析仪器设备，会造成分析速度加快而报告时间仍然滞后的情况。TLA 可实现检验样本自进入检验科流水线起，包括分拣、归类、离心、开盖、自动选择进入仪器、均衡各仪器工作量、获取检验项目、进行检测、传送数据、分析后处理归类等过程的机械化无人管理，加上自动审核，人工操作步骤明显减少，将显著缩短检验报告 TAT。

2. 显著提升检验工作质量和效率 为患者的诊断、治疗提供准确的结果、完备的实验项目、快速的检测报告是临床实验室的主要目标，为达到这些目标，LAS 或 TLA 是临床实验室首选。它可以通过一管血的自动分装减少抽血量，也减少真空采血管数量、降低耗材成本，同时也减轻了患者的负担并提高了医院服务质量。实现 TLA 后，由于样本的处理完全由仪器自动完成，可排除人为因素或非标准化操作对结果可能造成的影响，提高结果的准确性和可靠性。同时，TLA 系统可缩短从样本接收到报告结果所用的时间，排除了其他如样本离体后时间问题的干扰。TLA 可以节省工作人员，缓解实验室拥挤，提升检测质量和效率，整体上降低了临床实验室的成本。

3. 简化实验室工作流程和实现数字化管理 TLA 与传统临床实验室工作流程相比，规范和简化了临床实验室工作流程，如通过双向通信减少在仪器上的项目申请操作；通过条形码技术减少样本排序、样本编号、输入患者资料、分析仪的常规操作等大量工作，这些工作由 LIS 自动完成；通过自动审核，制定复检、审核规则，在减少人工审核工作量的同时可保证审核结果的质量和效率；通过样本前、后处理系统，自动完成所有操作，并提供实时样本处理状态。

4. 改善工作环境和符合生物安全要求　全自动化的仪器设备覆盖了临床实验室工作流程中分析前、分析中、分析后的绝大部分操作。样本封闭于仪器和传送系统中，排除了潜在的污染。除个别项目外，检验人员只需面对仪器和数据而不必接触样本，减少了工作人员直接接触样本的机会，避免了交叉感染，改善了工作环境，降低了实验室生物安全风险，调动了检验人员的工作积极性。

LAS也存在以下缺点：对实验室空间需求和基础设施要求高，需购买TLA，短期投入成本增加，TLA会产生更高的噪声、热量和振动，增加耗材、维护、水、电等消耗成本，会产生新的瓶颈或故障，对员工能力要求高，并会使员工产生自动化的心理依赖。

三、实验室自动化相关标准

LAS在发展早期均为封闭性系统，即连接的检测仪器均来自同一家供应商，兼容性较好，但整体的检测性能往往会受到影响。随着开放性系统的逐渐增多，开放性系统的兼容性成为影响LAS效率和品质的重要因素，需要进行技术规范。美国临床和实验室标准化协会（Clinical and Laboratory Standards Institute，CLSI）发布了若干临床实验室自动化标准，包括：

（1）AUTO01：是关于收集和处理样本（如血液和尿液）的样本容器与样本容器架的设计和制造标准。

（2）AUTO02-A2：用于规范样本容器条形码的使用。

（3）AUTO03-A2：用于规范LAS与其他信息系统之间的数据和信息交换。

（4）AUTO04：用于规范自动化操作系统应该具有的功能，如显示样本位置、试剂供应情况，以及警报等，并可用于评估操作系统的性能。

（5）AUTO05：用于实验室检测仪器、样本处理设备及自动化轨道系统之间机电接口的标准化。

（6）AUTO07：用于规范条形码所包含的信息内容。

（7）AUTO08：用于制定LIS验证协议的指南，以及在存储、检索与传输数据时评估LIS可靠性的协议。

（8）AUTO09：提供标准通信协议，允许远程连接到实验室诊断设备。

（9）AUTO10：规范设计自动审核系统，使自动审核能独立于任何自动化系统。

（10）AUTO11-A2：提供体外诊断仪器和软件系统的信息安全要求。

（11）AUTO12：规定出现在样本标签上所需的人类可读元素，并规定了这些元素的确切位置、字体和字号。

（12）AUTO13-A2：规定设计人员和实验室管理人员在开发新的软件驱动系统及选择软件用户界面时应考虑的重要因素。

（13）AUTO15：用于医学实验室专业领域的自动审核算法系统的设计、测试、验证、实施和持续支持的详细信息。

（14）AUTO16：帮助实验室或IVD产品厂商提高互操作性，节省连接安装成本和时间，并提高患者数据的完整性。

随着LAS的日渐成熟及临床实验室样本量的日益增多，越来越多的实验室开始选择LAS，在其设计、安装过程中，了解各环节相关的技术标准和规范有利于系统建设的高效实施及性能评估，促进临床实验室自动化建设。

四、实验室自动化系统发展史

实验室自动化最早出现于20世纪50年代初。最初的实验室自动化仅限于分析仪器，随后陆续出现样本前处理及后处理系统。1957年，第一台实验室自动化仪器诞生，虽然同时只能处理20个样本，但是相比原来基于纯手工的操作，大大提高了工作效率。20世纪70年代，实验室提出准确计费功能的需求，为了解决这个问题，LIS应运而生，实现了自动化数据交互、整合工作流程及精确计费的功能。随着LIS的成熟和发展，不但实现了分析仪器检测的信息下载、数据采集、样本管理、数据分析等功能，同时也取消了纸质记录和管理日志，成为实验室后期发展不可替代的基础软件。

1981年日本的佐佐木（Sasaki）提出全自动实验系统概念，提议使用传送轨道将实验室的分析仪器连接起来，实现样本分析的自动传递，并于1984年在日本高知大学附属医院检验科具有雏形，建设了第一个实验室自动化系统。1989年，日本秋田国立医院在日立公司的帮助下，完成了真正由工厂设计和生产的自动化流水线。随后在1989年美国亚特兰大临床化学协会（AACC）大会上，佐佐木教授参会人员展示了在日本高知大学附属医院检验科记录的关于自动化流水线的影片，引起了轰动。1993年，日立公司又提出了传送系统全自动化，以压缩空气为动力，将实验室的生化、免疫、血凝及血细胞分析仪通过传送系统连接起来，成为第二代自动化流水线系统。自此日本各大医院开始建设全自动流水线系统。20世纪90年代末，欧美实验室自动化市场打开，出现了以德国PVT公司和意大利Inpeco公司为代表的实验室自动化流水线。中国的实验室自动化发展历程始于2000年，浙江大学医学院附属第一医院在2001年安装了中国第一条全自动化流水线，由此中国临床实验室自动化系统建设进入了快速发展期。近十几年来，国内以迈瑞医疗、新产业及安图生物等公司为代表的企业一直致力于国产临床实验室全自动化流水线产品的研制。到目前为止，罗氏、西门子、贝克曼、雅培和日立为中国五大主要的自动化系统供应商，而国内IVD企业如迈瑞医疗、新产业、迪瑞医疗、迈克生物、亚辉龙及安图生物等公司也已向市场推出了商品化全自动流水线系统。很多三级医院检验科配置和安装了包括分析前处理、在线分析仪和分析后存储管理的流水线系统。

从实验室自动化的发展历程来看，实验室自动化经历了以下几个阶段。

1. 分析系统自动化（analysis system automation，ASA）　不同的检验项目使用不同的自动化分析仪，如全自动生化分析仪、全自动血细胞分析仪、全自动凝血分析仪、全自动尿液分析仪、全自动化学发光分析仪、全自动酶联免疫分析仪、全自动血气分析仪、全自动细菌鉴定仪等，且自动化分析仪与LIS相连，形成自动化的管理系统。目前已推出全自动生化免疫分析仪、血细胞分析推片流水线、尿液沉渣分析流水线等，对部分检验项目进行了整合。分析系统的自动化在多数实验室内比较容易实现，且投资回报快，但尚未涉及样本前、后处理的自动化。

2. 虚拟自动化（virtual automation，VA） 由工作管理系统软件支持，通过手工工作流程对样本进行管理。通过阅读样本条形码，信息系统可以识别样本的项目情况，如分杯数目、检测仪器、专业组、存档等，然后送往相应的专业组和仪器进行自动化检测，检测结果会传回信息系统进行结果分析及后处理。虚拟自动化适用于中小型医院，仅需添置管理软件，利用现有的自动化分析仪器，运用软件来管理样本流程。

3. 任务目标式自动化（task target automation，TTA） TTA在一台独立运行的设备中整合了样本前处理的多个步骤，集成了离心、开盖、条形码打印、分注、子样本制作、分类及归档等功能，独立于分析仪器。利用独立的样本分析前、分析后处理系统可选择性解决离心、去盖、分类、分管、装载各种分析仪的样本架、贴条形码、加盖、归档、样本查询等工作，减少重复性手工劳动。灵活的LAS适用于大中型临床实验室，适用于整个临床实验室的全部分析系统，其分类功能强大，可进行精细分杯，运用软件管理样本流程，进行数据审核，自动处理检验科约80%的样本结果。但该系统缺少运送样本的轨道，需人工将各种样本架搬运至各检测分析仪上进行检测。检测完毕后再将样本架送回该系统进行后处理、存档。TTA占地面积小，摆放灵活，特别适用于布局紧凑、场地条件有限的临床实验室进行自动化改造。

4. 血清工作站自动化（serum working-station automation，SWA） 检验科全部样本中约70%是血清样本，主要用于生化、免疫类项目的检测。SWA适用于血清样本处理的全自动化，是局部的自动化。该系统可流水线式处理血清样本，从离心、分类到分析、存档，一气呵成，自动化程度很高。但非血清样本的分类、检测等工作不能进行，且所占空间相对较大，一般只能连接本厂商提供的分析仪器，不能充分利用临床实验室现有的分析检测系统。

5. 全实验室自动化（TLA） TLA是临床实验室内多个检测系统如临床化学、免疫学、血液学等检验的系统化整合，与实验室分析前和分析后系统通过信息网络连接形成检验及信息处理系统。TLA主要由前处理系统、样本运送系统、样本分析系统、实验数据/结果处理系统、样本保存系统和计算机硬件等组成，如样本投入、离心、开盖、线上线下分注、分类、回收等各功能模块，都是独立的模块，通过软件控制系统协同工作。使用物理轨道将生化、免疫等仪器连接在一起。以临床实验室工作的自动化、标准化、系统化、一体化和网络化为特点，通过样本处理和传送的自动化，将临床实验室整合为一个功能高度顺畅、协调的有机体。全自动包括样本的自动处理：样本识别、离心、去盖、分类、分注、编码、储存等；自动传送装置将样本分门别类后转运到实验室相应的工作站，如生化分析仪、血液工作站、免疫分析仪等；无须人工干预，自动完成各种检测分析；基于中间件进行结果的智能审核，自动发出检验结果，出现任何可疑的结果则提醒工作人员予以注意；测试结束后，将所有样本编号并集中储存，以备必要时取回复查。自动传送系统在全实验室自动化系统中起至关重要的作用，因为它同时承担着将处理好的样本运送到各个分析仪上和将各类自动化分析仪联为一体的任务。实现了样本处理—分类—运送—检测—报告结果—样本后处理整个过程的完全自动化。TLA适用于大型临床实验室，覆盖整个临床实验室内绝大多数样本，但其成本高昂，所占空间大。

第二节　实验室自动化系统

新的临床实验室技术逐渐改变了传统的检验方法，新的检验技术为疾病的诊断分析提供了更为快捷、精准的方法。随着检验技术和高科技的迅猛发展，临床检验仪器的发展向自动化、智能化、标准化的方向发展，全实验室自动化和模块化成为检验仪器发展的主流和趋势，打破传统临床检验的技术分工模式，使得一份样本可以满足所有血液、生化、免疫等不同检测项目的要求。因此，为满足临床对检测项目的需求，临床实验室在生化、免疫、血细胞分析、尿液和微生物各专业领域形成大规模的全检测过程的自动化。本节对主要专业领域典型的自动化系统类型做简要的介绍。

一、生化、免疫自动化检测系统

生化、免疫自动化检测系统是医疗机构进行临床诊断必需的仪器之一，它主要用于人体体液中各种生化、免疫项目的检测，根据各项指标的差异，为医生确定患者病情提供科学依据。20世纪90年代初，日本和欧美等国家相继建设了自己的生化免疫自动化系统，逐步实现全实验室自动化，除了各系统自动检测仪器外，还有样本运送、分离、条形码处理、分配等前处理自动化系统。进入21世纪之后，微电子技术和计算机技术的应用，大幅度提升了检验仪器的自动化和数据处理能力。自动化检测仪器向检测高速化、分析试样超微量化、仪器超小型化的方向发展，使生化分析仪光路技术更先进、数据分析和处理能力更强，免疫检测具有更高的灵敏度和特异度。

（一）LABOSPECT TS自动化系统

LABOSPECT TS自动化系统生产企业在20世纪80年代开发出第一代流水线，2001年推出模块组合式样本前处理系统PAM，2016年推出最新的LABOSPECT TS自动化系统，见图2-1。该系统能够为实验室提供高处理能力与高效率的自动化综合解决方案。

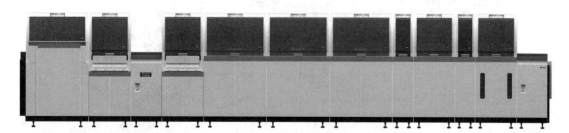

图2-1　LABOSPECT TS自动化系统

1. 具备高速的样本处理能力 LABOSPECT TS 自动化系统能够识别样本性状和监测样本质量，提高检测流程的工作效能，最大限度提升样本处理能力和检测速度。

2. 使用无线射频识别技术（radio frequency identification，RFID） 无须在各模块连接点读取样本条形码，从而实现样本高速传送。样本传送以单个样本为单位运送至各模块。一旦样本发生错误，可以将错误样本单独输出。

3. 实现样本的高速分注 LABOSPECT TS 运用不同分注流程的子样本管和子样本杯能够实现独立自动供给，3 个分注头同时工作，实现高速分注。高速的分注系统能够满足实验室原始样本的整合、流程的再造，减少采血管的使用数量，提高患者就诊满意度。

4. 满足在线耗材的自动供给 实现样本前处理时耗材的持续、自动供给，在线耗材大容量储存能够有效地减少人工更换的频率及时间。

5. 可设置的个性化自动工作流程 样本收纳区域可以根据实验室收纳需求，按照收纳样本的类别、数量，灵活个性化定义收纳区域，设置样本投入区域样本投入的优先顺序及传送路径。样本投入部与收纳部相邻设置，使系统操作趋于集中，有效缩短人员移动距离，提高工作效率。

6. 复查在线样本和测试追加 在线样本存储模块可实现在线样本复查及项目测试的追加，无须手工寻找样本。

（二）DxA 5000 实验室自动化系统

DxA 5000 通过提供涵盖多学科、完整的自动化流水线系统，改善工作流程、提高工作效率和检验质量来推进临床实验室的建设和发展，为实验室提供适合其自身发展的智慧实验室自动化整体解决方案。DxA 5000 智慧实验室自动化整体解决方案通过连接实验室自动化流水线和信息网络，构成全自动化的流水线作业环境，覆盖整个检验过程，形成全检验过程的自动化，实现临床实验室内某一个或几个检测系统（如临床化学、免疫学、血液学等检测系统）的整合。同时，智能、可扩展的模块化设计可以更加灵活地满足日益发展的实验室自动化需求，更高效地为临床实验室自动化服务，见图2-2。

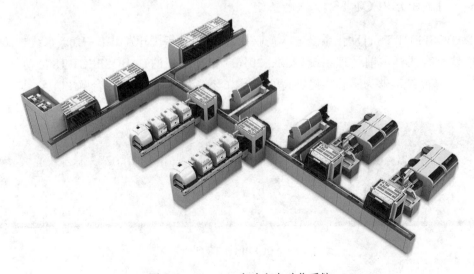

图2-2　DxA 5000实验室自动化系统

1. 高效智能管理实验室自动化流程　实验室自动化流水线将众多模块分析系统整合成一个可实现样本处理、传送、分析、数据处理和分析过程的全自动化临床实验室系统。样本在实验室自动化流水线上可完成临床化学、免疫学、血液学等各种专业的任一项目的检测。实验室自动化流水线包括自动化样本处理、样本自动传送和分选至相应的分析工作站、自动分析、利用规范的操作系统软件对分析结果进行审核、储存已分析的样本并能随时对储存样本重新进行测试。

2. 高效的自动化系统及轨道传送系统　实验室自动化流水线通过畅通的双向四轨道样本传送和灵活的单管样本传送实现了高效的轨道传送系统。采用RFID技术，加快样本传送速度，RFID技术与条形码阅读技术相互配合，确保样本的准确性。提供大容量缓冲单元连接分析仪器，避免主轨道发生堵塞，提高轨道处理效率。

3. 自动化分杯模块　分杯单元专为从母杯中分离血清到子杯的实验室设计。由机械臂控制的一次性吸头将母杯中的血清根据需要量分至已贴条形码的子杯中。分杯完成后，母杯直接进入仪器进行检测或者送至出口单元。子杯送至仪器、工作站、出口单元或者储存区。

4. 实现多功能自动化系统仪器间的轨道连接　DxA 5000自动化流水线根据分析仪器类型，能满足在线加样和样本架送样连接，能与DxI系列免疫分析仪、高速AU临床生化检测平台、DxH系列血细胞分析流水线相连接。仪器连接部件自动转载、卸载样本，不同仪器样本的输送方式也不尽相同。对于机械方式的连接，样本转送至仪器分析架上，然后装载至仪器。具有外侧探针吸样装置的仪器可直接吸取轨道上的样本。自动化流水线还能与其他多种第三方分析仪连接，通过轨道接口及信息解决方案实现一体化流程管理，提高工作效率。临床实验室能连接最适合其工作流程的分析仪器。

5. 自动化系统大容量在线冷藏储存　完成测试的样本进入储存区，机械臂依次自动地将轨道上的样本转入储存架。计算机控制样本在储存区的位置，对每个样本进行定位并自动监控样本生命周期，并可打印定位清单，从储存器中召回的样本无须手动干预，可自动回到自动化流水线上，进行重新测试。如果需要手工处理，样本可以被直接召回到样本出样单元。如果储存架已经满载，将储存架移出冰箱并用空的储存架替换后，操作仍可连续。

（三）CCM全实验室自动化系统

Cobas连接模块（Cobas connection module，CCM）全实验室自动化系统，通过轨道将样本前处理系统、各工作站分析仪、样本后处理系统相连接，结合智能信息系统，提高了检测效率，确保检测结果的可靠性。CCM在原有基础上实现了全程样本自动化升级，从样本接收到归档整个流程都无须手工干预，同时可自由配置单向、双向轨道，轨道速度、离心速度、后处理速度都显著提升，整体处理能力及效率大幅提高，打破了临床实验室建设与发展中的瓶颈。

CCM全实验室自动化系统能够通过轨道将独立的前处理系统与生化免疫分析系统连接起来，实现样本的自动传送。保持原有为线下样本服务的特点，能够对其他仪器或手工检测项目进行样本前处理，可以实现一线多用的功能，见图2-3。

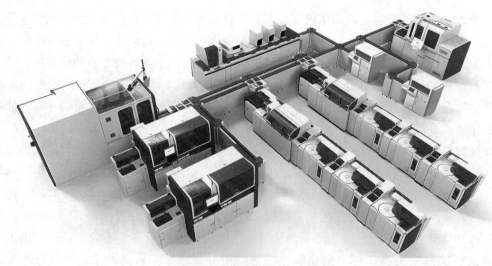

图2-3　CCM全实验室自动化系统

1. 样本检测速度显著提升　CCM全实验室自动化系统具备高速在线离心功能，以五管架的模式进行传送，提高了轨道运送效率，能够以最快的处理速度满足大型实验室样本高峰期需求；避免了由于条形码扫描节点多，单个样本的条形码不识别而影响整条线的运送速度甚至停机的情况发生。免去实验室人员手工搬运样本的麻烦，不仅提高了工作效率、缩短了样本周转时间，更降低了生物污染风险。

2. 强大的样本处理功能　CCM全实验室自动化系统能够针对样本进行试管类型识别、血清量探测、离心状态监测、血清质量监测、样本图像采集等综合检查，第一时间提高了整体检测流程的工作效能，减少工作量与试剂浪费。离心状态监测功能可透过三层条形码标签激光检测出样本的离心状态，避免未离心样本接受检测。CCM还可定位样本储存位置，工作人员可以对临床实验室所有样本做到时时掌握，无须担心样本报告时间不可控、样本查找困难、手工操作错误等问题，最大限度地减少操作错误和风险，全面提升检测质量。

3. 多元化平台的兼容和可拓展　CCM全实验室自动化系统能够通过轨道同时连接服务在线仪器，通过出样区服务离线仪器，兼容多元化平台，可无缝连接生化和免疫、血细胞、血凝、尿液、分子诊断等不同领域的分析仪。升级更灵活，能够在原有检测系统上进行拓展，便于未来添置新仪器，不必支付高昂的改造费用，支持灵活的布局方式，能根据临床实验室的要求调整仪器摆放。

4. 中间件　是一类处于临床实验室检测系统/自动化流水线操作系统软件和实验室信息系统之间的软件系统。

5. 软件的智能管理　结合智能化信息管理系统，实现设备远程管理、TAT实时监控、危急值提醒、样本状态监测、仪器负载平衡、质控管理和检验结果的自动审核等功能，保证样本质量控制和TAT的可预测性，使实验室样本管理更为直观有效。

（四）GLP自动化流水线系统

GLP自动化流水线是一款将样本前处理、样本检测、样本后处理和信息化结合于一体的体外诊断实验室检测系统。针对大中型医院实验室、独立实验室、血库等不同需求，可灵活配置成多种规模和不同功能的定制化流水线。该系统能够整合生化和免疫分析平台，协助实验室完善流程，提高质量，加快检测速度，节省成本，见图2-4。

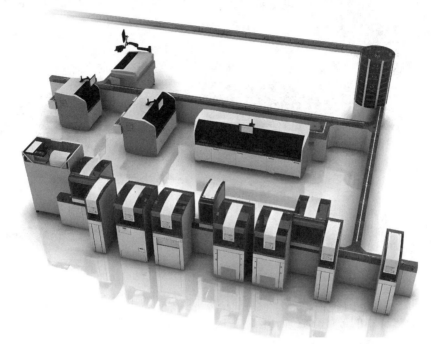

图2-4　GLP自动化流水线系统

1. 布局可跨越楼层，小车运送单个样本　GLP自动化流水线系统的布局可以跨越多个楼层、避开人员流动通道并且有效利用三维空间；同时采用静态轨道模式，整套自动化流水线不会因皮带或电机故障导致宕机。GLP自动化流水线系统采用预先组装模块，最大限度地缩短了安装时间，减少对实验室正常工作的干扰。GLP自动化流水线系统采用电力驱动、带有近场通信技术和四挡变速的智能运载小车单个运送样本。可根据轨道交通状况实时调整小车运行速度和路径，提升每一个样本的传送效率。

2. 系统模块和分析仪可按需配置　系统能够随着医院的发展而不断拓展，除了基本的自动化检测功能，配套的流水线软件还可以结合大数据开发为实验室提供高效、智能的临床决策方案。随着实验室工作量的逐年增长，GLP自动化流水线系统每一个模块和分析仪都可以按需添加，轨道传送速度最大可高达8000个样本/小时，无论是现在还是未来，实验室都不用担心工作量的增加。

（五）Aptio全实验室自动化系统

Aptio全实验室自动化系统包括免疫自动化流水线、生化/免疫自动化流水线、全实验室自动化流水线，能够满足不同实验室的需求及实验室不同阶段的发展需求（图2-5）。

1. 优异性能　Aptio自动化解决方案可提升临床实验室效率，轻松、高效管理日常业务量。高超的处理能力可提高业务流程在高峰时段的效用。满足特殊设计样本的周转时间目标，对急诊样本和常规样本的处理保持一致。若选配多试管加载功能，还能同时接收大批量样本，支持组合交付检测结果。

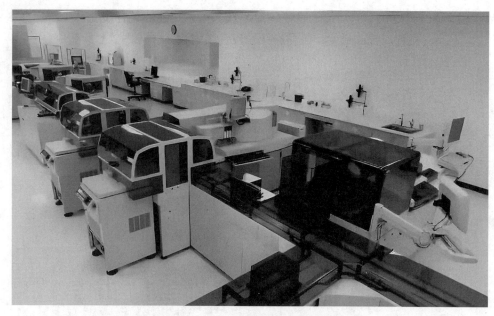

图2-5　Aptio全实验室自动化系统

2. 智能便捷　该系统有智能双轨道设计和自始至终的单样本管理，确保对常规样本、异常样本、急诊样本的最优化管理，同时智能平衡不同分析仪间的工作量，智能管理和跟踪样本状态，便于操作者整体管理样本。

3. 适应能力强　凭借Aptio自动化解决方案，临床实验室的检测能力即可与不断发展的检测环境保持同步扩张，适应并调节日益增长的业务量，而不会影响临床实验室的正常运行。自动化仪器与分析前模块、分析后模块所构成的扩展型产品组合可为用户定制配置方案，适应各种实验室的环境要求。Aptio自动化解决方案可使临床实验室轻松自如地逐步实现计划目标，契合临床实验室的需求。

4. 智能掌控　Aptio自动化系统可与其他自动化仪器相连接，帮助临床实验室实现分析前、分析中及分析后等多种功能，软件集中式控制所有样本结果及模块功能；对需要快速处理的异常样本进行特殊管理，将所有界面在主控台实现集中式可视觉化管理并对流水线进行过程分析；能基于功能强大的数据集中技术，利用Centralink数据管理系统提供综合性预分析和事后分析。Centralink数据管理系统可促进自动查证、全面质控管理及样本跟踪，将实验室人员从繁重的任务中解放出来。

5. 标准化单一解决方案　Aptio自动化解决方案能支持临床实验室的独特需求，将先进技术、业务流程专业技术和经验，以及实验室支持系统整合为一套标准化解决方案。凭借Aptio自动化解决方案，即便在人员不足的情况下，临床实验室也有望以一套标准一致的解决方案来满足日益增长的体外诊断检测需求。

（六）M6000全实验室智能化流水线

M6000全实验室智能化流水线于2020年正式上市，最大可连接测速达1万多测试/小时的发光模块，同时搭载新颖的磁动力三线设计轨道，配以信息管理系统，建立相应的自动审核、复检规则、危急值报警等功能，进一步缩短报告TAT，协同打造一个现代化、标准化、系统化的新型实验室，见图2-6。

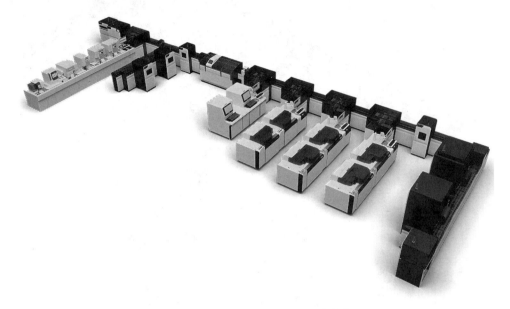

图2-6　M6000全实验室智能化流水线

1. 四大学科深度整合，实现检验全流程自动化　家族化设计，整合血细胞、生化、发光免疫、凝血四大学科，多专业联合检测，为疾病诊断提供全面数据参考和决策依据。基于底层协议深度融合，实现仪器状态、设备报警、试剂用量、测量过程等数据互通共享。集成样本路径规划、自动审核、可视化大屏幕等可定制的个性化功能。软件基于新一代B/S架构开发，可在中间件电脑或平板电脑、手机上集中显示。

2. 三轨道磁动力高效传送，改善工作体验　三轨道高效传送，相比传统流水线单轨道/双轨道，支持急诊超车、复检优先，大大提升了传送灵活性。模块化设计，积木式拼接，灵活扩展，无须预留接口。支持灵活扩展，灵活布局，如I型、L型、U型、F型。

3. 两大核心场景智能创新，应对TAT压力　早高峰：自动质控或平行质控，避免样本积压。门急诊：灵活调度急诊插队，超时样本自动优先。

4. 一管血精益管理，提升检验质量，保障生物安全　一管血完成化学免疫检测，无须分杯，无隐性使用成本，患者少抽血。智能血清指数可精准识别每一管干扰样本。全路径密封、自动去盖、低温离心、离心后静置去盖、高危样本单独管理优先检测，提升实验室生物安全水平。智能调度每一管样本，减少等待，节省时间，稳定TAT。

（七）Autolas A-1 Series实验室自动化流水线系统

Autolas A-1 Series实验室自动化流水线系统采用单管磁悬浮技术，无气泵全电机驱动力，降低故障率，全静音设计理念，大大减少了实验室的噪声，见图2-7。

1. 前处理功能可量身定制　样本架装载，支持连续不间断装载，样本自由随机倾倒式进样。采用新一代低温在线离心机，低温环境可保障离心血清的质量和检验结果，在线自

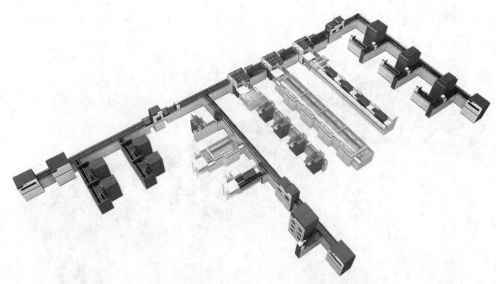

图2-7 Autolas A-1 Series实验室自动化流水线系统

动配平离心机功能，支持多台自由扩展。旋转方式去盖，最大限度保证试管稳定性和减少生物危害。线上一管血的同时，如果存在线下分杯的需求，可以给线下分杯，原始管保留在线上。对于随机的急诊和零散样本，可随机插入，进入超车轨道。

2. 分析中功能可灵活配置 高通量拼架模块机械臂分析仪接口：一个接口支持4台仪器的连接，可节省实验室空间，提高分析仪器的通量，增强轨道容灾能力。在线吸样分析仪接口：每个接口连接1台分析仪，单管吸样，最大限度保证随机样本的检测灵活性和及时性。全自动生化分析仪：TBA-FX8测试速度为光学2000测试/小时＋离子600测试/小时，后期可以根据医院和科室的发展灵活扩展。全自动化学发光分析仪：A2000Plus测试速度为200测试/小时，后期可以灵活扩展。生化和免疫可提供219个流水线在线检测项目，减少患者抽血量，缩短TAT，提高检验科工作效率。生化和免疫均采用抗携带污染技术，减少抽血量，减少试管数量，节省分杯或试管成本。可以自由分配生化和免疫样本的检测顺序，检测流程更加灵活，TAT缩短。

3. 后处理功能可二次去盖和线下出样 加盖和二次去盖紧密相连，节省实验室空间，可以配置多个模块大幅增加后处理综合速度。在线储存冰箱和缓冲轨道：可以提供3000管和5000管容量的在线储存冰箱自由配置，对实验室场地要求灵活，配置多个冰箱可以增加后处理随机性、容灾能力，提高工作效率。线下出样分类模块负责对线下原始管、二次管进行分类和出样。

4. 智能化信息系统 具备结果智能审核、实时TAT监控、危急值提醒、仪器间负载均衡、样本归档管理、质控管理、样本跟踪和路由管理、ISO 15189和CAP认证的文档整理功能等。新一代B/S软件架构支持移动端操作、远程操作、可穿戴智能设备提醒等。

（八）SATLARS®-TCA全实验室自动化系统

SATLARS®-TCA全实验室自动化整体解决方案适用于不同类型的实验室，具有超灵活、可拓展及高通量的功能特点。SATLARS®-TCA全室验室自动化系统分为前处理单元、分析单元和后处理单元。前处理单元由控制模块、BES模块、进/出样模块、离心模块、去盖模块五部分组成。分析单元主要由免疫分析仪MAGLUMI® X8（超高速600测试/小时）和生化分析仪AS-2450（2400测试/小时）组成。后处理单元由加盖模块、出样模块、在线储存冰箱储存模块三部分组成。SATLARS®-TCA可拓展连接自动采血系统，见图2-8。

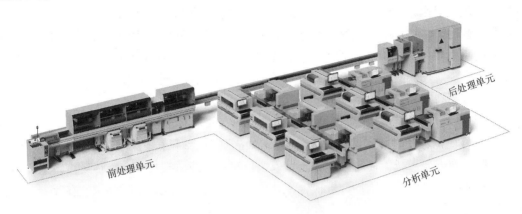

图2-8　SATLARS®-TCA全实验室自动化系统

1. 超灵活、高通量、可拓展　实验室个性化定制，轨道灵活，布局多变。样本处理通量最高达1500管/小时；离心机速度：400管/小时；免疫检测速度：600测试/小时；生化检测速度：1600测试/小时；后处理冷藏系统：每个储存单位容纳14 800个试管。系统可增加新模块，可增加新设备并入自动化系统，兼容其他品牌全自动分析仪。

2. 全自动样本处理系统　样本架进、出样技术，自动加载、卸载样本。灵活的样本传送轨道，直型、L型、Z型、穿墙等自由切换。TIP头一吸多注技术，减少样本等待时间，同时降低耗材使用量。系统智能负载匹配生化、免疫分析仪器，极大缩短TAT。集中式自动化控制系统，轻松进行样本实时追踪、系统和样本统计分析。

3. 全自动样本检测系统　旁路模块可连接生化、免疫分析仪，拓展性更强、空间利用更灵活。各分析仪互相独立，消除仪器故障的级联效应。从轨道中直接吸样至分析仪，一管血完成生化、免疫等所有检测。急诊样本可优先处理。

二、血细胞分析自动化检测系统

1947年，库尔特（Coulter）利用电阻抗原理设计出第一台血液分析仪。20世纪70年代起，化学染色技术、荧光染色技术和细胞体积、高频传导、激光散射技术（volume，conductivity，scatter，VCS）等复合检测高新技术可对白细胞不同分类进行鉴定。同期诞生了第一台血小板计数仪，自此血细胞常规化、自动化、规范化检测启动跨时代开端。随着科学技术的高速发展和人工智能技术在各个领域的应用，血细胞检测方面如复检规则、审核规则、细胞形态学自动分类识别、疾病自动提示等应用都有长足发展，相关技术在众多医院检验科使用。下文以慢性淋巴细胞白血病为例描述DxH 600/DxH 800系列（简称DxH系列）血液分析仪检测血细胞的自动化、智能化过程。

（一）应用IQAP技术提升质量管理流程

应用实验室间质量保证体系（interlaboratory quality assurance program，IQAP）技术提升质量管理流程作为整体检测系统特点之一，配套血液分析仪使用的校准品、质控品对保证检测系统的完整性、结果的准确性起重要作用。随着互联网技术的发展和应用，在临床医学实验室管理方面，除了质控品、校准品之外，网络化、智能化的IQAP等软件工具的应用也将常规对仪器的精密度、准确性等单纯统计参数提升到可视化、可量化、全球化的实验室管理新高度。

IQAP技术是通过计算机互联网自动衡量实验室仪器日常工作表现的重要工具，具有可量化、可视化、及时性、网络化等特点，是临床实验室科技化和智能化的体现。IQAP系统具备操作方便、减少耗时等优势。可以按照提示下载质控数据和上传质控结果，系统自动分析质控结果，出具质控分析报告，并定期将分析报告发送至实验室。在收到实验室每年递交的合格报告后，将颁发年度IQAP证书。

（二）仪器智能软件提供诊断信息

DxH系列能够应用复检规则、审核规则、疾病软件智能判读系统、自动化推染片和阅片等多种技术，在提高工作效率、保证检测结果准确性、协助临床早期判断疾病等方面起到高效、快速、智能的作用。

1. DxH系列血液分析仪筛查复检规则　复检规则一般通过仪器检测结果、异常值、细胞群落参数等多种方式进行设定和提示。以慢性淋巴细胞白血病为例，可以在仪器中设置复检规则"如果淋巴细胞百分比大于50%和出现怀疑信息（淋巴原始细胞或变体淋巴细胞）提示，则仪器自动执行推片镜检"。例如，血细胞检测分类结果显示淋巴细胞百分比为87%，并且提示变体淋巴细胞的怀疑性信息，则触发复检规则，样本直接进入DxH SMS全自动推片染片仪进行推染片，制备好的玻片直接拿到自动化阅片机CellaVision全自动血细胞形态学分析仪上阅片，发现淋巴细胞大小不均，可见小淋巴细胞。

DxH系列设置23条复检规则，以避免漏诊。通过提示功能和软件操作系统，便于实验室早期发现异常样本，有效避免医疗风险。实验室也可以根据患者疾病特征设定和验证个性化DxH系列血液分析仪的复检规则。

2. "特殊参数"在临床疾病如慢性淋巴细胞白血病中的应用　DxH系列血液分析仪基于VCS原理对"近于原态"的白细胞进行测量，所获得的反映细胞形态学变化的测量参数——白细胞群落参数，包括中性粒细胞、淋巴细胞、单核细胞、嗜酸性粒细胞等VCS测量参数的均值和标准差。

目前DxH系列血液分析仪可提示的疾病研究包括细菌感染、疟疾、登革热、慢性淋巴细胞白血病、淋巴细胞增生性疾病、骨髓异常增生综合征、维生素B_{12}和叶酸缺乏症等。例如，慢性淋巴细胞白血病，有研究表明，白细胞群落参数在反应性淋巴细胞增多和各种淋巴增殖性疾病患者中会发生各种变化，尤其是平均体积指数（mean volume index，MVI）和平均传导性指数（mean conductivity index，MCI）这两个参数，当患慢性淋巴细胞白血病时，淋巴细胞群落参数异常，淋巴细胞体积标准差升高，淋巴细胞传导性均值和标准差升高，结合其他检测参数可初步判断患慢性淋巴细胞白血病的可能性，为临床下一步的检查及诊断提供方向。

3. 智能化检测之实验室推片、染片系统和阅片系统　目前最新款的DxH SMS全自动推片、染片系统是一套全自动的载玻片制片与染色装置（图2-9），能够吸取全血样本，在清洁的显微镜载玻片上涂上血膜制备血涂片，并利用用户选定的染色剂对血涂片进行染色以便于利用显微镜对血细胞进行观察。推片时使用边对边式后片推前片技术，结合使用球形血滴技术判断血液黏稠度的信息，自动决定推片时的角度，保证玻片的质量，并结合细胞阅片系统，呈现真实细胞形态，避免漏诊。

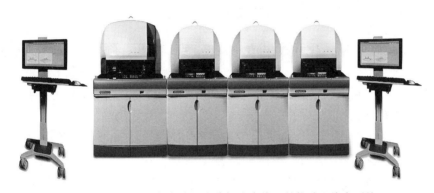

图2-9　DxH 2401全自动血液分析流水线上的推片和染色系统

（三）自动整合的血液学检测系统和结果报告

随着血细胞检测技术参数不断增多、信息数据不断扩大、多种数据分析平台的叠加应用，跨平台数据重构、多重整合和应用、大数据综合分析等一系列关键检测技术日益发展，智能化血细胞检测管理技术已逐渐从理论研究走向实际应用，血细胞分析已经形成了一整套从分析前样本处理到直接提供临床可参考报告的系统。真正对临床有益的血液学检验不仅应具备报告检测参数的能力，还应给临床更多参考意义的诊断意见，从而真正推动智能化、大数据的新时代血液检测管理。

三、尿液分析自动化检测系统

尿液分析是肾脏疾病检验的重要组成部分，下文以iRICELL全自动尿液分析流水线为例进行介绍。

（一）自动化室内质控管理程序

iRICELL全自动尿液分析流水线具有质量控制程序，可收集质量控制数据，并可显示质量控制报告及统计结果，以验证和监视系统的正常运行。通过运行具有已知粒子浓度的控制物，操作者可随时确认系统大量样本检测结果的可重现性。iRICELL全自动尿液分析流水线控制物包括质控物/调焦液组合，用于对仪器进行光线级别调焦和验证仪器的准确计数。建议每24h应至少运行一次质控，或者按照实验室质量控制过程手册的规定运行。

（二）尿液干化学及有形成分的自动化检测

iRICELL全自动尿液分析流水线包括iChemVELOCITY全自动尿液化学分析系统和iQ200系列全自动尿液有形成分分析系统。仪器将根据系统设置的指令自动推送尿液样本至尿液有形成分分析系统吸样，完成尿液有形成分检测。尿液有形成分和化学分析结果将显示在同一屏幕中。

（三）尿液实景图片完成复检流程

《尿液和粪便有形成分自动化分析专家共识》明确指出，应重视尿液有形成分分析仪检测结果的复检及审核问题。尿液有形成分复杂且多变，规范的显微镜检查是尿液有形成分检测的金标准。当利用数字图像技术检测的结果为阳性时，需要对仪器拍摄的实景图像进行人工审核并确认。

当干化学结果红细胞（隐血）、白细胞（粒细胞酯酶）、蛋白均为阴性时，有形成分红细胞、白细胞和管型结果在正常参考范围内，可免除样本图像审核。若有形成分红细胞、白细胞、管型、霉菌等结果呈阳性，均需进行图像审核，若仪器不能提供图像审核，需进行显微镜镜检。当干化学检查的隐血、粒细胞酯酶检测结果与有形成分检查结果不符时，需进行图像审核，若仪器不能提供图像审核，需进行显微镜镜检。当干化学蛋白检测结果为阳性时，需进行实景图审核，若无实景图仪器需进行显微镜镜检。当有形成分分析仪的图像审核依然不能满足鉴别要求时，应使用标准的尿沉渣检查方法进行显微镜镜检，或采用染色法进行鉴别。对于临床医生要求镜检的样本（如使用免疫抑制剂、肾病、泌尿系统疾病、孕妇、糖尿病患者等的样本），需进行样本图像审核或显微镜镜检。

（四）iWare数据管理专家系统自动化判断流程

iRICELL全自动尿液分析流水线可加载iWare数据管理专家系统并结合仪器自动释放功能进行尿液分析结果的自动化数据管理。数据管理功能根据实验室设置的特定复检规则，当尿液有形成分结果和（或）尿液化学结果可用时，系统将根据复检规则进行结果自动判断。符合规则的任何结果可用于提示操作员进行结果复查。数据管理功能在每次运行结束时可对每个尿液样本应用复检规则，并执行设置验证旗标、防止结果自动释放、将数据输出到LIS、在"信息"窗格中提示操作员在样本复查过程中复查样本等操作。

（五）尿液结果屏幕复核及镜检

iRICELL全自动尿液分析流水线通过自动粒子识别（automatic particle recognition，APR）软件使用神经网络模式识别，对粒子进行自动分类。多数情况下，自动分类的执行有很高的置信度，因此可自动报告此样本结果，无须操作员复查或介入。对于具有严重异常或疾病表现粒子的样本，经过训练的操作员可基于屏幕上所显示的粒子形态详细信息，通过肉眼确认粒子的识别。为区分和识别晶体、病理管型、非鳞状上皮细胞、酵母菌等分类的亚型，操作员可通过样本屏幕复核图像并对这些粒子手动进行子分类。在需要肉眼屏幕复核的情况下，所有粒子图像都经过排序并显示在自动分类的类别中，这大大提高了验证过程的效率。每个实验室都可以配置其专属的手动复查阈值和条件，以确保对未能通过这些条件的样本进行正确复查并由经过训练的操作员进行确认。对触发实验室复检规则需人工镜检的尿液样本，需遵循显微镜镜检流程进行人工镜检确认结果。

四、微生物实验室自动化检测系统

随着实验室自动化的普及，临床化学和临床血液学实验室自动化也日渐成熟。但是在临床微生物实验室，自动化直到近几年才开始快速发展并且有迎头赶上的趋势。虽然连续监测血液培养系统、自动微生物鉴定药敏检测系统已经在微生物实验室中广泛使用，但事实上大多数微生物实验室的样本处理区域没有配备自动化设备，在处理和培养微生物样本方面，仍然主要是手工操作，能够实施实验室全自动化的微生物实验室仍然不多。与临床微生物实验室自动化解决方案相关的变化、选择和实施，给实验室带来重大的管理和财务挑战。采用液态微生物学样本运输使微生物学实验室能够简化收集和识别系统，创建流程，并可以用自动化来优化。"自动化"一词在临床微生物实验室中不仅包括使用血液培养系统、自动微生物鉴定药敏等检测系统，也包括专门针对微生物学样本处理仪器、培养基影像处理等的微生物学实验室全自动化解决方案。

（一）微生物样本处理仪器和全面的微生物自动化解决方案

造成临床微生物学实验室自动化程度不足的观点包括：①认为临床微生物学流程太复杂，无法实现自动化，任何机器都无法取代微生物实验室中的检验人员；②自动化对微生物实验室来说成本太高，微生物实验室太小，无法实现自动化；③生物学样本要复杂得多，包括血液、无菌体液、组织、尿液、下呼吸道样本等。然而，近几年来自动化科技的成熟和技术创新已经带动微生物实验室自动化的发展，见图2-10。

这些扩展的自动化系统包括两种类型：工作单元自动化（包括Kiestra^{TM} WCA和WASPLab$^®$）和全流程实验室自动化（Kiestra^{TM} TLA）。工作单元或全流程实验室自动化都

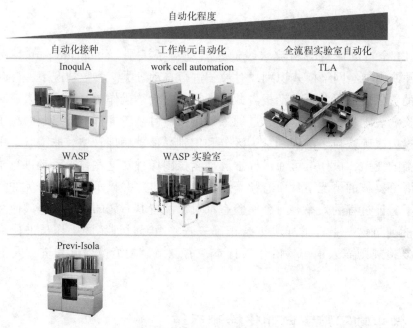

图2-10　临床微生物实验室自动化程度和进展

包括连接传送系统的样本处理器和孵箱，以及数字成像系统，但只有Kiestra™ TLA提供集成的工作台带有用于平板运输的双向轨道系统。这些系统为临床微生物实验室的测试项目提供进一步自动化的流程，包括样本接种培养平板、检测培养基上的生长、微生物鉴定、药物敏感性测试，以及临床样本中核酸的提取和检测等。微生物实验室的工作流程正在快速变化，临床微生物检验人员面临的挑战是为他们的实验室选择最合适的、可促进临床诊断结果和具有成本效益的自动化设备。

高通量样本的处理和整体自动化用于分子诊断是未来必然的趋势。分子诊断自动化主要包括样本采集、样本处理、核酸提取、基因扩增、产物检测（实时荧光定量、核酸杂交等）等过程。由于分子诊断中样本预处理过程复杂，需要精确的温控系统，分子诊断自动化系统以大通量、重复性好、高效、封闭体系、精确的温控及复杂的预处理过程、对实验场地要求不苛刻等优势，对大通量快速诊断做出重要的贡献。例如，MGISTP-7000分杯处理系统是样本前处理工作站，可在40min内完成192例样本处理，快速提升大规模核酸检测能力，见图2-11。MGISTP-7000分杯处理系统支持样本采集管原管带盖上样，实现自动化样本条形码识别、自动化开盖、自动化管转板分液，以及样本采集管的自动化关盖和回收。COR™高通量分子诊断系统集成并自动化完整的分子实验室工作流程，从分析前处理到诊断测试结果。该系统可以直接从基于液体的细胞学小瓶中处理样本，创建分子等分试管和化验测试，从而用自动化的流程代替了劳动强度大且易于出错的手动流程。COR™高通量分子诊断系统具有模块化和可扩展性特点，旨在满足多种实验室需求，以扩展分子测试和增加测试量，它具有处理试剂和样本的能力，可提供6～8h的系统处理时间，从而消除每个班次的多个技术人员交互影响。

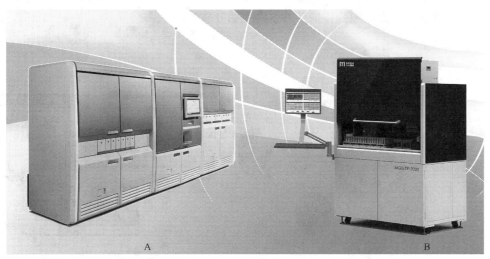

图2-11　COR™高通量分子诊断系统（A）和MGISTP-7000分杯处理系统（B）

（二）影像处理技术应用于微生物实验室

传统的微生物实验室检验人员每天从不同培养箱收集培养板，检查培养基中的细菌生长、菌落形态，分离纯培养物，对分离株进行生化测试，制备用于药敏试验的培养基，对药敏结果进行解读，以及丢弃或归档培养完成的培养基平板。另外，他们的工作也包括查阅前一日的解读报告，并决定下一步的测试或出报告。

随着数字成像技术的出现，数字影像处理技术已逐渐应用于临床微生物实验室，进行微生物培养基平板影像的读取。平板影像处理系统采用的方法和流程类似手工读板，但是经过技术创新，使用高级数码相机和特殊光线组合的平板影像处理系统，检验人员可以实现在线读取微生物培养基平板。目前，微生物实验室中的平板影像处理系统主要由连接到培养箱的数码相机组成，培养箱可以通过自动化的传送带，将培养基平板移动到相机的拍照区域内捕获图像。培养箱和平板影像处理系统的组合可以实现培养基平板的不间断孵育和实时成像，将图像实时传输到工作站，供检验人员审阅。使用平板影像处理系统可以减少收集和整理培养基平板所需的时间，培养基平板处于非适宜培养温度的时间可以大幅减少，从而改善检验人员的工作效率；分析软件可以调取已存储的图像供检验人员参考。平板影像处理系统具有将计算机辅助软件和图像分析工具结合起来的功能，进而支持临床微生物实验室检验人员做出决策，见图2-12。平板影像处理系统的优点如下：图像捕获设计在培养箱内进行，培养基平板在进行常规分析的同时保持连续培养；培养基平板需要较少的人工操作，可以节省时间并提高安全性；软件可用于分析和标注数字图像，从而提高客观性和效率；以电子方式存储图像可以提高分析和信息共享的灵活性。

随着自动化技术的成熟创新，临床微生物实验室自动化将进一步发展。通过使用平板影像处理系统和实验室全自动化流水线，临床微生物实验室的自动化菌落挑取和传代培养将成为现实。目前正在对人工智能解读平板图像的能力进行研发，更新更强大的信息学工具，使用人工智能技术，利用计算机的计算能力来更准确、更标准、可重复地完成常规定性分析。临床微生物实验室将进一步自动化、数字化，并且更依赖于信息学工具，实验室人员将获益于实验室工作流程效率的提高、结果报告加快及感染性疾病诊断的准确度提升，进而可以使患者更快地获得最佳的诊断和治疗管理。

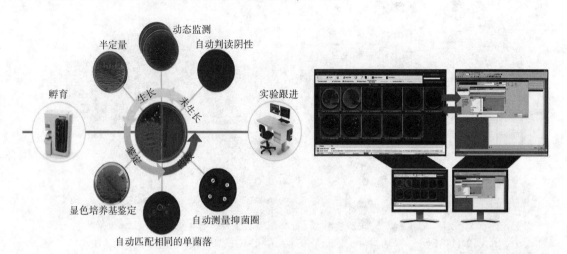

图2-12 影像处理技术在临床微生物实验室中的应用（利用平板影像系统软件和实验室信息系统智能分析实现报告解读）

第三节 实验室引进自动化系统前的规划与改造

一个医院是否需要考虑安装全实验室自动化系统及安装何种形式的全实验室自动化系统，主要取决于是否有较大规模的样本量及经费是否允许，其次应考虑检验科流程的科学化和标准化的需要，对提高医院整体服务水平是否有帮助。由于全实验室自动化的设计与建立并没有一个固定的模式，其结构分布很大程度上取决于实验室内部的场地、测试项目范围及仪器配置等众多因素，具有极强的灵活性，适合自身实验室的需要是关键。

一、引进LAS应考虑的问题

建设与应用样本前处理系统及自动化系统可有效地减少分析前因素对检验结果的影响。在实验室自动化系统建设与应用过程中，自动化系统的合理配置、实验室流程的再造、信息系统的建设、管理软件的应用及各种规则的设置等均应引起高度重视。

（一）自动化系统的合理配置

引进与应用自动化系统必须根据实际情况，如实验室面积、空间结构与配套设施、实验室检测项目与规模、样本流与工作流程、各类设备的整合程度、医院的经济承受能力、LIS/HIS及专业人才的储备等，避免造成卫生资源的浪费，保证系统引进以后能正常地开展工作。对实验室自动化系统的引进应总体规划，可分步实施或集中实施。医院改扩建时，只要经济情况许可，应在总体规划的框架下一次性集中实施；旧实验室改造或增添设备应分阶段实施。分阶段实施可以弥补规划方案可能存在的不足甚至缺陷并在后期的建设中加以完善，分阶段实施可以先解决医院涉及面广、样本量大的问题，急需解决的部分，如生化、免疫和血液细胞学检查，可待条件成熟后再整合已建立的自动化部分，分步实现全自动化。自动化系统同任何分析系统一样，都存在不断更新的过程，应充分关注可能的更新与配置的扩展。

（二）关于"在线"和"离线"系统的选择

首先应服从合理配置的原则。离线系统相对而言人工干预较多，但处理速度优于在线系统。一般来说，在线系统的"瓶颈"在于样本处理的离心部分，离线系统可有效地解决这一问题。离线分注需要在每个样本上复制条形码，对LIS的要求高，相对而言，在线分注（在线检测的样本）可不必复制条形码，成本相对较低。

（三）实验室流程的再造

LAS不仅仅是设备的投入与更新，更重要的是工作流程和实验室管理模式的改变。临床实验室自动化的工作流程有别于既往的人工操作，应根据医院及实验室的具体情况重新进行规划、合理布局，利用信息系统简化、改造流程。流程再造应以样本流为主线进行，要注意容易发生差错的工作环节和信息交接的时间节点。工作环节中要注意样本的查找功能，在整个检验过程中（包括分析后阶段）要注意对样本流的控制。LIS应能有效地控制医嘱、样本采集、样本交接与分析前后各个时间节点。

（四）信息系统的建设

完善的LIS/HIS及其与LAS的有机衔接是自动化系统正常使用并充分发挥效益的基础。在引进自动化系统前必须在原有LIS及HIS的基础上进行改造，建设符合自动化系统工作流程的LIS及HIS。改造LIS能支持和应用条形码技术，挖掘自动分析仪的双向通信功能，为信息流控制奠定基础。利用网络技术和数字化技术，全面整合实验室业务信息和管理信息，最大限度、最有效地利用临床实验室所有信息，建设以LIS为基础的数字化临床实验室。

（五）样本复检规则的制定

临床检验工作中，尤其是在可疑病例条件下，常需要对血液细胞学和尿液分析进行复检和人工显微镜检查，实验室自动化有助于智能审核与复检。应妥善设置审核条件和复检规则，复检条件的设置范围过小会导致不必要的复检，而范围过大会导致异常结果的样本漏检。

（六）技术人员能力的培养

由于工作流程及管理模式的改变，不同亚学科交叉与融合，要求工作人员不仅要掌握医学检验技术，还要懂得自动化控制技术知识、计算机网络技术等，因此培养高素质综合性自动化系统管理与应用人才迫在眉睫。

二、引进LAS的规划与改造

临床实验室的自动化规划是一门综合学科，需要检验医学、建筑学、环境学、软件工程等专业协同合作，还要有仪器设备厂商的参与，应做到协同一致、信息互补，从而实现合理和科学的规划。主要需要考虑以下方面。

（一）设备干扰

由于检验设备易受外界电磁场干扰，导致分析结果异常，实验室的位置应远离CT、核磁等具有高电场及高磁场的场所。应避免公用地线，防止CT、核磁设备启动时的电流及磁场对实验室检验设备造成干扰。

（二）实验室规划

实验室的规划应以检验需求为基础，按照实验室日常工作需要合理定制。因此，在实验室规划设计的初期，需有检验专业的人员和建筑设计人员做充分沟通，确保实验室在满足建筑学要求的基础上，符合实验室的工作需要。第一，实验室的整体布局应符合医学实验室生物安全标准，在科室内部应划分污染区、半污染区和清洁区。同时，规划应科学合理，根据检验专业特点，按污染程度的不同、实验仪器所需环境条件的不同，合理规划分布。清洁区、半污染区、污染区之间的标识应清晰明显。第二，按照样本检测流程的分段对检验科进行分区，包括采血区、样本接收区、在线样本分析区、离线样本分析区、样本收集区。样本在检验科的走向要尽可能减少来回往复的路线，同时应尽可能整合原来分开的内容及相同的重复工作内容。第三，从避免检验过程中污染的角度考虑，必须独立规划试剂的进入和流动路线，长期储存和临时储存要有专门的地点，要尽量避免试剂的流动路线和样本的运动路线并行。检验科仪器的摆放原则：在保证完成特定常规工作的前提下，应尽量缩短工作人员的日平均走动路程。

（三）合理选择仪器设备

实验室采购新的仪器设备时，应以实验室实际工作量并适当考虑工作量增长为前提，进行合理采购。自动化流水线系统应同时考虑样本前处理设备、样本分析设备、样本后处理设备。流水线是定制系统，相同的设备可能存在不同的工作流程。自动化流水线没有最优的选择，只有最合理的方案。在满足工作量的前提下，要考虑仪器的成本、质量、后期维护及维修成本、耗材占比、占地面积、噪声污染等方面的因素。在自动化实验室解决方案中，样本前处理流水线是必不可少的部分。在选择样本前处理流水线的时候，通常应考虑在线离心、开盖、分杯、分类和归档，以及在线储存冰箱功能。

1. 在线离心功能　在线离心机通常是样本流水线的处理瓶颈，离心模块的数量应综合考虑实际样本量及在线分析仪器的处理能力，不应盲目追求模块数量和处理速度。如果样本前处理的速度高于分析仪器的分析速度，会使样本在分析仪器前端等待，造成样本浓缩。反之，会造成分析仪器"吃不饱"的情况，这时可以增加线下离心。

2. 开盖功能　开盖是样本前处理过程中生物危害最大的环节，虽然PE材质的带有安全帽的真空采血管已经在最大程度上提供了安全保证，但是在开盖的瞬间由真空负压造成的气溶胶仍然会使医护人员的健康受到很大威胁。

3. 分杯功能　样本分杯能够保证原始样本不被污染。对于需要存档或进行复检的样本，能够有效保证结果的一致性，避免医疗纠纷的发生。但是，分杯功能存在额外的TIP头和样本杯的耗材消耗，会造成实验室成本的增加。

4. 分类和归档功能 分类和归档能有效地将样本按照分析仪器或用途不同进行分别存放，从而大大减少操作人员工作量，降低人为出错的可能。

5. 在线储存冰箱功能 在线储存冰箱能够实现样本自动储存、复检、质控/校准功能。其可减少操作人员工作量，自动提取需要复检的样本，提高工作效率；每日工作前实现自动质控，定时进行自动校准，随时保证结果的准确性。但是，在线储存冰箱占地面积大，运行成本高，样本存放前需要闭栓处理。

（四）实验室采用不间断电源统一供电

建立独立的不间断电源（UPS）室并配备能够保证足够供电时长的后备电池。UPS的容量配备应该能够供全科仪器同时使用，同时考虑仪器设备的后期增长。实验室供电设备应配备良好的独立地线，不得与其他设备混用地线，地线接地电阻要求低于10Ω，UPS输出端零地电压不得高于10V。

（五）实验室纯水供给系统

实验室纯水供给系统也要考虑全科使用的需要，应建立全科范围内的纯净水循环系统。纯水供水端电导率应在1μS/cm以下。并结合仪器用水情况，在适当位置预留供水口。对供水压力有要求的设备，应按需设置减压阀。

（六）实验室下水管线的铺设

在进行实验室规划的阶段，就要考虑设备的种类和安装的位置，施工时将下水口放置在仪器附近。这样不仅方便仪器后期的使用，也不会在地面留有过多的下水管路，整洁美观。需要注意的是，实验室的下水管路需要做回水处理，因为下水道内容物中具有氧化性的气体分子会对仪器电子部件产生硫化作用，导致仪器故障，同时也能避免实验室内产生异味，影响操作人员的身体健康。

（七）实验室应建立独立的空调及通风系统

实验室中使用的设备都具有大功率、高散热的特点，设备全负荷工作时散热量巨大。在天气炎热的夏季，普通诊室的制冷空调在临床实验室的高温环境下完全起不到降温的作用。而在天气寒冷的冬季，普通诊室需要暖风来调节室温，但是由于仪器设备的散热，实验室中仍然是相对高温的环境，甚至需要冷风来降低室温，避免仪器因为环境温度过高触发报警。因此，在对空调及通风系统进行规划时，要考虑仪器的散热量，配备功率足够的制冷空调。在北方寒冷干燥的冬季，还需要考虑增加实验室湿度，避免静电对仪器产生影响；而在南方湿度大的夏季，则需要考虑通风和除湿，避免湿度过大导致仪器发生故障。

（八）实验室信息化配置和升级

全实验室自动化依赖于LIS的支持。对实验室全面自动化而言，LIS是全实验室自动化不可缺少的部分。LIS的主要功能为资料收集、核实检验结果、打印报告、结果查询、质量控制、结果监测、收费记账、报表生成。随着医院LIS的运用，检验结果数据的共享和合理使用将是全实验室自动化发展的趋势。

条形码技术是LIS的重要技术之一，在检验全自动集中管理系统中，主要通过条形码技术对医嘱、样本及装载样本试管的样本架进行数字化管理。系统中使用最多的是两种类型的条形码，一种是样本架条形码（rack barcode），另一种是样本条形码（sample barcode）。条形码下面所标记的数字通常被称为识别码。样本架条形码下面的数字被称为样本架识别码，样本条形码下面的数字被称为样本识别码，使用时均可用条形码扫描器将样本架信息输入计算机，也可以打开计算机中的相应输入窗口，将条形码下方的识别码手动输入计算机。

（九）实验室建筑标准和规范

临床实验室均是二级以上生物安全实验室，其建筑和装修等可参考以下标准或规范：《医学生物安全二级实验室建筑技术标准》（T/CECS 662—2020）、《生物安全实验室建筑技术规范》（GB 50346—2011）、《实验室 生物安全通用要求》（GB 19489—2008）、《病原微生物实验室生物安全通用准则》（WS 233—2017）、《实验室生物安全手册（第4版）》（WHO）、《民用建筑电气设计规范》（JGJ 16—2016）、《建筑电气工程施工质量验收规范》（GB 50303—2015）、《通风与空调工程施工质量验收规范》（GB 50243—2016）。

总之，对实验室的规划和改造，不论是新实验室从零规划，还是老实验室后期改造，在科室规划中，应充分听取实验室使用人员、建筑设计人员及后期使用设备厂商的意见，结合实验室实际情况，采用最合理的设计和改造方案。

第四节　自动化系统类型与结构组成

在没有全实验室自动化解决方案的时代，患者从采血开始到拿到检验报告，检验样本经历了采血、贴条形码、运送、签收、分类、编号、离心、分析、储存等步骤，每一步都必须准确无误并及时快速地完成，从而才有可能让患者在有限的时间内拿到一份合格的检验报告。在整个过程中，每一步的人为疏忽都可能造成严重的错误，甚至导致医疗事故。而全实验室自动化解决方案包括了从样本进入检验科后的大部分操作步骤，甚至在采血端也有全套的自动化设备，最大限度地规避了人为操作的失误。但是，这一切都建立在HIS的强有力的支持下。LIS和HIS要适应医院的需求，具有足够的灵活性和可扩展性，同时医院的信息流也要适应检验样本流的自动化建设，这些涉及各个分析仪工作站、采样工作站、流水线控制工作站，甚至医生临床工作站与LIS、HIS的通信和管理。

一、样本采集自动化系统

（一）采血概述

采血是整个样本分析流程中最基本也是最重要的一个环节。采血主要分为实验室的门急诊采血和实验室场所外地点进行的原始样本采集和检验，如医院的病房。实验室应制定正确采集和处理原始样本的标准操作程序（standard operation procedure，SOP）。该程序应可供负责原始样本的采集者使用，不论其是否为实验室的员工（如病房护士等）。

（二）自动化样本采集设施的设置

患者样本采集设施应有隔开的接待、等候和采集区，这些设施应考虑患者的隐私、舒适度及需求（如残疾人通道、盥洗设施），同时应考虑在采集期间设置适当陪伴人员（如监护人或翻译）。执行患者样本采集程序（如采血）的设施应保证样本采集方式不会使结果失效或对检验质量有不利影响。

（三）样本采集前活动的指导

实验室自动化系统可通过信息系统对采集前活动进行指导，应包括以下内容：
（1）申请单或电子申请单的填写。
（2）患者相关准备（例如，为护理人员、采血者、样本采集者或患者提供的指导）。
（3）原始样本采集的类型和样本量，原始样本采集所用容器及必需添加物。
（4）特殊采集时机（需要时）。
（5）影响样本采集、检验或结果的解释，或与其相关的临床资料（如用药史）。

（四）自动化的试管准备工作

采用自动化手段协助医务人员完成试管选择、条形码标签打印和粘贴、试管定向传送和回收等工作，并辅助医务人员完成采集阶段样本确认。

在现代化的实验室中，建议使用塑料材质[主要成分为聚对苯二甲酸乙二醇酯（polyethylene terephthalate，PET）]的真空采血管。塑料真空采血管的优点如下。
（1）塑料材质的真空采血管轻、耐压、不易碎、便于运输。
（2）采血时可以封闭，可以确保医务人员不接触传染源。
（3）真空采血管配有安全保护帽，可以避免不洁喷雾出现。
（4）抗凝剂管的添加剂为喷雾状、干粉状或液体状，能有效抗凝。
（5）真空采血管所有添加剂均为自动添加，加样精确，避免了手工添加重复性差的缺点，从而保证结果准确和良好的重复性。
（6）真空采血管的安全盖颜色符合国际标准，可以有效区分管内添加剂情况。
（7）真空采血管的规格符合国际标准，适用范围广。
（8）真空采血管品种齐全。

（9）真空采血管保质期长。

真空采血管根据栓头盖颜色的不同，其添加成分和作用场合也不同。例如，橘红色栓头盖促凝管内物质能激活纤维蛋白酶，使可溶性纤维蛋白变成不可溶的纤维蛋白多聚体，进而形成稳定的纤维蛋白凝块。如果需要加快出具检验结果，可使用促凝管，一般5min内可使采集的血液凝固，常用于急诊生化检查。金黄色栓头盖促凝管含有惰性分离胶及促凝剂，可加速血液凝固，缩短检验时间；管内加有分离胶，分离胶管具有很好的亲和性，可起隔离作用，即使在普通离心机上，分离胶也能将血液中的液体成分（血清）和固体成分（血细胞）彻底分开并积聚在试管中形成屏障；离心后血清中不产生油滴，因此不会堵塞机器。金黄色栓头盖促凝管主要用于血清生化、电解质、甲状腺功能、药物、感染性标志物检测，以及肿瘤标志物、PCR、TORCH、血清免疫学检测等。建议使用品质优良的大品牌采血管。不良的采血管的负压可能不稳定，造成采血量不足；或者负压过大，导致开栓故障。

如果医院的信息系统和条形码打印、粘贴设施完备，能够确保条形码的唯一性和识别率，并能够进行标准化粘贴，则可按照患者采血登记信息，按照指定的规则发送给条形码自动化设备，交由自动化设备完成采血试管准备工作。

（1）可根据患者的检测项目数据选择相应的试管，符合材质、容量、直径和长度的要求，并按照分析项目所需样本量的多少分配合适数量的采血管。

（2）根据实验室实现自动化程度的不同，可配备生化流水线、免疫流水线或生化/免疫流水线。对于生化、免疫系统分开的流水线，为了保证TAT，需要分别采血。对于生化/免疫流水线，在样本量足够的前提下，可以进行生化、免疫合管，通过样本前处理系统进行分杯操作，将子样本送往分析仪器进行分析检测。如果样本量不足以满足生化、免疫检测整体的需求，则还是应抽取两管或多管样本。

（3）将已经和患者信息关联的条形码打印至标签上，并粘贴在所用试管上。

（4）标签宜采用条形码系统，对原始样本的属性（样本属性、患者属性）有明确表达，同时记录标签制备的时间。还需要注意以下几点。

1）医院使用的样本条形码通常为ITF、NW7、Code39、Code128。这也是不同分析仪器厂商都兼容的条形码类型。打印条形码时，要求条形码高度不低于12mm，避免由于条形码标签粘贴位置不良导致条形码扫描不全；条形码两端必须满足5mm的空白区，用于识别条形码的起止位置。如果条形码标签上还有患者信息，要将文字信息放置在条形码的上端或下端，以确保条形码两端有足够的空白区。

2）建议使用条形码标签打印/粘贴一体机。机器粘贴条形码的位置和方向固定，不会有卷边和褶皱，能够确保条形码标签平整。建议实验室及相关采血点使用相同品牌型号的条形码打印机，确保条形码打印方式的统一和条形码标签的一致性。条形码标签粘贴位置：建议在采血管栓头下沿5mm处开始向下粘贴。如果粘贴位置太靠下，有可能导致样本前处理系统处理样本时发生故障。

（五）样本采集活动的指导

实验室可采用自动化系统和信息系统，对采集活动的指导应包括以下内容：

（1）接受原始样本采集的患者身份的确认。

（2）确认患者符合检验前要求，如禁食、用药情况（最后服药时间、停药时间）、在预先规定的时间或时间间隔采集样本等。

（3）血液和非血液原始样本的采集说明、原始样本容器及必需添加物的说明。

（4）当原始样本采集作为临床操作的一部分时，应确认与原始样本容器、必需添加物、必需的处理、样本运输条件等相关的信息和说明，并告知适当的临床工作人员。

（5）可明确追溯被采集患者的原始样本标记方式的说明。

（6）原始样本采集者身份及采集日期的记录，以及采集时间的记录（必要时）。

（7）采集的样本运送到实验室之前的正确储存条件的说明。

（8）采样物品使用后的安全处置。

二、样本的自动运输与分拣

（一）自动化样本运输系统

在过去使用人工运送样本的时代，医院每天需要耗费大量的人力和物力来运送样本。不但费时费力，无法保证样本送达实验室的时效性，还可能在运送的过程中发生破损，甚至丢失。采用自动化手段来运送样本已经成为实验室提高工作效率、缩减TAT的一个重要环节。同时，使用自动化样本传送系统在很大程度上避免了患者在采血点和实验室之间奔波，改善了患者的就医环境；使医院各部门的工作效率都得到了不同程度的提高；最重要的是，极速的传送打通了急诊患者的绿色通道，使急救的效率得到大幅提升。

样本的自动化运输目前大致分为以下几种：气动物流传送系统、轨道式物流传送系统、自动导引车传送系统等。

1. 气动物流传送系统 由空气压缩机、管道、管道换向器、风向切换器、电脑控制系统、系统控制软件、传送瓶等组成。以空气压缩机抽取及压缩空气为动力，在密闭的管道中自动传送物品，见图2-13。

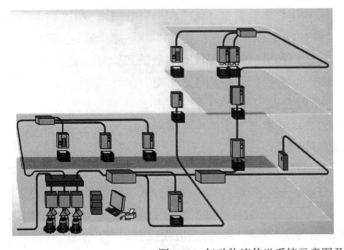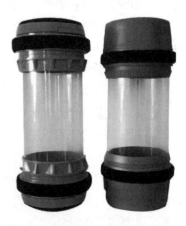

图2-13 气动物流传送系统示意图及传送瓶

2. 轨道式物流传送系统　是指在计算机控制下，利用智能轨道载物小车在专用轨道上传送物品的系统。一般由收发工作站、智能轨道载物小车、物流轨道、轨道转轨器、自动隔离门、中心控制设备、控制网络设备等构成，见图2-14。

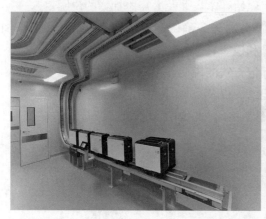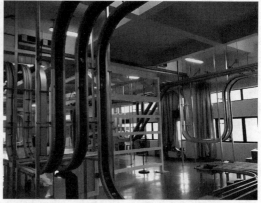

图2-14　轨道式物流传送系统

3. 自动导引车传送系统　又称无轨柔性传送系统、自动导航车载物系统，是指在计算机和无线局域网络控制下的无人驾驶自动导引运送车，经磁、激光等导向装置引导后沿程序设定路径运行并停靠到指定地点，完成样本的传送。

（二）全自动采血管分拣管理系统

传统手工工作的时代，患者样本在到达检验科后，需要人工进行签收，确保样本顺利到达，且没有遗漏和丢失。随后，要将收到的样本按照检验项目的不同分装到不同的物料篮中，再送往不同的实验小组。整个过程费时费力，不但效率低，还容易出错。

使用全自动采血管分拣管理系统，通过LIS和HIS的信息流管理，由配套的自动化设备识读样本条形码，按照程序设置的分类，自动将样本分拣到不同小组的物料篮中，无须人工干预，同时对样本进行全程跟踪，更精准可靠，还能对异常的样本进行处理。在分拣样本的同时做到自动签收，能够进一步优化实验室自动化流程，有效缩短TAT。

样本的采集和运输应避开实验室的工作高峰期。例如，医院检验科上午8：00～10：00通常是门诊样本最集中的时间段，如果此时病房没有单独的实验室，需要将病房样本集中送到检验科，样本量一旦超过自动化处理系统的处理能力，就无法达到TAT的要求。建议适当调整病房患者样本的采集时间。在门诊实验室工作高峰期前1～2h采血并将样本送到实验室进行处理，能够有效提高实验室工作效率，缩短TAT。

1. 实验室自动化系统的样本前处理部分

（1）样本条形码：条形码是一组由按特定规则排列的条纹、空格及其对应字符组成的表示一定信息的符号。其具有可靠性高、输入快速、准确性高、成本低的特点。实验室的样本条形码本身没有任何特定含义，只是每一个样本在实验室自动化流程中的唯一标识，是患者样本的"身份证"，粘贴在采血管及样本容器外部，方便仪器识别。

常用美标检测法将条形码划分为A、B、C、D、F五个质量等级，A级为最好，D级为最差，F级为不合格。A级条形码能够被很好地识读，适合只沿一条线扫描并且只扫描一次的场合。B级条形码在识读中的表现不如A级，适合于只沿一条线扫描但允许重复扫描的场合。C级条形码可能需要更多次的重复扫描，通常要使用能重复扫描并有多条扫描线的设备才能获得比较好的识读效果。D级条形码可能无法被某些设备识读，要获得好的识读效果，则要使用能重复扫描并具有多条扫描线的设备。F级条形码是不合格品，不能使用。为了确保医疗安全，实验室使用的患者样本条形码质量要求达到B级才算合格。影响条形码质量等级的因素有很多，归纳起来有以下几点。

1）条形码的打印方式：①使用打印机厂商提供的打印指令。这种打印条形码的方式借助于打印机厂商提供的动态链接库，通过打印指令控制打印机严格按照设定的尺寸和比例打印，能够确保条形码的质量。但是由于和打印机密切相关，要求所有条形码打印工作站的打印机是同品牌同型号。②使用条形码字体打印条形码。这种方式依赖于第三方产品——条形码字体，对打印机没有特殊要求。但是，条形码经过缩放后，宽窄比例往往会发生变化，尤其是Code128码，容易造成解码率的下降。③使用控件编程打印条形码。这种方式过分依赖于第三方控件产品，可调节的参数有限，对条形码的打印质量难以控制。

2）条形码的打印材料：条形码的识别率与打印材质有非常大的关系。通常要求白底黑字，背景色和前景色反差越大，识别率越高。避免使用热敏方式打印条形码。

标签纸最好选用品质好的合成纸，配合树脂碳带使用。合成纸韧性好，平滑度高，不易破损。配合树脂碳带，能够保证标签的条形码部分字符单元边缘平滑，且条宽的一致性良好。

3）条形码的打印设备：条形码打印机需要定期进行维护保养，尤其是打印头部分需要定期清理，确保条形码打印时不会出现"污点"和"缺陷"，甚至发生断线的情况。

条形码粘贴要求见图2-15和图2-16。

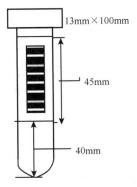

图2-15　13mm×100mm样本管条形码
粘贴要求（黑色区域为条码粘贴区域）

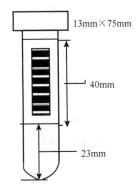

图2-16　13mm×75mm样本管条形码
粘贴要求（黑色区域为条码粘贴区域）

（2）离心机：实验室高速离心机分离效果除与离心机种类和离心方法等因素有关，离心机转速、离心时间、离心温度等条件也至关重要。

1）离心机转速：离心力大小取决于转子的转速和离心半径。在说明离心条件时，低速离心通常以转子每分钟的转数（转/分）表示。在高速离心，特别是超高速离心时，往往用相对离心力（relative centrifugal force，RCF）表示。实际工作中，离心力通常指相对离心力的平均值，即离心管中心的离心力。

离心力与转速和离心半径相关。离心机容量大时，离心机启停时间将变得更长；离心机容量小时，启停时间相对缩短。

2）离心时间：因离心方法不同而有差别。对于实验项目不同的样本，离心的时间要求也不尽相同。例如，生化样本通常要求在3000转/分的转速时，离心时间为5min；同样转速下，免疫样本通常会要求离心10min。但实验证明，转速3000转/分、5min的离心时间基本上能够满足绝大部分样本的实验要求。

在实际应用中，设备的离心时间可根据需求进行调整，不同品牌采血管的质量差异较大，需根据实际情况调整。

3）离心温度：为了防止分离物质的凝集、变性和失活，除了注意离心介质的选择外，还必须控制离心温度。对于热稳定性较好的物质，可在室温下进行离心分离。在高速离心或超高速离心时，转子高速旋转会发热，从而引起温度升高，必须采用冷却系统，使温度保持在一定范围内。可调节温度的离心机的离心效果更佳。

样本前处理系统的瓶颈在于离心机的处理速度，增加在线离心机的数量能够有效缓解这个问题，但离心机在线的数量也需要整体考虑，并不是越多越好。因为即使离心机是样本前处理系统的瓶颈，但是它的处理速度也远远高于分析仪器。当离心机数量过多、处理速度过快的时候，有可能使得样本在分析仪器处等待，造成待测样本状态的改变，影响实验结果。

（3）开栓（开盖）：装有患者样本的采血管除去栓头的过程称为开栓或开盖。传统的检验流程中，开盖全部是人工操作。在采血管的栓头被拔开的一瞬间，会有大量的气溶胶飞溅出来，这也成为检验科的隐形杀手。研究表明，已知原因的实验室感染只占全部感染的18%，而不明原因的实验室感染却高达82%，在这82%的不明原因感染中，气溶胶就是主要的元凶。实现采血管开盖的自动化对保护医护人员的健康具有重大意义。目前，几乎所有的样本自动化系统设备都带有自动开盖功能，同时也有很多离线的开盖仪器，甚至有的离心机也带有自动开盖功能。

使用自动开盖功能对采血管也有相应的要求——不能使用玻璃采血管。玻璃采血管在自动开盖过程中有可能因为受到外力的作用而导致破裂，造成实验室内部感染的风险。

（4）分注子样本管理：实验室要求患者样本至少保留7天，以备复检。如果原始样本在分析过程中被污染，在需要进行复检的时候就无法得到准确的结果，甚至有可能导致医疗纠纷。

那么，为了避免这种问题的发生，保留一份干净的原始样本就变得尤为重要。实验室可以选择使用样本自动化流水线的分注功能。分注是指在样本上机分析之前，由专门的功能模块使用一次性吸头将原始样本的一部分抽取到样本杯或试管的过程。可以选择保留分离到试管的血清样本，配合条形码设备加以保存，成为原始样本的备份；也可以使用分离到样本杯的血清样本进行上机分析，将原始样本作为副本保存。需要复检的时候，直接按照条形码检索到备份的子样本或者原始样本即可进行复检操作。

分注过程中使用的吸头是一次性的，避免了污染的发生；分注过程实行全过程的压力检测，对于由样本本身原因或离心问题造成的凝丝等现象可全程预警，能够及时发现堵针故障，并向操作人员发出警报；分注的样本量是根据样本参与的所有分析项目的样本量累加所得，避免了样本的浪费；配合条形码，将原始样本的条形码原原本本地复制，准确无误。

生化/免疫一体的自动化流水线系统还可以实现生化、免疫样本的合管，这对于减轻患者经济负担、减少实验室成本都有极大的帮助。

（5）样本的分类储存：样本在分析结束后，就面临回收和储存的问题。有序的回收和储存方便查找和进行复检，同时能够减轻医护人员的工作量。自动化样本处理系统应该具备样本的分类归档和储存功能，能够根据样本条形码进行检索，并具有冷藏的条件和足够的储存空间，如在线储存冰箱。

但是，在线储存冰箱的弊端是成本高、占地面积大、对地面承重要求高。这也成为在线储存冰箱未能在国内市场普及的原因。针对上述弊端，日立自动化流水线还提供了在线暂存模块。该在线暂存模块具有在线储存冰箱的基本功能。每个模块能够储存当天的1000个样本，最多连接3个模块，即每天可以储存3000个样本。这些样本可以当天随时进行复检，由机械手臂和轨道将相应样本取出并进行复检操作。当天工作结束后，应用后处理软件将样本进行储存。

（6）急诊样本处理通道：样本自动化系统具有独立的急诊样本处理通道或急诊样本专用的急诊样本架加载方式。当急诊样本上机时，能够主动越过等待缓冲区，优先离心，开盖和分注，优先进入分析仪器，确保急诊样本的时效性。

2. 在线分析轨道与传送　样本自动化流水线系统有别于普通的分析仪器。除了自身的安装运行，它还需要用轨道将所有在线的分析仪器进行连接。因此，整个流水线系统应该具有灵活多变的轨道选择，系统的设计需要考虑场地条件，使用灵活多变的轨道以适应不同场地的要求。

（1）仪器与轨道的连接方式：现在市场上流行的样本自动化流水线连接方式大致可以分为环形结构和轨道式结构。

1）环形结构主要的特点是所有的轨道串联成环状，分析仪器分列于环形轨道的外侧，呈串联结构。样本单管在轨道上传送，传送方式为皮带或磁悬浮传送。样本识别使用RFID技术。这种连接方式的优点是单管传送，简单灵活，直接送至分析仪器加样口，不需要额外的仪器接口。弊端是轨道连接方式单一，对场地要求高，不能订制；轨道有运送样本数量的极限，一旦样本数量过多，将造成主轨道堵塞，影响TAT。

2）轨道式结构的特点是使用单独轨道配合转向模块进行拼接。通过转向模块可以随时改变轨道方向，对场地的依赖性大大降低，可以根据场地订制。分析仪器的连接采用并联方式。即分析仪器位于主轨道两侧的分支上，并设置缓冲区。当样本数量很大时，可以在分注轨道的缓冲区内进行等待，绝对不会堵塞主轨道，从而有效保证TAT。

（2）在线连接设备的要求：在线连接设备与轨道的连接需要有相适应的连接件，应满足仪器安装要求，连接件需要满足仪器的工作量，设置相应的缓冲区域，以防样本堵塞；连接件的设计还需要充分考虑对应分析仪器的进样方式，如在线吸样或放置架子转移样本到仪器中，如果样本需要转移到仪器中，需要有对应的区域存放等待检测的样本，防止样本处理完成后没有相应数量的缓冲区域,导致样本堆积。

另外,分析仪器的软件要实现与流水线控制软件相互通信,流水线控制软件要能够及时了解仪器状态,以便及时智能判断处理各种状况。

(3)第三方设备连接:需要订制相应的连接件,同样需要满足仪器的进样方式、仪器安装需求、与流水线控制软件的通信及缓冲区的设计。

(4)在线测试项目TAT要求:各医院科室都有TAT要求,流水线系统可缩短TAT,达到TAT的要求。从轨道和样本运输角度需考虑以下因素:各个功能模块的运输速度与轨道的运输速度是否相匹配(即是否存在限速步骤),样本识别速度,是否设置缓冲区域,急诊样本是否可以优先处理、快速运输,生化免疫仪器的配置顺序和吸取样本方式等。

第五节　自动化系统的建设

对于临床实验室来说,实验室自动化系统就是仪器自动完成检测、节省人工操作的过程。近些年来,临床实验室自动化拓展了检验过程,整合了更多模块和功能,可以完成分析前、分析中和分析后的检测过程。ISO 15189是一个现行的、通用的、能够有效帮助实验室提升自动化系统质量管理的国际标准和工具,下文以技术要素为基础,介绍实验室自动化系统的质量管理。

一、人员

与传统模式相比,实验室自动化系统在人员管理方面的优势主要体现在可减少人员数量、提高工作效率、减少人工干预、降低差错率等方面,对实验室整个流程的改善起积极作用。

(一)人员资质

自动化检测系统较以往的传统检测系统对临床实验室工作人员提出了更高的综合素质要求。工作人员应为具有全面检验技术操作能力、基本的仪器维修和维护能力并有一定的管理和计算机才能的新型技术人员。实验室管理层应将每个岗位的人员资质要求文件化。该资质应反映适当的教育、培训、经历和所需技能,并且与所承担的工作相适应。对检验做专业判断的人员应具备适当的理论和实践背景及经验。

(二)岗位职能

自动化系统岗位职能包括常规样本检测、质量控制管理、检测结果审核、仪器日常保养及系统报警处理等。

(三)匹配人数

实验室应根据自动化系统上线样本数量、连接仪器数量和学科内容合理匹配检验人员。

（四）人员培训

自动化系统构建完成后，需要培训相关人员如下内容：①自动化系统各模块功能及样本和信息流动过程；②自动化系统的使用；③各分析仪器单机使用方式；④处理自动化系统报警；⑤软件系统的应用；⑥自动审核的设置；⑦系统日常保养；⑧对在培人员应始终进行监督指导，应定期评估培训效果。

（五）能力评估

实验室应根据其所建立的标准，评估每一位员工在适当的培训后，执行所指派的管理或技术工作的能力，并定期进行再评估，必要时应进行再培训。

二、自动化系统的设施和环境条件

自动化系统的设施包括准备样本分析、样本传送、样本分析后进入其他仪器进行样本传递的单元，例如，自动化的离心机，自动化样本抓取、自动化样本储存和样本再抓取装置，样本开盖和加盖等单元，以及压缩机等辅助设施。

（1）所有的单元均应实施安全风险评估：如果设置了不同的控制区域，应制订针对性的防护措施并作相应的警示。所有的机械臂应该有不同的警示标签，开盖装置和样本自动丢弃模块应该有生物安全警示标识。

（2）保存临床样本设施：主要是储存冰箱应设置目标温度和允许范围，并记录。实验室应有温度失控时的处理措施及记录表。

（3）患者样本采集设施：应将接待、等候和采集区分隔开。同时，实验室的样本采集设施也应满足国家法律法规或者医院伦理委员会对患者隐私保护的要求。

（4）环境要求：应遵循自动化使用说明对环境温湿度的要求，制订温湿度控制要求并记录。通常放置自动化系统的地面应无振动。自动化系统不可安装于可能受到阳光直射或空气流动剧烈的位置。

（5）温度与湿度要求：通常自动化系统要求运行的温度为16～32℃，相对湿度20%～80%，非冷凝。

（6）空气质量要求：清洁无尘的环境，声音声压级＜70dB。

三、实验室设备、试剂和耗材

实验室设备包括自动化轨道系统和连接在自动化轨道上的所有仪器的硬件和软件，包括测量系统和实验室信息系统。试剂包括参考物质、校准物和质控物；耗材包括培养基、移液器吸头、载玻片等。

（一）设备使用说明

设备应始终由经过培训的授权人员操作。设备使用、安全和维护的最新说明包括由设备制造商提供的相关手册和使用指南，应便于获取。实验室应有设备安全操作、运输、储存和使用的程序，以防止设备污染或损坏。

（二）设备校准和计量学溯源

实验室应制定文件化程序，对直接或间接影响检验结果的设备进行校准，内容包括：①使用条件和制造商的使用说明；②记录校准标准的计量学溯源性和设备的可溯源性校准；③定期验证要求的测量准确度和测量系统功能；④记录校准状态和再校准日期；⑤当校准给出一组修正因子时，应确保之前的校准因子得到正确更新；⑥安全防护，以防止因调整和篡改而使检验结果失效。

（三）生化分析仪的硬件校准举例

根据《全自动生化分析仪》（YY/T 0654—2017）和制造商手册进行生化分析仪的硬件校准。生化分析仪硬件校准应包括以下内容。

（1）正常工作环境条件，仪器开机自检通过。

（2）杂散光：于340nm处测定50g/L亚硝酸钠溶液的吸光度不小于2.3。

（3）吸光度线性范围：重铬酸钾在340nm处，橙黄G在450～520nm内任一波长处，将色素分成11个浓度梯度，用低浓度的4个点进行曲线拟合，计算高浓度7个点的相对偏倚在±5%内。

（4）吸光度的准确性：于340nm处测量标准物质（吸光度分别约为0.5和1.0），允许误差分别在0.5±0.025、1.0±0.07。

（5）吸光度的稳定性：于340nm处测吸光度0.5的橙黄G，于600～700nm内任一波长处测吸光度0.5的硫酸铜溶液，吸光度的变化不应大于0.01。

（6）吸光度的重复性：于340nm处测吸光度1.0的橙黄G 20次，变异系数（coefficient of variation，CV）不应大于1.5%。

（7）温度准确性与波动性：用温度精度不低于0.1℃的温度探头检测，温度应在设定值的±0.3℃范围内，波动不大于±0.2℃。

（8）样本携带污染率：用3高3低的方式验证样本携带污染率，检测5组，任意一组都不应大于0.1%。

（9）加样准确度与重复性：样本针和试剂针加样准确性要求对仪器标称的样本和试剂最小、最大加样量，以及样本在5μl附近的一个加样量进行检测，加样准确度误差≤5%，CV≤2%。

（10）临床项目的批内精密度，规定的项目在指定的浓度范围内CV符合行业标准要求：①谷丙转氨酶（30～50U/L），CV≤6.0%；②尿素（7.0～11.0mmol/L），CV≤3.0%；③总蛋白（50.0～70.0g/L），CV≤2.0%。

（四）免疫分析仪的硬件校准举例

免疫分析仪硬件校准应包括以下内容。

（1）仪器工作环境及仪器状态检测。

（2）确定外部工作环境检测符合标准。

（3）确定仪器各组件运行状态正常。

（4）校准内容。

1）反应区温度控制的准确性和波动度：将精度不低于0.1℃的温度检测仪的探头或分析仪生产企业提供的相同精度且经过标定的专用测温工装，放置于生产企业指定的位置，在温度显示稳定后，每隔30s测定一次温度值，测定时间为10min，计算所有温度值的平均值、最大值与最小值之差。平均值与设定温度值之差为温度准确度，应在设定值的±0.5℃；最大值与最小值之差为温度波动，应不超过1.0℃。

2）分析仪稳定性：待分析仪开机处于稳定状态后，用生产企业指定的临床测试项目的校准品、试剂，上机测试相应正常值质控品或患者新鲜样本，重复测量3次，计算测量结果的平均值，经过4h、8h后分别再上机重复测量3次，计算测定结果的平均值，以第1次的测量结果作为基准值计算相对偏倚，应不超过±10%。

3）批内测量重复性检测：用生产企业指定的临床测试项目的校准品、试剂上机测试相应正常值的质控品或患者新鲜样本，重复测量20次，CV应小于等于8%。

4）线性相关性：用生产企业指定的临床测试项目的试剂，并准备浓度不小于2个数量级的线性上限样本和线性下限样本，用线性下限样本将线性上限样本按比例稀释成至少5个不同浓度的样本，混合均匀后各个浓度的样本分别重复测量3次，记录各样本的测量结果，并计算各样本3次测量值的平均值。以稀释浓度为自变量，以测量结果均值为因变量求出线性回归方程，相关系数（r）应大于等于0.99。

5）携带污染率：生产企业应指定临床测试项目。准备该项目的高浓度样本，使用生产企业指定的临床测试项目的试剂，以高浓度样本和零浓度样本作为样本，以高浓度样本、高浓度样本、高浓度样本、零浓度样本、零浓度样本、零浓度样本的顺序为1组，在分析仪上进行测定，共进行5组测定，每一组中第4个样本的测量值为A_4，第6个样本的测量值为A_6，按照公式$K=(A_4-A_6)/(A_原-A_6)$（其中$A_原$为高浓度样本值），计算携带污染率K，5组K值中最大值应小于等于10^{-5}。

（五）设备维护与维修

实验室应制定文件化的预防性维护程序，该程序至少应遵循制造商说明书的要求。设备应维护至处于安全的工作条件和工作顺序状态，应包括电气安全检查、紧急停机装置（如有）的维护，以及确认由授权人员安全操作和处理化学品、放射性物质和生物材料。至少应使用制造商的计划和（或）说明书。

如自动化系统存在多个单元，当某个单元出现故障时，整个自动化流水线将受到影响。因此，要有应急预案保证当流水线出现故障时各单机可独立运行。当发现设备故障时，应停止使用并清晰标识。如全自动化系统中包含样本储存冰箱，实验室还应制定温度监控程序并定期进行温度记录。

实验室应确保故障设备已经修复并验证，满足规定的可接受标准后方可使用。实验室应检查设备故障对之前检验的影响，并采取应急措施或纠正措施。

（六）试剂与耗材

试剂不仅是实验用项目试剂，也包括参考物质、校准物和质控物，都需要按照使用说明进行正确储存使用。耗材包括培养基、移液器吸头、载玻片等，需要确保清洁且无携带污染。对于含有样本前处理部分和（或）后处理部分的全自动系统，耗材还包括前处理部分，如需进行分杯时所使用的样本杯和后处理封存样本管所需的塑胶盖、铝箔等耗材。实验室应制定文件化程序，用于试剂和耗材的接收、储存、验收试验和库存管理。

四、检验前过程

（一）样本的采集

实验室应制定正确采集和处理原始样本的文件化程序。文件化程序应可供负责原始样本采集者使用，不论其是否为实验室的员工。文件化程序宜通过信息系统为样本采集和文件化程序提供指导。

（1）自动化患者样本采集设施的设置、样本采集前活动的指导：参见本章第四节中样本采集自动化系统相关内容。

（2）自动化的试管准备工作：宜使用采血信息管理系统，用于接收 HIS 或者 LIS 的患者采血登记信息，按照指定的规则发送给条形码自动化设备，交由自动化设备完成采血试管准备工作。

1）可根据患者的项目数据选择相应的试管，试管应符合材质、容量、直径和长度的要求。

2）可打印制定要求的标签，并粘贴在所用试管上。

3）标签宜采用条形码系统，对原始样本的属性（样本属性、患者属性）有明确表达，同时记录标签制备的时间。

4）将单一患者的试管收集在一起，实现不同患者试管之间的物理区分。

5）将收集在一起的患者试管传送到指定的位置。

6）回收已采集的患者试管。

（3）样本采集活动的指导：参见第四节中样本采集自动化系统相关内容。

（二）样本的运输

样本运输指从样本采集后到送至检验科的全过程。实验室应制定文件化程序监控样本运输过程，文件化程序宜通过信息系统为样本运输和文件化程序提供指导，结合自动化系统和信息系统对样本运输过程进行监测，确保符合以下要求。

（1）运送时间适合于申请检验的性质和实验室专业特点。

（2）保证收集、处理样本所需的特定温度范围，使用指定的保存剂，以保证样本的完整性。

（3）确保样本完整性，确保运送者、公众及接收实验室的安全，并符合规定要求。

实验室可采用自动化手段协助如运输管道、机器人、升降机或带式传送机系统，采用条形码识别技术，配合信息管理系统完成样本试管的运输、接收和分拣过程，并辅助医务人员完成样本验收确认。

实验室应具备提示存在可能改变检验结果的样本干扰情况（如溶血、黄疸、脂血）的功能。与线下离心可通过人工筛查发现性状异常的样本不同，对于线上离心的样本，全自动检测系统需具备血清指数测定等功能，以评价样本性状。

宜采用专为检验样本设计的样本运输系统，确保符合以下要求：

（1）最小批次运输量可满足实验样本及时运输的需求，如可单管运输。

（2）根据需求和效率考虑，系统可设计为单个或多个区域。

（3）一个区域为一个独立的传送系统，有独立的动力设备。

（4）根据物资对传送的要求设定不同的传送速度。

（5）传送系统具有可扩展性。

（6）可根据临床需求的缓急来递送，无须等待。

（7）运行平稳，不会破坏血液质量。

宜采用分拣信息管理系统，用于接收 HIS 或者 LIS 的患者项目信息，这是分类试管信息的数据源；分拣完成后实现样本的确认，并将信息返回给 HIS 或者 LIS。

五、检验程序的选择、验证和确认过程

ISO 15189：2012《医学实验室质量和能力认可准则》《三级医院评审标准（2020年版）》《医疗机构临床实验室管理办法》均对临床实验室提出明确要求，新购置的检测系统在正式用于检测样本前应对检测系统的分析性能进行评价，确认检测系统的分析性能符合要求，以保证检测结果的可靠性。

检测系统的分析性能试验包括精密度评价方法、正确度评价方法、临床可报告范围评价试验、分析测量范围试验、分析干扰试验等，不同的试验所需的检测样本数、重复检测次数及检测天数各不相同；此外，为保证检测结果的准确性，同一项目在不同检测系统检测的实验室均需定期进行比对实验。以往，检测系统系列性能评价及比对试验通常需要由操作人员在每台分析仪器上进行检测，该种模式给工作人员增加了极大的工作强度，工作效率低、劳动强度大、容易出错。现在通过软件和流程优化控制，可以实现实验室自动流水线检测系统的在线分析性能评价。

当需要对流水线检测系统中的某台流水线分析仪器进行分析性能评价时，在线性能评价程序控制单元向流水线数据管理系统发出相关控制指令，流水线数据管理系统将需要在线性能评价的实验样本从预定位置取出，将其运送到某台流水线分析仪器上，由该流水线分析仪器抽取在线性能评价实验样本并检测相关的实验数据，这些实验数据通过流水线数据管理系统传送到在线性能评价程序控制单元，由在线性能评价程序控制单元对相关的实验数据进行分析和评价。

六、检验结果质量的保证

实验室应在规定条件下进行检验以保证检验质量，应实施适当的检验前和检验后过

程。实验室不应编造结果。

（一）室内质量控制

实验室应设计质量控制程序以验证达到预期的结果质量。传统的室内质量控制程序为人工模式，实验室工作人员手动完成质控品的上样、检测和质控结果判断，其操作无法标准化、自动化，而全自动检测系统则使质控操作的全自动化成为现实。

与传统的模式不同，全自动检测系统多配备有连接LIS和仪器的数据管理中间件系统，该系统集合了LIS和实验室自动化流水线的部分功能，通过其中的质控管理模块可以实现质量控制管理流程自动化和标准化，充分提高智能实验室的工作效率。通过在数据管理中间件上设置质量控制操作的相关参数，使质控品可以每天定时从冰箱（在线储存模块）中被调出来，然后到流水线上进行室内质控操作，并按照预设的规则自动评估质控结果通过与否，自动暂停失控项目的检测。

下文以数据管理中间件软件Remisol Advance为例，介绍其在实验室内质量控制方面的应用：Remisol Advance可以对实验室的质控进行基本设置，对时间、质控品、批次、范围等多个参数进行设置，设置完成后，Remisol Advance可以在设置的时间内开始自动检验，当结果超过设置靶值时，则会对此结果及时进行报警，并上报信息。同时，Remisol Advance也支持移动均值和加权移动均值的质控方式，通过计算最新的一组检验结果的平均值并将之与设定的靶值进行比较，来判断仪器实时质量状态，并满足ISO 15189质量管理体系对实验室宜尽量采用统计学和非统计学过程控制技术连续监测检验系统性能的要求，见图2-17。

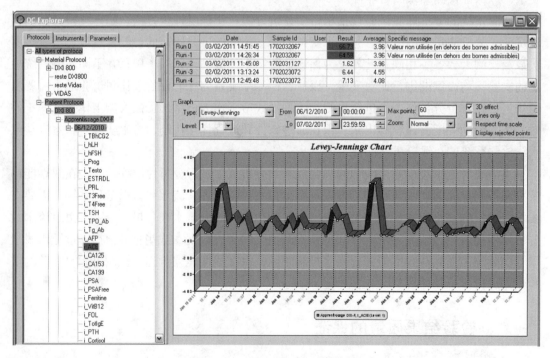

图2-17　Remisol Advance质控图

Remisol Advance的室内质控可以更好地让实验室做到实时了解检验结果的情况，及时发现危急值等意外情况，达到让检验报告更快、更安全、更可靠的目的，见图2-18。

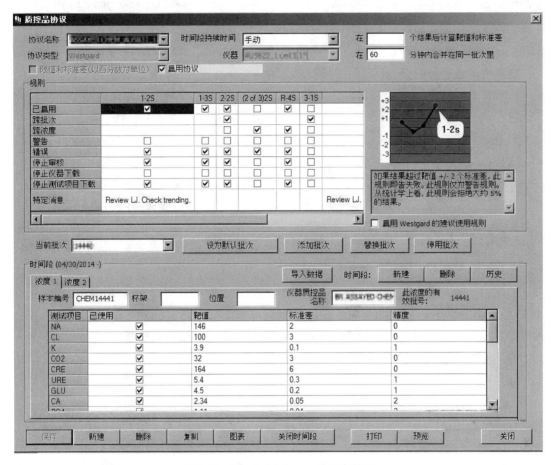

图2-18　Remisol Advance质控参数图

（二）检验结果的可比性

ISO15189质量管理体系要求实验室应对检测系统规定比较程序及所用设备和方法，并建立临床适宜区间内患者样本结果可比性的方法。对于全自动检测系统，要格外关注流水线上同种仪器间测定结果的一致性问题，对于同类型的仪器，主张使用同一室内质控品，每台仪器均应建立室内质控，且需定期对各仪器间检测结果进行比对，确保各仪器检测结果的一致性。

七、检验后过程

（一）结果复核

自动化系统实验室管理中间件软件多具有自动审核功能，实验室应制定复核标准、批准权限并文件化。自动审核是在遵循实验室操作规程的前提下，按照临床实验室设置并已经过验证的规则、标准和逻辑，由计算机系统自动对检测结果进行审核并发布检验结果成为医疗记录的行为。在此过程中，与实验室预设的可接受标准相符的结果可自动输入到规定格式的患者报告中，无须任何外加干预。因此，其核心技术就是自动审核规则的建立和验证。而自动审核规则可以通过LIS或者中间件软件来实现。自动审核的意义不仅在于提高工作效率、缩短TAT、减少差错率、均衡员工技术差异、降低审核工作压力、保证检测结果的准确性，更重要的是对分析全过程进行质量控制，使结果审核实现自动化、标准化和智能化。

自动审核规则的建立可根据人工审核的经验，并参考行业标准《临床实验室定量检验结果的自动审核》（WS/T 616—2018）设置各项目的规则，数据来源包括：

1. 患者信息　患者的描述性信息可以作为程序运行中的一个判断参数，包括年龄、性别、送检部门、临床诊断、用药情况、唯一的患者识别码等。

2. 样本信息　包括样本类型、采集时间、采集部位、接收时间、样本性状（如溶血、脂血、黄疸、有无凝块等）、其他（如申请时填写的备注信息，如透析前、透析后等）。

3. 检测系统状态相关的信息　包括校准状态、室内质控情况、仪器报警信息、试剂相关信息（如试剂效期、开瓶稳定期）、方法分析性能相关信息及其他（如分析测量范围、样本稀释倍数、干扰等）。

4. 其他　程序还可以使用以下检验后数据。例如，结果警报提示符号（如提示生化反应底物耗尽的警报符号），同一患者相同检测项目的前一次测定结果（用于做差值检查），该样本其他检测项目的结果（用于不同项目间的相关性或逻辑关系分析，如低密度脂蛋白胆固醇与高密度脂蛋白胆固醇之和不应大于总胆固醇），或该患者同次其他样本的检测结果（如尿白蛋白定量明显异常者其同次尿总蛋白不应正常），同一检测仪器上不同患者的结果（如用于计算某些项目的移动均值）。

程序将通过预设的审核规则对检验结果与患者信息（年龄、性别、送检部门、诊断等）、样本信息、检测系统状态、数值比较、差值检查、逻辑关系与关联性分析及实际报告项目与医嘱申请项目的一致性分析等进行判断，判断是否可以签发报告。当自动审核程序判断结果不符合预设规则时，程序对该样本进行标记，报告将被保留，由人工进行必要的信息核对、样本性状核对、重测、稀释等处理后签发，必要时联系临床医护人员（如危急报告、不合格样本报告等）。自动审核程序应能记录未通过审核的原因，或进一步提示人工进行重测、稀释等操作。

在自动审核规则启用之前，必须对设置的规则进行大量数据的模拟验证，即通过人工审核验证自动审核规则的可行性。要求自动审核与人工审核的符合率是100%。实验室应定期对自动审核程序进行评审，以保证其功能持续符合要求。若在应用自动审核过程中出现检验报告与临床不符合的情况（可来源于临床投诉、咨询）增加时，应启动评审。若评审过程中识别到自动审核程序或参数、规则的局限性，应适时修改并重新确认或验证。

（二）样本入库处理

实验室应制定文件化程序，对临床样本进行识别、收集、保留、检索、访问、储存、维护和安全处置。以往，检测后的临床样本是由检验人员人工重新封盖，储存于分类存放区，再经人工冷藏。配备智能自动冷藏系统的自动化检测系统可直接将测试后样本保存于冷藏箱。

在自动化检测系统中，后处理单元可以使完成测试的样本进入储存区，机械臂依次自动将轨道上的样本转入储存架。计算机控制样本在储存区的位置，对每个样本进行定位，自动监控样本生命周期，并可打印定位清单，从储存器中召回的样本无须手动干预，可自动回到自动化流水线上进行重新测试。如果需要手工处理，样本可以被直接召回到样本出样单元。如果储存架已经满载，可移出冰箱并用空的储存架替换，之后操作仍可连续。实验室应每天监控后处理储存冰箱的温度，并进行相应的记录，以保证符合样本储存温度。

（三）样本保留时间

（1）实验室应规定临床样本保留的时限。应根据样本的性状、检验和任何适用的要求确定保留时间。出于法律责任考虑，某些类型的程序（如组织学检验、基因检验、儿科检验）可能要求对某些样本保留更长的时间。

（2）在样本保留期满时，需填写相应的记录，经负责人审批，再进行处置。处理后该样本的记录信息应变更为"已销毁"，如受检方需领回样本，应做好登记、核对，并签字确认。

（四）样本销毁处理

检验后样本的安全处置应符合地方性法规或有关废物管理的建议。实验室应根据相应的法规条例建立实验室相应的样本处理程序。自动化检测系统可配备自动废弃单元，并与后处理储存冰箱结合，在超过预设保存时间后，自动废弃单元将样本管从冰箱中逐个取出，置于系统内部的废品收纳箱。传统模式中，分析前及分析后对样本的处理过程特别是去盖环节存在气溶胶污染等隐患，检测前流水线自动去盖装置的应用，去盖后整个检测过程和检测后机械臂抓起样本管放入样本储存冰箱的作业模式，使得工作人员无须触摸样本，从而改善了生化、免疫检验工作的生物安全状况，实现了检验分析全过程生物安全的有效控制，降低了职业暴露的风险。

八、结果报告

每一项检验结果均应准确、清晰、明确并依据检验程序的特定说明报告。实验室应规定报告的格式和介质（即电子或纸质）及其从实验室发出的方式。实验室应制定程序以保证检验结果正确转录。报告应包括解释检验结果所必需的信息。当检验延误可能影响患者诊疗时，实验室应有通知检验申请者的处理方法。

应定期核查医生、护士工作站等检验结果查询系统中的数据与原始数据是否一致，保证检验结果和原始数据一直处于一致状态，防止出现双方有数据差异的现象。新仪器接入LIS时要进行一定数量的仪器原始数据与LIS数据的比对。

九、结果发布

实验室应制定发布检验结果的文件化程序，包括结果发布者及接收者的详细规定。当原始报告被修改后，应留有修改的操作记录，修改记录可显示修改时间和日期、修改条目及修改人的姓名等信息。已用于临床决策且被修改的结果应保留在后续的累积报告中，并清晰标记为已修改。下文以中间件软件Remisol Advance为例，介绍自动化系统在结果发布中的应用。

（1）在报告发出前，程序会根据系统规则引擎来判断危急值，若出现危急值，会对相应的人员进行危急值告警、通知，并记录相关信息，见图2-19。

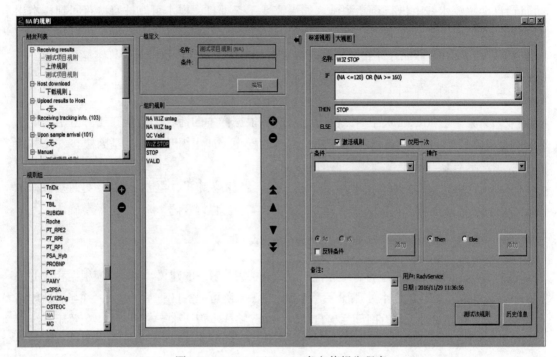

图2-19　Remisol Advance危急值报告程序

（2）当程序能在报告发出前发现不合理或者不可能的数据时，相应医务人员可以对患者数据进行修改等操作，Remisol Advance会根据规则引擎中的信息进行历史信息比对、交叉比对等，防止明显的数据异常和人工误操作，并保存原数据，方便在后期报告审核时进行数据对比。

十、实验室信息管理

实验室应能访问满足用户需要和要求的服务所需的数据和信息。实验室应有文件化程序，以确保始终能保持患者信息的保密性。自动化检测设备具有实验室信息系统，可以与LIS对接，发挥其自动化优势，提升业务处理效率，降低差错率。

（一）职责和权限

实验室应确保规定信息系统管理的职责和权限，包括可能对患者医疗产生影响的信息系统的维护和修改。实验室应规定所有使用系统人员的职责和权限，特别是从事以下活动的人员：①访问患者的数据和信息；②输入患者数据和检验结果；③修改患者数据或检验结果；④授权发布检验结果和报告。

（二）信息系统管理

用于收集、处理、记录、报告、存储或检索检验数据和信息的系统应满足以下条件。

（1）在引入前，经过供应商确认及实验室的运行验证；在使用前，系统的任何变化均获得授权、文件化并经验证；使用时，确认和验证包括实验室信息系统和其他系统，如实验室设备、医院患者管理系统及基层医疗系统之间的接口正常运行。

（2）文件化，包括系统每天运行情况的文档可被授权用户方便获取。

（3）防止非授权者访问。

（4）安全保护以防止篡改或丢失数据。

（5）在符合供应商规定的环境下操作，或对于非计算机系统，提供保护人工记录和转录准确性的条件。

（6）进行维护以保证数据和信息完整，并包括系统失效的记录及适当的应急和纠正措施。

（7）符合国家或国际有关数据保护的要求。

实验室应验证外部信息系统从实验室直接接收的电子及相关硬拷贝（如计算机系统、传真机、电子邮件、网站和个人网络设备）的检验结果、相关信息和注释的正确性。当开展新的检验项目或应用新的自动化注释时，实验室应验证从实验室直接接收信息的外部信息系统再现这些变化的正确性。

实验室应有文件化的应急计划，以便在发生影响实验室提供服务能力的信息系统失效或停机时维持服务。

下面以中间件软件Remisol Advance为例，介绍自动化系统在信息管理中的应用。

（1）Remisol Advance具有完善的保护机制，可以始终保护所有计算机和信息系统的数据完整性，并妥善保护计算机内的各种相关文件（收集、处理、记录、报告、存储或恢复等）。

（2）Remisol Advance的登录和使用均设有用户权限，可以有效地防止意外或非法人员获取、修改及破坏，见图2-20。

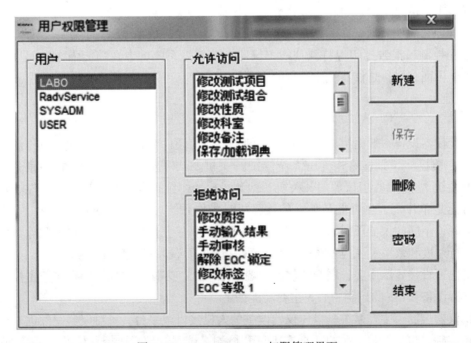

图2-20　Remisol Advance权限管理界面

实验室自动化的目的是通过改善质量和安全性，增加测试数量和简化流程来提高效率，减少劳动力成本，并能够准确及时地测定和报告，实现全面网络化管理，为科研工作和患者提供更好的服务。此外，自动化系统的全流程自动化操作使工作人员减少接触样本，降低了生物感染的风险。同时，实验室自动化的多种功能设置都将为临床实验室标准化和质量认可等建设打下良好的基础。自动化实验室的建设将减少临床样本准备和处理产生的误差，提高效率和质量，对标准化和质量认可也将起到促进作用。而另一方面，ISO 15189或美国CAP认证等也对自动化系统提出了新的具体要求，促进了自动化系统的不断完善与技术更新。因此，自动化与临床实验室认可两者相辅相成，成为构筑智慧化实验室的基础。

第六节　自动化系统的质量管理

仪器设备的自动化、数字化和智能化程度直接影响实验室信息化水平，是临床实验室运行的核心。仪器设备带有主控信息系统，又称主控软件，用来控制仪器的运行、操作和维护，管理和分析检测的各类数据。主控信息系统按硬件可分为单片机和计算机，按应用可分为单机和流水线。主控信息系统由原仪器设备的厂商研发，在控制仪器运转方面，不同厂商有不同的方法，但主要功能是样本检测、试剂管理、质控设置、定标校准、系统管理等。

一、仪器主控信息系统

仪器主控信息系统，也称为操作管理系统或仪器信息管理系统，可完成仪器控制、检测数据管理和对外数据交换等基本功能。根据仪器用途，该系统还带有图形处理、专家系统、远程控制、报告打印等特殊功能。仪器主控信息系统的专业功能强大，而且操作简单、用户界面友好，是仪器性能优良的重要标志。

（一）功能概述

检验仪器设备一般由进样、检测、试剂、电源等硬件和软件系统组成，操作流程一般是开机—质控—常规样本检测—系统维护—关机。软件系统，即仪器主控信息系统（简称主控系统），负责管理仪器的开关机、检测、校准、维护等所有的功能。软件的硬件环境，可能是单片机，也可能是独立的计算机，操作系统可用Windows或Unix。采用专用的数据库，不同的仪器可保留一定期限的数据量，部分生化分析仪建议每天删除数据，以提高运行速度和效率。主控系统的语言界面，国外的仪器设备显示以英文为主，部分仪器进行汉化可直接显示中文，国产的仪器一般显示中文，方便用户理解和操作。主控系统是连接仪器设备和LIS的控制中心，主要功能如下。

1. 仪器控制　主控系统是操作仪器设备的人机接口或平台，可对仪器硬件进行全面的管理和控制，包括开机、关机、样本申请和检测、试剂管理、质控和校准、报警处理等。

对于仪器的各种状态或故障报警，实时将信号传递给主控系统，进行汇总处理。主控界面显示系统的核心功能，包括每日维护、数据清除、试剂状态、定标质控、样本跟踪、各模块状态及报警、各个功能的主菜单入口。用户通过主控界面，可以掌控整个仪器的运行状态，方便进行各类操作。

2. 样本检测　对样本试验申请、检测过程和原始数据、检验结果进行管理。主控系统可通过LIS接口接收申请、回传检验结果，具备双向通信功能。

3. 试剂管理　对各类型试剂、清洗液、样本杯等消耗品进行管理，包括位置、数量、批号及效期等。

4. 质控管理　对质控样本申请、检测及结果进行管理，判断质控状态，并将质控数据传输给LIS。

5. 定标和校准管理　对仪器的定标和校准进行管理，保证仪器结果的正确性和可靠性。

6. 应用设置　对仪器的各类维护操作进行管理，包括清洗、日维护、周维护和月维护等。

7. 系统管理　针对用户需要，设置仪器的试验项目、通信参数、数据备份、显示格式、用户管理等。

（二）样本检测

一个完整的检验流程包括样本采集、运送、接收、检测、结果输出、审核和发报告。其中仪器检测是重要环节，而不同的检验目的、不同的科室和不同的项目所使用的仪器又是不一样的，但在检验项目的检测上，每台仪器均有一定的通用性。

1. 试验申请　内容包括检测优先级、患者资料、检测项目等。检测优先级分为平诊和急诊两种模式，急诊样本优先于平诊样本的检测，仪器可有固定的急诊位置。患者资料输入中最关键的必须输入资料有样本号、仪器位置（架号）、样本类型、稀释或加量等，患者姓名、性别、出生日期等资料可忽略。样本号应与LIS中的编号一致，或者按一定的规则自动转换后与LIS中的编号保持一致。检验项目按医嘱要求输入，可以是单个项目的选择，也可设置成多个套餐成组进行选择。为方便相同医嘱的样本申请，可成批输入试验申请，如按当前样本号资料重复多次，后续样本号自动递增，但试验项目一样。可修改已完成试验申请的样本，包括增加或删除试验项目、删除整个样本等操作。

如果仪器支持双向通信，试验申请可由LIS自动完成。LIS从接收到样本检测申请，可直接向指定仪器发送试验请求指令，或者在仪器读到样本条形码时发送试验请求指令。LIS可向仪器提供更详细的患者资料，如姓名、性别、年龄等，有利于仪器判断检测结果。双向通信可减少实验室工作人员输入错误、仪器位置放置错误的发生率，提高实验室工作效率和质量。

2. 样本检测　完成仪器设备要求的预处理后，样本被放入指定位置。主控系统启动仪器，仪器先进行自检，包括机械部分初始化、试剂耗材量及有效期检查等，自检通过后按预定程序和项目对样本进行检测。主控系统实时展示检测任务，包括待处理、样本等候、开始检测、检测中、检验完成、复查、错误等状态。在样本检测过程中，如有特殊情况，可暂停或停止检测，对这部分样本可重新检测。有些仪器显示检验完成所需的时间可精确到分钟。对检测过程的原始数据进行计算、分析或绘图显示。对最终结果数据进行管理，按样本号显示检测结果、单位、异常标志，以不同颜色显示结果的异常程度。需要时显示报警或异常信息，报警信息可包括样本问题、极度异常结果、方法学问题等。

3. 结果管理 对完成检测样本的结果及原始检测过程数据进行管理，可包括：查看检验结果及原始检测数据、反应曲线或图形；按样本号、姓名、架号等多种条件查找或过滤样本及结果，方便用户查询或过滤单个或批量结果；按时间、报警等多种方式将结果排序，方便用户查看并打印结果数据；需要时，提供患者资料的修改功能，包括修改样本号；删除功能，可单个或成批删除患者资料及检测结果，部分仪器要求每天删除历史数据，以提高运行效率；备份功能，可单个或成批备份检测数据，尤其是检测过程中的原始数据，如反应曲线、图形、报警信息等；数据传输功能，检测结果完成后便自动向LIS发送结果数据；数据重传功能，当LIS通信异常不能正常接收结果时，可将选中的样本号重新发送给LIS，以减少LIS手工结果录入。

（三）试剂管理

试剂是样本检测过程中非常重要的耗材，试剂管理包括试剂名称和位置、试剂量、试剂批号及有效期等。可手动或自动装载和卸载试剂。仪器可执行试剂灌注，通过感应器对试剂量进行检测，并将试剂量、预计可检测样本数等信息显示在主控系统上。在检测前，用户一般会先检查和准备试剂用量，以确保足够完成当天的样本检测。如果在工作期间仪器缺少试剂，会对工作效率和质量造成一定的影响。生化类仪器缺少试剂时，需等待未检测完的样本检测完成后，才能暂停仪器，添加新的试剂，并对部分样本进行复检，所以这类仪器中途加试剂会严重影响工作效率和质量。也有一些仪器，如血细胞分析仪，一种试剂全部用完后，仪器会报警提醒用户更换试剂，主控系统会记录更换时间、批号等，只会对当前样本检测结果有影响，停机时间短，对检测速度影响小。

（四）质控设置

每台仪器和每个项目都有其对应的质控品，在样本检测的同时都需对每份质控样本进行检测，以确保结果的准确性和精密度。质控样本的检测过程和患者样本一样。主控制面板中有质控界面，可保存每次的质控结果，包含质控结果数据和图形的分析判断。其中一般的质控样本包括高、中、低三个批号，有些项目只需做高、低两个批号。更换不同批次的质控样本时需做比对，以确保结果的可比性。质控管理主要执行质控样本检测、查看实时质控图、质控样本位置分配、安装质控样本等，可查看单次质控结果，显示Westgard、Levey-Jennings等图形，可直观确认是否处于控制范围内。也可查看某段时间累积后的统计情况。可打印质控原始数据，并可传输给LIS。可删除质控数据，但一般不允许修改质控结果。

（五）定标校准

仪器需要定期进行定标校准。校准的原因有试剂厂商改变、试剂批号改变、质控失控、大量结果普遍偏高或偏低、标准曲线过有效期、维护保养或更换关键配件。校准类型有K因子法、标准化法、线性法。定标校准功能用于执行校准、校准品位置分配、安装校准品等。管理定标物名称、代码、批号、过期日期，定标物架子和位置，可跟踪定标的过程和原始数据。

（六）应用设置

应用设置主要执行仪器的维护和保养功能，包括开机保养、清洁探针、关机保存、检测空白限、特殊清洗设置等。仪器按检测项目和功能的不同，可以设置维护组合，如开机程序，可以组合仪器自检、空白检测、系统重置、排空气、试剂灌注等。仪器维护可包括日、周、月、半年和不定期维护，主控系统会按仪器维护内容执行维护和保养操作。可执行仪器的特殊操作和设置，如管道清洗、加样针清洗、压力调整、灯光校准、温度监控、仪器核心参数调整等。仪器的个性化参数也在应用设置中，以满足不同实验室的要求。

（七）系统管理

在系统管理功能中可设置以下核心参数。

1. 试验项目　设置试验项目名称、缩写、测定方法（终点法、双波长终点法、连续监测法等）、样本量、波长、反应时间、反应方向、反应温度、试剂量、试剂位、试剂空白、试剂加入时间、样本空白、单位等。设置定标类型，包括空白、跨距定标、两点定标、全定标、定标物浓度、架号及位置号等。按性别设置项目的参考范围、单位、重做条件等。根据商品试剂盒中的说明书和仪器的操作手册进行各项参数的设置，正确设定各项参数不仅能保证实验的顺利开展，更重要的是可保证测定结果的准确性和可靠性。

2. 通信设置　通信是仪器设备与外界程序如LIS或中间件进行数据交换的接口，一般包括通信协议、参数、格式、通信开关等设置。通信设备接口一般是串口、TCP/IP、USB。串口时需设置波特率、奇偶校验、停止位及握手协议。TCP/IP时需设置端口和服务器IP地址。高层的通信协议主要有ASTM、HL7，还有很多仪器厂商自定义的通信协议。有单向和双向两种通信方式：①单向通信，仪器只向外部程序发送检验数据，不接收外部程序发出的任何指令；②双向通信，仪器不仅能向外部程序发送检验数据，还能接收从外部程序发出的指令，从而完成样本试验项目的申请。

3. 报警管理　报警包括简称或代码、全称、报警等级、描述和处理办法，提示用户进行操作和处理的信息。报警管理可列出仪器的所有报警，包括时间、报警、模块等。报警时仪器可发出声音或显示弹窗，待用户确认报警，处理完后可以删除报警。

4. 用户管理　可分为操作员、系统管理员和工程师等不同类型和权限的用户。操作员一般只有样本检测、试管管理、质量控制及一般的系统设置权限。系统管理员除了一般操作员的权限外，还可设置试验项目、定标校准、通信参数、精密度测试等。工程师的账号可与系统管理员相同，也可增加一些仪器维护、维修等特殊功能。对不同用户进行权限管理，可防止一般的操作员修改或删除系统参数，以免影响仪器的正常运行。

5. 其他设置　常用的设置还有日期、时间及格式显示、设备标识和名称、样本架使用规则、报告打印格式、数据存储、打印机设备等。根据仪器自身的需求，还有一些特殊设置，如结果评价、质控设置、数据校验、审核规则、数据存储等。

二、流水线信息管理系统

实验室流水线系统将相同或不相同的分析仪器与实验室分析前和分析后的分析系统整合，通过实验室自动化流水线和信息网络进行连接，构成全自动的流水线作业环境，覆盖整个检验过程，形成大规模的全检验过程的自动化，实现临床实验室内某一个或几个检测系统（如临床化学、免疫学、血液学等检验的检测系统）的整合。

（一）定义及应用

流水线信息管理系统软件是一款控制整个流水线样本处理过程的软件。该软件根据患者样本的测试项目及在线状态等信息，自动控制样本在全自动流水线系统中各模块之间的运转，以完成样本在分析前、分析中和分析后的各项处理工作。通过与流水线硬件的紧密配合，流水线信息管理系统软件可实现各台在线仪器上测试工作量的动态智能分配，并同时实现离线仪器的动态智能分配。

流水线信息管理系统软件与自动化硬件系统配合使用，可监测患者样本从分析前处理准备期一直到样本进入储存冰箱或出口架的整个过程。使用可选的硬件设备来配置软件，并对整个在线仪器的患者样本的处理过程进行监控。通过规则的设置，测试样本试管可以按照所申请的测试项目确定需要做哪些前处理工作，并且确定要进入哪台仪器进行测试分析。测试完成后，测试样本试管也可以通过软件的规则设置，判断是否需要进入其他仪器进行重新运行、加做某些测试项目或者直接将测试样本带入冰箱或试管架。全自动化流水线系统是一款流程控制软件，除了可以自动管理整个测试样本运行流程，也可控制十几种测试项目，如对血清或尿液进行分类、离心、分杯等前处理分析。

（二）功能介绍

1. 功能概述 装有流水线信息管理系统的计算机包含一套为实验室自动化流水线定制的软件。它通过实验室信息系统接收样本编程信息（其中包含样本编号、患者信息、样本信息等）并进入流水线信息管理系统，经过软件前期设置并判断，将样本所需的流转信息传送到自动化轨道运转信息管理系统中，进而完成整个测试处理过程。整个过程均由软件自动控制完成，如无特殊情况发生，无须人工参与其中。

主要技术特点：通过串口或TCP/IP方式与LIS或中间件连接；从LIS或中间件获取样本编程信息；给生化分析仪器及免疫分析仪器提供动态接口，这种双向通信方式支持实时上传信息到分析仪器，如可测试的项目、试管是否进入仪器、试管测试完成等；支持非动态仪器的连接，如血液分析仪、凝血分析仪及其他非动态仪器；支持样本路径规划和样本处理工作量的动态平衡，包含当样本已进入储存模块后追加测试项目等情况。

2. 控制面板 流水线信息管理系统在每一个界面上都显示控制面板区域、主菜单区域、工作区域、功能键区域及状态栏区域。

（1）控制面板区域：是流水线信息管理系统中显示系统状态及警报等信息的区域，用户可根据自身的使用需求来设置各类警报的启用和级别。系统警报是指当出现系统需要重新启动的情况、试管架信息丢失、仪器连接模式状态改变及需要更换出样区试管架时，会在系统警报中出现相应的提示。样本警报是指从LIS或中间件下发现样本错误、样本分杯出现错误、急诊样本在出口架超时、错误通道出现警报时，会在样本警报中出现相应的提示。

在控制面板区域可以看到系统状态及状态按钮。通过系统状态可直观地从状态图形及颜色变化来判定目前系统所处的状态，包括开机状态、就绪状态、运行状态及关机状态。另外，控制面板上还包含控制按钮，分别用于控制加样暂停、系统警报、样本警报、通信警报、事件日志查询及用户登录窗口。根据用户设置的警报提示的严重程度，警报状态会呈现不同的颜色提示。当界面只包含信息类的提示时，按钮会显示灰色。当界面包含警示性的提示时，按钮会呈现黄色。当界面中产生非常严重的错误提示时，按钮会显示为红色。

（2）主菜单区域：包含了所有流水线信息管理系统的主要功能，如样本界面、连接界面、试管架界面、储存界面、数据管理界面、设置界面、退出界面。

（3）工作区域及功能键区域：工作区域用来显示流水线信息管理系统所有独立的信息及功能部分。通过工作区域底部的功能键来控制当前页面或特定页面的显示、功能信息的确认、数据查询、数据导入及导出、数据筛选及数据打印等功能。

（4）状态栏区域：流水线信息管理系统底部的状态栏显示了系统提示信息、用户信息，以及日期和时间。

3. 主要功能 流水线信息管理系统作为一款自动化流水线控制软件，主要用于监控样本在流水线上的流转情况及位置的追踪。通过样本追踪功能，用户可直观了解样本状态、样本所在位置、样本目的地及样本在仪器或轨道中产生的错误信息。由于采用全自动化的管理技术，实验室人员只需在自动化流水线信息管理系统中搜索相关样本，即可得到所需的样本信息，从而减轻了实验室检验人员的工作量。流水线信息管理系统主要功能模块如下。

（1）仪器设置：通过仪器设置界面可直观了解目前系统连接的仪器数量、仪器类型、试管进样数量控制及可用的试剂信息等。支持用户通过描述或自定义名称来区别不同仪器，提供"急诊样本首选"的仪器设置。

（2）测试项目设置：在测试项目设置界面，用户可单独或批量增加、修改或删除测试项目。每一个测试项目都会跟随一个相关的仪器类型，不同的仪器类型选择会自动影响测试项目的后续运作，如离心、去盖或者储存条件等。另外，对于每一个测试项目，系统可分别设置它的非动态连接模块、出样区子分区位置、测试优先级、测试所需量、分杯情况、储存超时的时间及储存量等测试信息，彻底代替人工对测试项目的判断，从而得到更有效、更精确的测试结果。

（3）分杯模块设置：为保证原始试管测试量，用户可通过设置原始试管的优先级别来控制分杯的顺序。可选择性地给分杯加以标签诠释，如原始试管编号、患者姓名、采样日期等。

（4）主机设置：用户可设置系统所使用的通信协议，通过TCP/IP及串口的通信类型并使用ASTM或CX7协议与LIS进行连接。同时设置样本追踪功能，将样本进入仪器或到达进样区等待重新排列等位置信息发送给LIS，以便实时追踪样本。

（5）样本管理功能：样本监测是全面管理测试样本在流水线信息系统中的信息及状态的主要界面，目前其主要功能有搜索样本、取回样本试管、获取样本信息、样本历史功能及分配试管架编号。

（6）连接管理功能：流水线信息管理系统可同时管理多台仪器的连接，仪器类型可包含生化、免疫、凝血等多种动态和非动态仪器。系统以图形界面显示仪器连接的状态，能够帮助用户更及时清晰地了解目前仪器连接的状态。通过与动态仪器的连接，可在仪器弹出界面显示实时更新的、目前仪器可用的测试项目，以及仪器的基本信息，如是否为急诊优先仪器、仪器状态及该仪器测试所需的无效量等信息。对于非动态仪器，也可在仪器弹出界面显示指定给该仪器的测试项目，同时也可以获得该仪器的相关基本信息。借助连接功能的界面，用户可以从一个界面得到该台仪器设备的所有相关信息及状态，并且可以从中了解目前仪器可接受的测试项目，使用户可以从多界面的操作中解放出来，用最少的时间得到最多的仪器信息。

（7）数据管理功能：流水线信息管理系统具有备份和还原系统数据库信息的功能，它允许用户将所有的日志信息及测试设置等信息保存到 USB 中，然后还原到系统中。定期进行数据库的备份，有助于系统的正常运行。

第七节　实验室自动化系统展望

2001 年杭州安装了我国第一条日立自动化生化流水线，2003 年我国第一条带有轨道的实验室自动化流水线 Power Processor 落户温州，中国临床实验室已经正式跨入自动化时代。近 20 年来，全国各类实验室为了满足日益增长的检验需求，提升人力、资源的使用效率，提升检验结果的质量和服务能力，纷纷选择各类实验室自动化解决方案。

越来越多的专家及业内人士指出，实验室智能化是实验室自动化未来的发展方向。实验室自动化进化为实验室智能化，这其中涉及大量的工作和任务，需要检验医学业内专家及厂商共同努力才能达成。目前市场上各个厂商的软硬件基本能满足常规的临检免疫检测实验室对样本的要求，再通过轨道连接前处理、后处理及各学科仪器，就构成了目前的实验室自动化系统。越来越多的厂商也逐渐认识到，要实现实验室智能化，离不开实验室自动化、信息化及精益化"三驾马车"。

第一，在实验室现有的自动化基础上，可以进一步扩展自动化的范围。这里的扩展包含多个含义，既要实现更多学科仪器的自动化并能够连接轨道，也需要在整个样本检验周期内能够实现自动化。未来的自动化流水线不仅要能连接生化、免疫、血凝、临检等项目检测仪器，也要能实现分子等特殊检测仪器的连接，甚至能够将实验室生化免疫流水线与微生物流水线的互联互通，实现覆盖完整检验周期的、全学科的、一体化的自动化医学检验实验室。

除了检验项目的自动化以外，质量控制、项目校准、试剂耗材也应实现自动化。目前在部分流水线上，后储存的冷藏功能使质控品的在线存放成为现实，通过软件设置可以实现自动质控。但是部分项目的质控、校准仍然不能实现自动化，试剂耗材的更换也往往需要工作人员的及时干预。如果能够将这些工作实现自动化，必将大大降低工作人员的劳动强度。

除了拓展自动化的范围，也可以将自动化的战线拉长。目前已经有公司能够提供自动化的采血平台、自动化的样本运输系统、自动化的样本分拣设施，但除了部分公司的部分产品外，很多时候这些环节之间仍然需要人工干预，如将样本放入传送系统、把收到的样本送入分拣机器等，这些环节逐渐成为制约效率提升的瓶颈。未来这些环节是否也能实现自动化的衔接，真正实现样本从采血到报告发布的全流程自动化，也是需要各大厂商进行积极探索的。

第二，实验室的信息化也需要未来重点关注。目前实验室信息系统、医院信息系统、流水线中间件等各种信息产品已经在实验室普遍使用。移动端的访问、远程仪器故障诊断、报告自动审核等功能也得到了充分运用。但是现如今，物联网、人工智能、大数据等新技术迅猛发展，如何将这些前沿技术运用于检验医学，也是相关厂商及检验医学从业人员需要充分考虑的。

临床实验室也可以说是一个巨大的数据仓库。运用大数据技术，能够发现更多知识。例如，可能通过大数据分析而发现一个新的检验指标。又如，通过大数据分析能够更好地帮助临床科室取得更好的治疗效果。这一切都需要更多检验医学相关人员进行大量的投入。

人工智能则又是一个崭新的领域。目前已经可以通过实验室中间件的规则引擎实现报告的自动审核，但如何从报告的自动审核发展为智能审核，则是另一个需要解决的问题。或许在未来，只需要将实验室历年的检验结果导入计算机，计算机就会自动设置一系列规则，也有可能人工智能系统会在进行检验工作的同时，智能地提示是否需要改进样本审核的步骤。随着人工智能技术的发展，样本的检验结果一定会又快又准。

实验室精益化是现在很多厂商重点推广的医学实验室管理理念。目前很多厂商及医学实验室只是停留在5S、6σ等个别精益管理工具的简单应用。虽然精益管理体系源自工业领域，但是同样适用于临床实验室领域。临床实验室与工厂其实有很多类似的地方，工厂将生产原料通过工人的劳动转化为优质的产品，而临床实验室将患者的样本通过检验设备转化为可靠的检验结果。

精益管理不仅仅是将精益管理的理念与工具带给医学实验室，帮助医学实验室进行改进，如帮助实验室对工作流程进行优化，对整个流程实施精益化管理，避免差错与风险，提升整个实验室运行的质量和效率，更重要的是将精益管理的理念贯彻到实验室日常工作的方方面面，帮助广大实验室培养精益管理人才，建设精益管理文化，通过关注流程，不断消除浪费，突破技术瓶颈，持续改进，在原有的基础上为临床提供更准确的检验结果和更优质的服务，使医学实验室的工作流程更规范、更专业，并把运营过程中的成本降到最低，从而真正实现检验医学的精益化。

第八节　应用与实例分享

目前在临床实验室应用的有自动生化免疫分析流水线、血细胞分析推片流水线、尿液沉渣分析流水线等，通过对部分检验项目的整合，可以提高实验室的自动化程度。本节以临床生化、免疫检测为基础的全实验室自动化为例介绍典型的实验室自动化系统应用。

2001年，我国浙江某三级甲等综合医院引进了第一条自动化流水线PAM，在线连接了生化分析仪，见图2-21。流水线配置了不同的功能模块，实现了批量进样、在线离心、自动分杯、自动出样等前处理环节，省去了以往日常操作中的诸多人工步骤，结合在线生化检测，提高了工作效率。

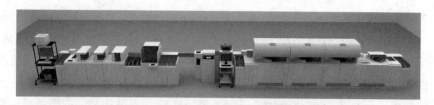

图2-21　浙江某三级甲等综合医院自动化流水线效果图

　　经过二十多年的医疗变革和科技进步，我国实验室自动化也逐渐进入快速发展阶段。特别是中大型医院的就诊数量与日俱增，实验室每日处理的样本也不断增加，开展的检测项目也越来越丰富。这对现代医学实验室提出了新的挑战，保证检测质量和优化样本周转时间需要兼顾，这也对实验室自动化流水线提出了新的要求。对于这些挑战，国外的实验室开始采用配置多条流水线，通过流水线之间（包括线上连接的分析仪器）的兼容、备份、容灾的特点来应对。这些新的自动化理念也为实验室带来了更多的个性化。

　　天津某三级甲等综合医院医学检验中心为了更好地发挥检验中心现有的设备资源，节省检验中心的成本，提升自动化的改造，于2016年安装了两套互为备份的生化免疫流水线，在线连接了模块式生化分析仪LABOSPECT 008AS及模块式化学发光MultiSR，其也是国内首家采用流水线备份机制的医院，见图2-22。此实验室自动化流水线为检验中心日均处理超过2000个在线生化免疫样本提供了坚实的基础，特别是原始抽血管数从之前的8管，有效地合并为2管，既减少了患者的抽血量，又保证了按时完成检测任务，更便于检验中心管理原始样本。此外，通过流水线上的分注模块，为离线的样本如手工检测项目提供服务，实现了检验中心线上、线下样本全覆盖。

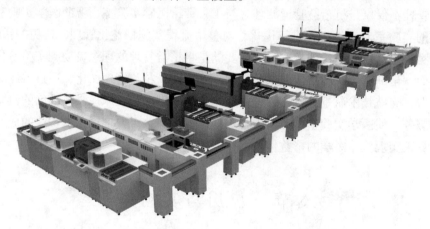

图2-22　天津某三级甲等综合医院生化免疫流水线效果图

　　北京某大型三级甲等医院检验科生化免疫实验室开展检验项目200余项，每日检测样本约8500份、合计约80 000个测试。实验室工作区域面积600m²。实验室按功能设计为前处理区、四个自动化流水线检测区、报告审核区，另有单独的电泳室和质谱室，见图2-23。实验室内90%的样本通过自动化流水线进行处理，包括离心、检测、稀释、复检、归档保存与丢弃。不能上流水线检测的样本使用分拣机与前处理仪器处理后由人工上单机检测，最后通过后处理设备封膜归档。该实验室工作流程见图2-24，下面以该实验室为例进行介绍。

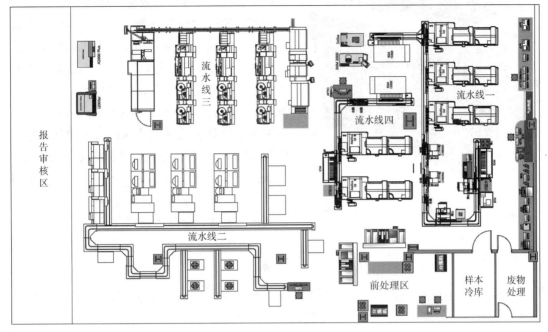

图2-23　北京某大型三级甲等医院检验科生化免疫实验室布局示意图

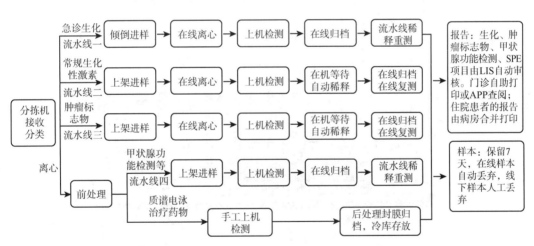

图2-24　北京某大型三级甲等医院检验科生化免疫实验室样本检测与报告流程
SPE，血清蛋白电泳

（一）样本接收与分类

该实验室配置了2台全自动真空采血管分拣核收系统，见图2-25，用于样本接收分类。分拣机共有14个分类仓，单机每小时可接收3000个样本。工作人员将气动传送或人工送达的样本直接倒入分拣机接收仓中，由仪器自动识别条形码、接收样本，并将样本传送到预先设定的分类仓中。在接收的同时，每个样本的接收信息同步传输到LIS，产生样

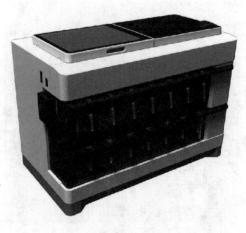

图2-25　全自动真空采血管分拣核收系统

本号，进行自动登记。自动接收分拣系统的应用可显著提高样本接收效率、降低分类错误。

接收的样本分为三类：第一类样本可直接放到自动化流水线进样单元，由流水线系统自动处理，包括常规生化免疫、肿瘤标志物、急查生化免疫样本，约占所有样本的60%；第二类样本先进行人工离心处理，再由全自动样本处理系统进行二次处理后进入流水线或上单机，包括甲状腺功能、性激素、血清蛋白电泳、治疗药物等项目样本，约占30%；第三类样本经分类后可直接分到工作小组进行检测，如糖化血红蛋白、血红蛋白电泳、全血药物浓度等项目样本。

（二）样本前处理与后处理

经分拣机分类后，除了全血检测样本外，不能直接上流水线离心及单机检测的样本先通过线下离心，再由全自动样本处理系统进行预处理，见图2-26。该系统具有去帽、分杯、分类的功能。系统支持将样本分类放到样本架上，架子类型包括普通样本架、流水线样本架、不同厂商仪器特定的样本架。经该系统处理后的样本架可由人工放到流水线进样单元或放置到仪器进样器直接进样。

该样本处理系统还可进行样本封膜归档，适用于单机检测的样本或流水线上无法归档的异常样本。经该系统归档样本的归档信息传输到LIS中保存。

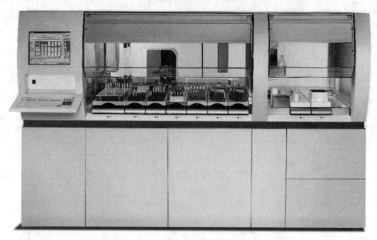

图2-26　全自动样本处理系统

（三）全实验室自动化流水线系统

该实验室根据自身的环境空间条件、临床需求及流程管理要求，设计了4条自动化流水线，分别用于测定急查生化免疫项目、常规生化免疫项目和性激素、肿瘤标志物和骨代谢标志物、甲状腺激素、垂体激素、肾上腺激素等。除了其中一条流水线因空间不足没有配置离心机外，其余均配置了在线离心机。所有流水线均配置在线样本储存冰箱。急诊流水线安装了倾倒进样模块。在自动化流水线上配置倾倒进样装置、离心机、储存冰箱可提升自动化处理能力，简化流程，降低人工样本检测前后处理的工作压力，提高工作效率。

每条流水线均连接了多台分析设备，除了样本量很少的项目只设置在某台仪器上，其他项目尽量在每台仪器上均匀设置，有利于平衡各台仪器间的工作量，提高检测效率。

（四）自动质控系统

为了将工作时间前移，缩短TAT，除急诊流水线外，另外三条流水线均启用了自动质控系统，共涉及70多个项目。自动质控的一般工作流程：提前将质控物、试剂空白样本放置到流水线冰箱中；早晨5：30仪器自动开机，自检完成后，由第三方软件与流水线系统配合完成试剂空白、质控物检测和再归档；自动化流水线在7：30前完成所有质控样本的检测工作；早班员工于7：30到岗时即可查看质控结果，必要时进行失控处理，并于8：00左右开始检测患者样本。应用自动质控系统可减轻员工的工作量、减少因人员操作差异引入的误差，优化或提高标准化水平，缩短TAT。

（五）仪器间自动比对

该实验室的两条自动化流水线已实现在线仪器间比对功能。自动比对由中间件软件和自动化流水线配合执行。自动比对包括三个基本步骤。①基本设置：比对样本数量、项目浓度分布范围，比对仪器；②样本选择与检测：由中间件软件将操作指令发给流水线控制软件，流水线根据项目设定的要求自动选择不同浓度范围的样本，由轨道自动将样本传送到指定的仪器上检测，测定结果自动传输到中间件软件；③统计分析：由中间件软件按照设定的要求进行统计分析并生成报表。

（六）检验结果自动审核

该实验室于2013年开始应用LIS实施检验报告自动审核。目前开展自动审核的项目包括常规生化免疫、急诊生化免疫、尿液生化、肿瘤标志物、甲状腺功能、血清蛋白电泳等60余项。常规生化免疫项目自动审核通过率接近80%，血清蛋白电泳自动审核通过率约为90%，急诊项目自动审核通过率约50%。自动审核的样本数量占总样本量的60%。自动审核的应用有利于提高工作效率、缩短TAT，提升报告审核标准化水平，减少错误发生率。

（七）患者数据质控系统

该实验室于2019年在LIS中开发了患者数据质量控制系统（PQC），并应用于常规工作中。到2021年底，应用PQC的范围扩展至常规生化免疫、急诊生化、肿瘤标志物、甲状腺功能、凝血、血常规、感染等项目。PQC可用于回顾性质量分析及实时质量监控。实时质量控制系统采用指数加权移动均值法（EWMA法，图2-27）、移动百分位数法、移动比率法等实时监控检验结果，可高效识别检验中环节的系统误差，也可识别检验前因素引起的系统误差，还能实时有效地监控仪器间结果的一致性。PQC实时质量监控系统是实验室内部质量控制系统的有效补充。

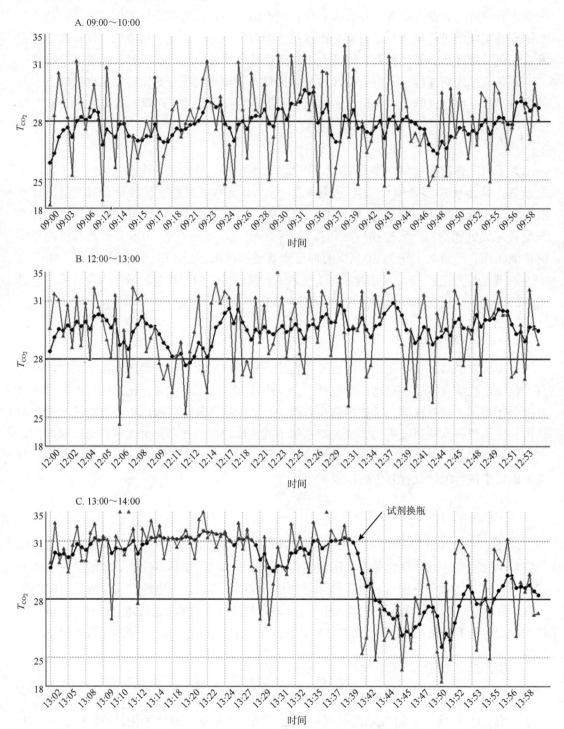

图2-27　EWMA法实时监控患者总二氧化碳（T_{CO_2}）结果

图中三角形数据点为患者结果，实心圆点为EWMA值。A. 上午9：00～10：00患者T_{CO_2}移动均值在正常范围；B. 12：00～13：00患者T_{CO_2}移动均值呈现系统性偏高；C. 13：00～14：00前半段T_{CO_2}移动均值明显偏高，超过警报上限，试剂换瓶后恢复正常

"质量、准确、效率"一直是检验医学追求的目标，实验室自动化的路程也将继续围绕这些核心要素向前发展。未来，国内流水线的不断进步和成熟的态势也向各厂商提出了更高的要求与挑战。

医学实验室自动化创新变革经历了不同的阶段。临床实验室第一阶段创新变革是自动化设备的提升与全实验室自动化的应用；第二阶段创新变革是实验室ISO 15189质量管理体系的建立与发展；目前进入第三阶段创新变革，主要内容为以患者风险管理为重点的自动审核、患者数据实时质量控制及样本质量保证系统，未来全实验室自动化将被重新定义。

（秦晓松　杨大干　夏良裕　陈小穗　张咏梅　蔡剑辉　佟威威　王丹丹）

参 考 文 献

丛玉隆，马骏龙，张时民，2013.实用尿液分析技术与临床.北京：人民卫生出版社.

付亚文，杜玉珍，高锋，2020.CLSI临床实验室自动化标准概述.检验医学，35（4）：370-373.

国家食品药品监督管理总局，2017.全自动生化分析仪：YY/T 0654—2017.北京：中国标准出版社.

郝晓柯，2013.国内实验室自动化的现状与思考.中华检验医学杂志，36（1）：25-28.

王厚芳，孙芾，于贵杰，等，2008.国际血细胞复检规则在贝克曼-库尔特系列血细胞分析仪上的应用及改进方案.中华检验医学杂志，31（7）：758-762.

中国合格评定国家认可委员会，2013.CNAS-CL02医学实验室质量和能力认可准则（ISO 15189：2012）.北京：中国计量出版社.

Chung HJ，Song YK，Hwang SH，et al，2018. Experimental fusion of different versions of the total laboratory automation system and improvement of laboratory turnaround time. J Clin Lab Anal，32（5）：e22400.

Lippi G，Rin GD，2019. Advantages and limitations of total laboratory automation：a personal overview. Clin Chem Lab Med，57（6）：802-811.

第三章

临床实验室信息化系统建设与应用

临床实验室信息化系统是专门针对临床实验室的以软件为主的信息管理系统，可对实验室的质量、人员、危急值、样本、文档等进行数字化的管理和应用，其已成为医院信息化、智能化的重要组成部分，极大地提高了实验室的工作效率和管理水平。

第一节　临床实验室信息化系统概述

随着检验医学学科建设的快速发展，临床实验室由简单的管理模式进入以 ISO 15189 质量管理体系为框架的标准化、精细化管理模式。传统的实验室信息系统（LIS）一般仅用于处理检验数据、发放报告等简单事务，已经不能满足实验室新的需求。新的实验室管理模式对实验室信息化提出了新功能、新系统的需求，从多方面为实验室的运营提供支持。

一、临床实验室现状与面临的挑战

随着检验医学的快速发展，临床实验室的工作内容不断增加，相关质量与管理要求也不断提升，很多环节需要更加科学和高效的管理。临床实验室现状与面临的挑战包括以下方面。

（一）管理的现状与挑战

（1）实验室的管理体系（如 ISO 15189、CAP 等）难以有效执行，经验难以继承。

（2）内部管理缺乏依据，考核缺乏详细的数据支持。

（3）质量与服务缺乏有效的监管措施。

（4）工作流程复杂、环节多，工作效率低下。

（5）数据缺乏有效组织管理，分析难度大，利用率低。

（6）医疗、教学、科研、管理各项任务繁重，缺乏有效管理与组织。

（二）质量的现状与挑战

（1）申请、采集、运送、检测、审核、报告等环节数据重复录入，容易出错，质量难以保证。

（2）出检验报告的方式简单，不能自动化完成，质量难以保证。

（3）各种质量措施、方法仅停留在当时的操作层面上，难以实施溯源与控制。

（4）仪器检定不能定期、有效地进行，试剂的有效期控制难以保证。

（5）检验过程难以真实、有效、实时再现，人为因素影响大。

（三）工作效率的现状与挑战

（1）检验前、中、后等过程存在信息重复录入，工作效率低下，并且容易出错。

（2）信息、资源、数据、经验的共享停留在单一的层面上，没有高效的机制。

（3）实验室数据查询、统计、分析烦琐，未用于管理决策。

（四）数据安全的现状与挑战

（1）传统的数据备份方式单一、存储容量有限、占用面积大，容易出错。

（2）核心数据不能有效保密使用。

（3）检测报告存储占用空间大，查询烦琐，备份工作量大。

（五）统计与分析的现状与挑战

（1）难以掌握和分析实验室设备所创造的价值、创造的效益、使用率、维修情况，以及效用比、设备情况。

（2）无法了解某类产品、某项目历年来检验结果的比较与发展趋势。

（3）无法实时明确检测过程中出现的错误是哪方面的。

二、临床实验室信息化建设

为了解决上述实验室现状，实验室信息化系统建设及管理需要从实际需求出发，以自动化、开放式管理为目标，规范工作及采购审批流程，分层授权管理，建立覆盖全实验室的安全保障、运行过程的信息化管理，实现管理与运行一体化，便于追踪实验项目进度、及时纠正实验室设计中存在的问题、智能化规划经费合理使用，有利于实验室原始数据的保存、溯源和查询，保证了实验结果的真实性和安全性。临床实验室信息化建设应基于规范工作流、多层权限控制进行设计，应同时满足实验室信息化管理，帮助医院实现"实验-科研-行政一站式"新型管理平台的目标。建设临床实验室信息化系统具有如下意义。

（一）实现检验流程无纸化

（1）减少纸张及打印耗材消耗，节约成本。在临床实验室中，需要出具各种报告、检验数据等资料，实现检验流程无纸化，可以控制耗材的额外支出，节约成本。

（2）缩短样本传送时间，提高效率。通过信息化手段有效使用无纸化检验流程，无须使用纸质文件进行各种签字审批，缩短了样本的传送时间。

（3）检验数据信息自动关联，消除人为差错。通过信息化技术和信息网络，使各个实验室信息化系统互联，将检验数据信息直接传递到各个系统中，减少纸质文件的人工书写，减少人工环节的纰漏和风险，提高数据的准确性。

（二）实现样本流程精准控制

（1）全程样本监控，保证样本信息的准确性。实验室信息化系统应对检验前、中、后过程进行全程监控，做到检验结果真实、有效。

（2）自动记录样本节点信息，落实全过程责任。从送检到出具检验报告全流程各节点的过程都需要进行实时记录，当某个环节出现纰漏时，可以快速地找到责任人，对问题点进行排查，迅速解决问题。

（3）样本流程信息汇总统计，帮助改进检验流程。为了更好地提高医院检验水平、优化检验流程，实验室信息化系统应可以对检验各种数据进行汇总统计。

（三）实现与仪器双向通信

（1）基于条形码系统，保证项目信息的准确性。仪器不仅可以向LIS发送检验数据，还能接受从LIS发出的指令信息，控制检验误差。

（2）无须人工干预，提高检测效率。通过仪器双向通信，可从仪器端直接获取数据，避免了人工输入数据时出现差错。

（四）实现质控数据科学管理

（1）形成质控数据图表，帮助检验人员分析质控数据。医院的样本检验质量是医院整体工作中很重要的一环，可通过质控数据明确医院质控情况，从而调整医院检验方法，提升检验质量。

（2）自动失控报警，提示检验人员进行失控处理。在质控失控时，系统应及时对医护人员进行报警，提示检验人员对失控仪器进行校准或调整。

（3）汇总统计质控数据，帮助检验人员改进质控措施。对各类统计质控数据进行统计，根据医院实际情况，分多个维度进行统计，了解检验质控的具体情况。

（五）实现实验室事务信息化管理

（1）工作人员考勤实时监控。对医护工作者的上下班考勤、请假、排班等进行管理。合理安排人员的工作计划，激励员工的工作积极性。

（2）制度文件在线共享。管理检验科/实验室规章制度文档文件。支持上传、共享、下载、打印，让医护人员随时了解医院或科室制度。

（3）公告通知在线查阅。实验室信息化系统除了线下纸质文档的公告外，应能够在系统中发布各类公告通知，并在线查阅通知内容，及时获取科室信息。

（4）文件在线交流。电子文档管理可以对在线文件进行分享交流、收藏、点赞等操作。

（5）任务在线指派。对于多任务的信息系统而言，可以将单一任务指派或分配给其他人员，进行团队协作，完成具体任务。

三、临床实验室相关信息系统

临床实验室的信息化涉及分析前、分析中、分析后等检验阶段，涉及医嘱、电子病历、收费、检验、仪器等系统，涉及患者、医疗、医技、勤务等人员，逐渐形成由众多环节和系统组成的具有上下游关系、相互作用和联系的信息生态圈，包括以下信息系统。

（一）与医疗工作直接相关的信息系统

这些新的功能和系统是传统信息系统功能的拓展，如室内质控管理系统、质量指标统计功能/系统、患者数据质控系统、危急值管理系统、自动审核/智能审核系统等。

临床实验室作为医院的部门之一，与医院各系统都有业务和数据往来。门急诊信息系统为LIS提供患者基本资料、检验申请及收费、病史等，药物管理系统为LIS的结果解释提供支持，LIS的结果最终会成为病案管理系统的数据源。实验室的设备和耗材需通过医院医疗设备和耗材系统进行全程管理，实验室的财务和成本最终由医院的财务系统核算完成。实验室的人员由医院的人力资源管理系统进行统一管理。另外，临床实验室与医院临床信息系统的关系更为紧密，如电子病历可以完成LIS的检验申请、结果查询，LIS通过调用电子病历查询患者治疗情况来辅助结果审核和分析，护理信息系统完成检验样本采集和确认。LIS的微生物子系统为医院感染监控系统提供数据监测源。LIS的检验项目是临床路径系统的重要执行医嘱。远程医疗系统可为实验室实现远程检验提供技术支撑。

（二）与实验室管理相关的信息系统

与实验室管理相关的信息系统主要为实验室实现标准化、精细化的管理服务，包括样本管理系统、试剂耗材管理系统、仪器设备管理系统、电子文档管理系统、人员管理系统、财务管理系统等。每个功能可以由传统LIS的一个模块实现，也可以由单独的一个软件实现。有些软件厂商以ISO 15189标准为指导框架，将以上功能整合为一个综合的实验室管理软件，此类软件整合度高、功能全面，对提高实验室管理能力、工作效率和服务质量均有很大帮助。

（三）外部引入的信息系统

实验室引入的自动化设备系统均有独立的主控信息系统，包括全自动样本采集系统、样本物流管理系统、样本分拣处理系统、全自动流水线控制系统等。有些实验室采用的自动审核/智能审核、患者数据质控功能不是通过LIS实现的，而是由引入第三方软件系统实现的。这些系统对实验室数据处理和整合具有重要作用。

（四）区域医学检验中心信息系统

区域医学检验中心是国家医疗体系建设过程中出现的检验医学服务新运营模式，一般由一个中心实验室服务于所辐射区域内的所有医疗机构。区域医学检验中心的出现对于整合资源、提高资源利用率、提升区域检验服务质量和能力水平具有重要作用。区域医学检验中心不同于传统的临床实验室，其最大的特点是由一个中心实验室负责一个较大区域内的检验工作，涉及从样本采集到转送、检测、报告发放的全过程，也涉及实验室的各项管理工作，尤其是基本业务能力培训、质量管理工作。传统的以局域网为基础的信息系统无法满足其运营需求。通过以云技术为平台的区域检验信息系统实现对检验全流程进行管理及整个实验室的运营管理，可以快速高效提升区域医学检验中心的服务能力与工作效率。

（濮　阳　高鸣晓）

第二节　临床实验室信息化系统规划设计

软件生命周期包括可行性分析、项目开发计划、需求分析、系统设计、编写代码、软件调试和测试、软件验收与运行、软件维护升级和废弃等活动。对临床实验室信息化进行规划与系统设计可以提升软件质量和使用期限。

一、临床实验室信息化系统规划内容

建立标准、规范的临床实验室信息化管理，不限于对LIS的检验前、中、后规划与关注，其他的自动化设备与智能化应用也应该同样受到关注，并与LIS相结合使用。这样可以优化实验室工作流程，实现实验室日常工作管理信息化，降低出错率，提高工作效率。实验室信息化系统规划内容见图3-1。

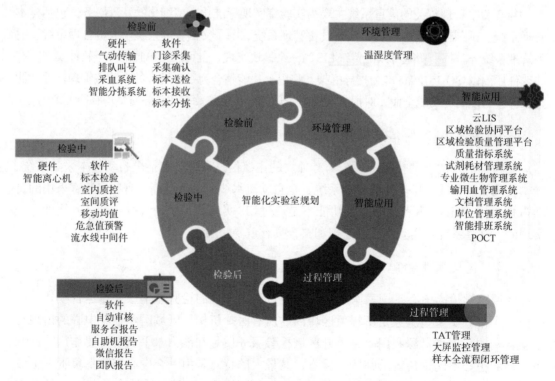

图3-1　实验室信息化系统规划内容示意图

二、临床实验室信息化系统设计原则

实验室信息化系统建设以先进性和实用性为根本原则，既要满足现行的业务需求，又要适当考虑将来的发展需要；尽量采用成熟的技术和产品，有效利用通行的硬件、软件、网络等资源，能够边建设边见成效，防止系统建设的失败和反复。

（一）统一设计原则

实验室信息化系统建设的开发采取"统一规划、总体设计"的策略，进行总体规划与设计。系统的设计须站在整体的高度，充分考虑与其他系统及后续系统之间的信息关联，设计好系统之间的信息接口，避免成为"无源之水"和"信息孤岛"。信息化建设是一个融合多方位信息的大型系统工程，系统的软件建设首先应符合标准、符合技术发展方向、开放并易于集成。各设备仪器之间有着相当密切的关系，在进行各应用系统的开发过程中必须遵循"总体设计"的要求，以确保系统的整体性。

（二）实用性和适应性原则

实用性是衡量软件质量体系时最重要的指标，是否与业务紧密结合，是否具有严格的业务针对性，是系统成败的关键因素。适应性是软件质量体系中重要的指标之一，系统的设计从最开始就应以适应于多种运行环境为目的，而且还必须具有应变能力，以适应未来变化的环境和需求。

（三）标准化与开放性原则

在计算机系统总体结构设计中，所有软件产品的选择必须坚持标准化原则，选择符合开放性和国际标准化的产品和技术；在应用软件开发过程中，数据规范、指标代码体系、接口标准都应遵循国家规范和行业规范的要求。系统也需要将建设成果以标准化文档的方式提交，标准化的内容参见建设目标标准化成果部分，同时遵循卫生行业信息化建设标准和数据标准。

（四）安全与保密原则

信息化建设涉及公众的健康信息，设计方案必须可靠性高，并对信息使用进行严格的权限管理。在技术方面，应采用严格的安全与保密措施，确保系统的可靠性、保密性和数据的一致性。因此，在设计与软件开发过程中须采用安全保密措施。在应用规划方面，通过建立统一的用户权限管理系统，以统一的规划保证系统安全的压力和强度。此外，在软件安全方面，通过权限控制、痕迹管理和日志，可以跟踪和记录用户的行为，并通过请求过滤机制，防止对象被错误或者重复引用，做到系统操作规范可控。

（五）稳定性原则

系统须向用户提供不间断的服务，做到7天×24h业务在线，因此必须保证系统的安全稳定，应采用先进成熟的技术，为系统先进性和可持续发展提供支撑。

（六）灵活性原则

能支持不同的软硬件环境，如可支持各种应用服务器和数据库服务器产品、不同型号的服务器硬件等。产品组件可以灵活装配，对于不同的需求能够装配出合适的产品版本。

三、临床实验室信息化系统设计纲要

（一）总体布局

整体风格符合科研管理的严谨性，同时符合医院形象的需要，能突出医院特色，信息化系统页面内容丰富。

（二）系统架构

系统架构采用B/S架构，可以大大减少系统安装部署的工作量，客户端只需在浏览器中输入网址便可访问。B/S模式是一种以Web技术为基础的系统平台模式，它把传统客户端/服务器（C/S）模式中的服务器部分分解为一个数据库服务器与一个或多个应用服务器（Web服务器），从而将系统划分为客户层、业务逻辑层和数据层，使得系统易于开发，便于维护。

（三）操作安全性要求

为确保系统的安全性，应用系统使用验证、数据库登录验证多种验证方式相结合的方法。运用日志，对进入系统的用户操作进行记录，可根据日志进行事后分析，从而找到事故的原因、责任者或非法用户。

（四）机构及权限设置

以医院各科室及各相关职能处为基本单位，设立系统管理员、科室领导、科室职员等相关角色。

（五）备份需求分析

医院信息化系统要求数据具有高度可靠性和安全性的特点，因为服务器上运行的都是关键性业务，保证业务数据的完整性和安全性十分重要。需建立一个高效、集中、易于恢复的自动化备份系统，为整个系统的数据安全提供有效的保证。在系统出现意外损害时，备份系统能进行快速及时的系统及数据恢复，保证系统尽快投入正常运行。

四、临床实验室信息化系统建设方案

（一）经费预算

在建设信息化系统前，需要根据医院自身经费和预算规划符合自身条件的检验信息化系统，在一般情况下，经费的支出有以下几个方面。

1. 硬件经费支出 包括主服务器、备份服务器、检验工作站计算机设备、打印机、网络布线、扫码枪等设施设备的经费支出。

2. 软件经费支出 包括临床实验室软件系统、临床辅助信息系统（包括检验过程中的各个信息终端软件）、数据库、自助打印系统、试剂管理系统、库位管理系统、微生物管理系统、自动化办公软件等的经费支出。

（二）系统网络架构

考虑到用户网络的安全性，需要建设医院专属医疗网络，以访问系统。从而既保证了整个网络的高稳定性和高可靠性，又满足了随业务增长的可拓展性。系统同时允许内部局域网访问，内外网之间通过防火墙及网关进行安全设置。用户也可便捷使用公有云或构建私有云，有效实现实验室信息的聚合、交互与共享。

（三）系统建设

实验室信息化功能应该遵从 ISO 15189 要求，从人员、设备、物料、环境等多维度考虑，并结合医院实验室与日常运作的实际情况和特点规划系统建设，为医院设计高效便捷的临床实验室信息化管理平台。

1. 实验室信息系统（LIS） 是把实验室各种仪器设备通过计算机连接而成的专业化局域网络，可以完成实验室各种信息采集、存储、处理、数据交换和统计分析的高效管理，实现样本信息采集、样本接收、项目计费、样本检测及结果发布等过程的网络化管理和监控，是目前检验实验室普遍应用的软件系统。LIS 降低了劳动力成本和差错发生率，提高了实验室的工作效率。

2. 质量管理系统 负责实验室检测外的日常信息管理，包括人员、仪器、试剂、耗材、设备、文档、考勤、财务管理、项目管理等，可把管理者和实验室工作人员从繁杂的重复性手工资料整理工作中解放出来，实现资源共享、成本控制、人员考核、办公无纸化管理，提高了员工工作积极性和效益。

（1）人员管理：每个工作人员都有自己唯一的用户名，用来管理人员的基本信息、科研课题、论文情况、奖惩信息等，便于管理者浏览和查询。

（2）试剂和耗材管理：针对实验室试剂数量大、种类多、理化性质复杂等特点，编制试剂管理信息系统，通过量化各项管理指标，建立管理模型，运用分析、统计、反馈、预测等手段，准确掌握各类试剂的品种规格、使用情况、存放位置和销毁回收等信息，实现对其购买、使用、储存和废液处理等的全方位、全过程分类管理和动态监控，极大地提升了管理效率，节约了实验成本，降低了发生安全事故的风险，解决了实验室试剂管控的难题。

（3）仪器设备管理：是以仪器设备为研究对象，追求仪器设备综合效率，应用一系列理论、方法，通过一系列技术、经济、组织措施，对仪器设备的物质运动和价值运动进行全过程（从规划、设计、选型、购置、安装、验收、使用、保养、维修、改造、更新直至报废）的科学管理。

（4）文档管理：医学实验室文档管理平台是面向医学实验室管理层面的解决方案和软

件平台，管理内容可以涵盖科室管理的各个方面，包括系统管理、质量体系文件管理、设备管理、温湿度管理及科室各类程序记录表格等。

（5）考勤管理：是企业、事业单位对员工出勤进行管理的一种制度，包括上下班考勤、排班、请假、补卡、加班申请、日出勤处理、月出勤汇总等管理。

（6）其他系统：如输用血管理系统、库位管理系统、微生物管理系统等，也同样可以帮助临床实验室更好地提升检验质量和效率。

（濮　阳　高鸣晓）

第三节　信息系统的质量管理要求

在实验室信息化过程中还存在专业信息技术人员、技术标准、信息相关管理制度等缺乏问题，为使LIS的各项功能符合ISO 15189要求，帮助实验室全面提升质量管理和技术能力，应制定相应的规章制度和操作规程，提高信息系统的功能、效率与安全性。

一、环境及软硬件

临床实验室信息化系统包括系统软件和硬件。硬件有条形码、扫码枪、计算机终端、掌上电脑（PDA）、打印机等。从患者就医、血液采集开始，到样本的留取、信息的录入，样本的送检、交接、保存，再到检测、报告发放等环节，相应的软件都要具有相应的功能。为保证信息系统不间断正常运行，应配备功能良好的服务器和不间断电源设备。实验室应保证所有的设备在符合要求的温度和湿度环境中运行，保持设备清洁，避免静电干扰。

二、体系文件

建立包括《计算机管理程序》《管理信息系统岗位操作规程》等多个作业指导书，保证信息化系统正确操作。建立包括《管理信息系统开发、设计、更改和确认规程》《管理信息系统风险分析规程》《管理信息系统用后评估规程》等，以保证信息系统在开发及二次开发、设计、风险评估、系统升级等方面得到有效控制。建立《信息系统安全管理制度》《网络信息保密制度》《管理信息系统用户授权规程》等，以保证信息系统的安全性。另外，还需要建立设备维护、环境监控、备份、应急预案等文件，以使信息系统有效运行，防止发生意外而影响医院正常工作。

三、系统安全性

应对每名员工进行角色授权，保证其只获得与其工作相关的授权。配备独立的检测服务器，以保证检测工作不会被其他部门的工作或事务打扰。如果系统的服务器不能独立运行，可能受到其他信息系统的影响，不能因为其他部门的网络或计算机出现问题而直接影响实验室检测工作的正常开展。例如，样本的信息无法通过数据传递时，应建立相应的机制避免直接影响检测工作的进行。实验室的网络应相对独立建设，检测中的数据传递应在一个相对独立的网络中进行，建立域服务，以确保所有数据在传递过程中得到很好的控制。应确保在软硬件受到破坏或损坏时数据的安全性和完整性，如采用双机备份、硬盘备份、两个相同的服务器最好不要安置在一个大楼内等措施。

四、系统确认与维护

在信息化系统建设的过程中，需要用户提出需求，与软件供应商进行沟通，根据供应商提供的需求分析，对每个关键点进行核对，可以要求供应商提供相关文档或者程序界面进行确认。在供应商对软件开发设计完成后的测试环节，需要对之前提出的各类需求进行验证，并可以按实际工作的情况完成一个完整的工作流程，还应对可能出现的问题进行测试。例如，一旦工作人员出现误操作，系统是否可以识别出不符合逻辑的情况并进行提示说明；设计可能出现的非正常流程，以验证系统是否按照预设的程序进行。如果发现严重的设计缺陷，应立刻与供应商沟通，重新设计或修复软件的架构和流程，直到软件的每个环节都能满足工作需求。发生意外情况后，应由信息主管部门或供应商重新对软件进行风险评估，以确保更改的模块功能符合预期。测试工作完成后需要试运行。在试运行过程中应核对所有的工作细节问题，如检测报告的信息内容、与检验过程有关的信息或过程单、信息的传递核对、检测结果的信息核对等。软件的后期维护十分重要，要从实验室和供应商两方面对软件进行必要的维护。实验室应制定《计算机设备及信息系统运行维护规程》，对硬件和软件定期进行维护。例如，硬件维护包括服务器、计算机、网络交换机、网络路由器、网络布线、打印机、存储设备等的检查；软件维护应包括数据库巡检、软件巡检等。

五、数据管理

数据备份分两部分进行。第一部分是原始数据的备份，每台检测设备在完成检测过程形成数据后，将数据传输到服务器，再定期将服务器的数据进行统一备份，形成原始数据的备份。第二部分是系统数据的备份，系统获取原始检测数据后，将其转换成系统的检测数据，再定期备份信息化系统的数据库，这样从两方面共同对数据进行备份和保存，保证了数据的安全性和可追溯性。

检测数据的检索功能应该是从检测前到检测后及报告完成的全过程查询，应包括检测前的样本采集、运送和交接，以及检测后的回报信息等，都需要形成关联。无论是样本条形码还是证件号码，都应该可以查询到该样本的所有信息，但同时要对不同的查询人员进行权限设置，以防止其超范围检索。

六、应急管理

实验室应建立信息系统故障应急管理机制，在出现异常情况时能够保证样本检验正常进行。首先应建立应急组织体系、明确每个部门的职责、启用应急预案的条件等。应将不同等级的事件进行分类，不同等级采取不同的处理措施。如针对网络故障、服务器故障、供电故障、病毒故障采取各自详细的解决措施，以保障检测工作可以正常开展，还有必要建立手工发送报告的流程，以确保检测结果可以传递到下一个环节。

其次是针对某种故障情景进行演练，如系统升级故障应急演练。此时无论是实验室信息系统还是其他系统都将不能正常使用，应针对这种情况制订计划，从参与的人员、参与的部门到各部门的职责，演练的内容等都要做出明确的相应规定，完成之后形成一个闭环及总结，以供总结分析和改进。

（濮 阳）

第四节　临床实验室样本物流管理系统

临床检验分析前环节对样本的质量保证、TAT控制具有重要影响。样本采集后的转运过程是分析前的重要一环。由于诸多因素影响，样本运输的管理工作存在一定的难度。通过实验室样本物流管理系统可显著改进样本运输管理工作，保证样本的质量，缩短TAT。

一、临床实验室样本物流管理现况

传统的样本运送由人工完成，往往不能监控样本采集到实验室接收的全过程，存在运送时间长、周期不可控、效率不高等情况。样本的到达时间不确定，实验室人员收到样本后才能将其转入下一个处理步骤。由于采血点分散，导致检验工作分散，不利于集中管理。样本运送过程存在生物危害接触风险。样本运送过程中易发生样本丢失或样本质量受到影响，导致无检验结果或结果错误。样本运送工作涉及科室多、工作量大，由样本运送人员甚至医务人员承担运送工作。

目前，已有临床实验室应用自动化流水线设备来提高样本分析的效率，但运送过程中发生的各种错误和延时也会影响检验报告效率，配置自动化的样本传送系统是数字化医院临床实验室建设的重要部分，实现临床科室或采血中心与临床实验室点对点的样本自动化运送，也是满足实验室和数字化医院战略发展的需要。

二、样本物流传送系统类型

常见的样本传送物流系统有气压管道物流传送系统、轨道式物流传送系统、皮带输送系统、机器人传送系统及检验样本的专用气动传送系统。

1. 气压管道物流传送系统 是一个由工作站、管道、转接机组成的密闭管网系统，它以空气压力为动力实现管道内"单管双向"的输送。在控制系统的控制下，由专用的传送瓶装载需传送的物品，在管网内实现各工作站间物品的快速安全传递。管道物流传送系统的主要任务为输送小型、少量的物品或输送需要快速传送的物品。气动传送效率较高、造价相对低廉、传送的品类多样，但因为传送的品类繁多，会导致误传。

2. 轨道式物流传送系统 可以用来装载相对较重和体积较大的物品，一般单次装载量可达10～30kg，在运送医院输液、批量的检验样本、供应室的物品等方面具有优势，当然也能够传送一般的物品。该系统相对传送速度较慢、造价高昂。能将医院内各部门，如门诊、药房、供应室、手术室、血库、检验科、服务中心、住院大楼等全面充分地连接起来，使医院以患者为中心，充分调动医院各部门的医疗物资、极大地提高工作效率，改善就诊环境。轨道小车可以在大楼内贴近天花板的上空或者以垂直的方式传送物品，还可以经大楼之间的通道或者连廊连接成楼与楼之间大规模的传送网络。轨道小车提高了工作效率、降低了运营成本，在一定程度上防止了交叉感染，应急能力强，一次性传送的物品也可以更多样。其缺点在于造价高昂、传送速度有限及维修保养费用较高。

3. 机器人传送系统 是近几年随着工业4.0的崛起发展而来的新型传送方式，优点在于灵活多样，可通过软件编程实现多种功能，交互方式友好，支持随时调整路径；局限性在于速度有限，能通过的场景也较为单一，需要对上下楼道或者电梯也进行局部改造，细节技术还有待成熟。各个厂商对于机器人制作的规范统一化程度低，由于目前我国很多大型医院就诊人员较多，很难为机器人开辟专门的通道进行传送。但机器人是未来智慧医院综合物流传送的一个重要组成部分。

4. 检验样本的专用气动传送系统 可实现速度高达8～10m/s的点对点传送，相对于人工运送的方式，能缩短一半以上的TAT，又省去了拆装环节，性能更为可靠，并且还可以直接将样本送入流水线。缺点在于造价高昂，目前仅在部分三级甲等医院应用，主要用于传送检验样本，作为整个医院物流系统中检验和临床的一个专项补充。

三、样本物流传送系统模块组成

（一）气压管道物流传送系统

该系统的主要功能是自动化快速传送医院内部的各种日常医用物品。

1. 自动收发站

（1）气垫式减速装置：各收发站均有气垫式无噪声减速装置，使承载器能平稳地进站。

（2）免等候功能：各站点均配备预置入口，可容纳一待送承载器，使用者在任何时间均可将承载器放入置入口，在系统完成前一项运送后便自动发送，无须等待。

（3）开闭功能：当该站点不用时或出现故障时，可将该站点关闭，系统便不再接收送往该站点的指令，从而避免影响其他站点的使用。

（4）地址簿功能：收发站地址代码可任意设定1～5位数，以配合医院各科室及护士站电话分机号码，同一站点还可以设定多组不同地址代码，以区别不同的使用者。

（5）到达后提示报警：每站均可选配声光到站报警信号，根据用户实际使用需要可将该功能安装到使用者的房间内或桌子上。当承载器到达时，只有与该使用者相关的物品信号才会触发响应，从而使同一站点的不同使用者能够各自收到通知，避免混淆。

（6）自动收发站操作键盘及显示屏：触摸式操作键盘，液晶显示屏，具有目的地址代码输入错误警报，并容许代码输入错误及更正。可显示运送目的站，也可在进行维修时显示各功能。

2. 多路转换器　转换单元是一种转换设备，在系统中使用于有多个管道分路的部位，引导承载器通过两路、三路等转换器运送到其余各管道。转换器内旋转管道靠36V直流电机驱动，光电感应器能探测到承载器的运送。

3. 转换中心　是一种可以使各条独立系统相互联系在一起的设备，该设备能直观地看到承载器在管道内运行的情况，每条子系统在转换中心内最多可储存7个承载器，使各站点的使用人员无须等待很长时间便能将承载器发送出去，提高了运送速度和效率，大大节约了时间。

4. 长滑道血液接收站　设有过渡装置，使承载器到达后能平稳地停止，避免撞击。这样承载器中血液的物理化学性质在运送前后不会因传送的缘故而改变。

5. 动力供应　管道内的正负压由交流电压220～380V、功率3.2～7.5kW的电动机直接驱动的高效涡轮风机提供。由消音器和风向切换器构成风量输出部分。电机防护等级为IP54，B级绝缘。

6. 承载器　由抗冲击材料制成，中段透明，方便使用者辨认内置物品。两端为旋钮式盖子，确保承载器在管路中运行时盖子不会脱落，并易放入和取出物品。每个承载器有两条耐磨衬圈，两端有防撞胶垫。易更换的耐磨衬圈可以延长承载器的使用时间。

7. 软件功能　支持远程控制功能，显示整个系统的结构和每个设备的运转状况。自动记录每一次的运送数据和故障信息。用户可以做每年、每月、每日等各个收发站运送次数统计，可作为运转效能评估与扩充的参考。

（二）轨道式物流传送系统

轨道式物流传送系统是指在计算机控制下，利用智能轨道载物小车在专用轨道上传送物品的系统。智能轨道载物小车是轨道式物流传送系统的传送载体，用于装载物品。小车的材料一般为铝合金，上部都装有扣盖，扣盖的两侧装有锁定扣盖的安全锁，小车内部有无线射频智能控制器，实时与中心控制通信。利用智能轨道载物小车运送血、尿液样本及各种病理样本时，部分系统还考虑到容器会因振荡和翻转而引起样本的破坏，配置了陀螺装置，使陀螺装置内物品在传送过程中始终保持垂直、瓶口向上的状态，保证容器内液体不发生振荡和翻转。轨道式物流传送系统一般由收发工作站、智能轨道载物小车、物流轨道、轨道转轨器、自动隔离门、中心控制设备、控制网络等设备构成，见图3-2。

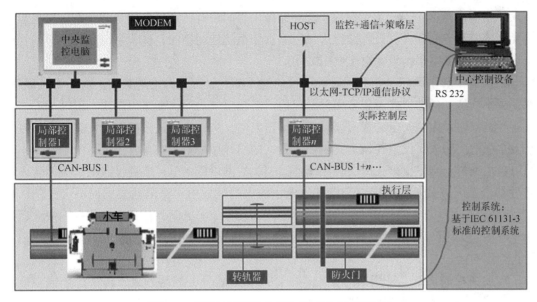

图3-2 智能轨道载物小车物流系统功能架构图

1. 收发工作站 为物流传送系统的终端,用于轨道小车的发送和接收。除收发轨道外,其组成还包括操作面板、显示屏、嵌入式软件、网络通信等。工作站通过操作面板进行系统使用操作,主要包括物流小车的发送、接收及查找等。发送和查找时,只需点对点操作即可。工作站是设在临床科室或病区接收和发送物品的控制站点,物品的传送就是站与站之间的传送。对话式控制终端可根据医院要求对每个站点进行特装。对于可关闭站点,后续发送任务可提示该站点已关闭。条形码扫描功能可加强物品管理。可设定现有工作站中的任意一个工作站实现智能小车的回收,不需要单独设立车库。

2. 轨道 是物流小车运行的路径,是物流传送系统的"血管"。运行轨道由直轨、曲轨、弯轨及轨道附件组成。轨道采用进口铝镁合金材料制成。轨道材料表面采用本色阳极处理,硬度高、耐腐蚀、美观耐用。利用高强度铝合金型材支撑,保证轨道垂直和水平方向配合精度。物流轨道相当于铁路轨道,一般为单轨小车,可以悬挂。

3. 轨道小车 是轨道式物流传送系统的传送载体,用于装载物品。材料为铝合金,规格为500mm×350mm×445mm(大小可定制)。水平运载平均速度0.6m/s;垂直运载平均速度0.4m/s;驱动电压36V或24V,安全直流供电。可内置水平仪,使车内物品始终保持水平状态。小车上有显示送货地点及内容的液晶显示屏。小车自带电源开关,小车上装有物理锁和电子锁,可自动锁定。未锁定时,小车不启动。小车两端装有防碰撞传感器,当行进过程中碰到障碍物时,小车自动停止运行。小车采用静音驱动设计,在轨道中运行的噪声值<30dB(A)。小车内置无线射频智能控制器,可实时与中心控制通信。

4. 轨道转轨器 转轨器相当于铁路扳道的功能单位,用于智能小车在不同轨道上的转换,在不同的轨道位置上根据需要可选用不同类型的转轨器,确保系统运输的灵活性。转运过程是由转轨器的平行移动完成的。一旦接收到这类信息,运载小车可以做出不同的选择。采用高性能伺服驱动器和伺服电机驱动丝杆高精度换轨,保证其换轨的平稳性及安全性。转轨器带有自动保护装置,以确保使用的安全性。

5. 空车储存区　用于集中存放当前在系统中暂时没有传送任务的运载小车。根据客户需要合理满足空间要求，设计储存区域，不占用医院使用空间，优化系统设计。科学管理空车，合理调度空车，确保空车调用时间。

6. 防火窗和防风门　在穿越防火区域的地方都要设置长开的防火门，防止火灾蔓延；在穿越不同房间的地方要设置常闭的防风门，防止空气对流；在进出药房、配液中心、检验科等有安防及生物安全的房间要设置常闭密封门，只在小车进出的短时间打开，有效防止安全事故。防火窗设置在轨道穿越防火分区的墙或楼板上，在正常情况下电动装载小车可以自由通过，当发生火灾时，在小车通过相关的洞口后，电子装置被激活，关闭防火墙之后整个系统被关闭。如果中心电源停电，防火门区域由于有电池供电而不会受到影响（电池处于充电状态）。这样可以确保支撑磁体不会释放防火门，而直到安全区内没有运载小车时才会关闭防火门。防风门设置在竖井轨道出口或公共区域的墙壁开口处，其作用为防止空气对流。

7. 中央控制设备　采用国际最先进的DCS集散式分区控制方式，将系统分成多个独立的区域，各区域分别控制、协调工作，这样的控制方式既大大提高了工作效率，同时也避免了因某一区域出现故障而导致整个系统瘫痪。能够进行智能化调度，具有一定先进性的智能车辆监控管理平台系统，对区域内的物流车进行全面控制。

轨道式物流传送系统一般为单轨双向传送；系统最大收发工作站数量可达512站；物流轨道为专用铝合金轨道，小车行走速度一般为水平0.6m/s，垂直0.4m/s；小车行走过程中无噪声、无振动，行走平稳，血液样本传送前后指标相同。系统具有故障自动诊断、自动排除功能和故障恢复功能等，易于管理。

（三）样本分拣系统

自动化分拣系统将送达实验室的血液样本根据不同需求完成分拣的前处理过程。分拣系统可以直接与样本传送系统连接，具备自动核收样本、分拣方式多样化、结构紧凑和可靠性高的特点，见图3-3。

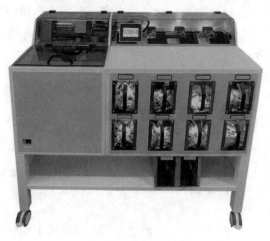

图3-3　样本分拣机

1. 工作流程　经由样本传送系统发送到达的样本直接进入分拣系统的待拣仓，或者将样本直接投入待拣仓。分拣系统读取样本的条形码，或者识别管盖颜色，或者在LIS中查询该样本的医嘱，按用户预先设定的分拣规则分拣样本至拣出仓。实验室操作人员从分拣系统的拣出仓获取样本进行分析。

2. 信息化控制　自动化的样本传送和分拣系统离不开信息化系统的控制，同时，通过信息系统将自动化样本传送系统和血液样本自动分拣系统进行整合，形成适合用户需求的整体解决方案。样本传送系统与样本分拣系统连接时，通过配备传送分拣核收的中间件系统实现样本传送、分拣和核收的信息化控制。该中间件系统在连接样本传送系统和样本分拣系统的同时，与LIS连接。实验室收到样本传送系统送达的检验样本，分拣系统首先扫描样本条形码，然后通过网络通知LIS核收样本，同时询问LIS以获取该样本信息（如测试项目、来源科室和患者类型等），LIS返回这些信息后，中间件系统根据实验室管理人员设置的规则，通过样本分拣系统分拣至对应的拣出仓，从而实现样本传送、分拣和核收过程的自动化。

四、临床实验室样本物流管理系统功能的实现

（一）样本物流管理系统主要功能

1. 物流信息 物流主管根据电子申请单或者医院的需求新建、修改、删除物流计划，提前确认有哪些医院需要接收样本、接收样本的时间段。物流计划分配：物流主管把物流计划分配到物流人员名下，物流人员根据自己的物流任务，提前确认第二天在哪个时间段、去哪些医院接收样本（物流前处理样本交接）：前处理登录系统选择接收样本，选取已完成的物流计划。系统显示交接流程，并提示是否有条形码，如果有条形码，那么扫描完所有样本条形码后批量确认，并且核对样本数量。如果数量明细一致则接收完成，否则产生"核收差异表"，打印后在系统外签字。如果样本没有条形码，那么选择送检医院，清点申请单数量、样本数量；在系统中输入申请单数量、样本数量，对比系统中的已有信息，如果一致则接收完成；否则产生"核收差异表"，打印后在系统外签字。

2. 人员管理 新增人员：新增物流人员时，需要填写人员的姓名、代码、联系方式及登录名和密码。编辑人员可以对已经添加的人员进行信息修改，若修改登录名或密码，则修改的物流人员需要重新登录系统。删除人员：删除物流人员信息时，若该人员有运输任务，则无法删除，必须将账户内的物流信息流转完成，才可以进行人员的删除。

3. 收纳箱 列表可展示收纳箱的信息和内容，根据创建时间按倒序排列。新增收纳箱：新增收纳箱时，只需要填写收纳箱名称、代码和是否开启即可。每个收纳箱的名称和代码为唯一值，不可重复。收纳箱编辑：收纳箱支持编辑功能，可以调整名称、代码和状态。收纳箱停用/启用：可以将启用的收纳箱停用，也可以将停用的收纳箱启用，已经存放样本的收纳箱无法停用，须直到样本送完为止。

4. 基础设置 医院的管理员可以设置其所在医院的物流运送的温度、湿度数据信息。当温度或者湿度值高于设置的阈值时，会给相关负责人发送短信报警。管理员可以设置物流信息的同步上传频率，若不设置则默认半小时更新一次。报警联系人，每个医院默认为送检医院的所有人员，医院管理员可以根据具体情况，选择具体人员接收报警短信。

5. 前处理信息核对 样本到达之前，前处理根据网上传回的照片，进行信息初次录入。样本送达后，扫描样本上的条形码，查询申请单，如果没有此申请单，则系统提示用户无申请单，是否增加该申请单，并录入。如果有则显示申请单，根据预制条形码（医院）通过LIS接口产生样本条形码（检测中心），信息进入LIS。通过LIS接口根据预制条形码发送时的状态更新系统结果状态；打印报告后，更新报告状态。前处理打印所有照

片，登录系统选择物流计划，点击信息录入，扫描纸质照片上的流水号，按照照片进行信息录入（二次录入），并且系统自动进行二次录入比对。

6. 样本采集　这是关键环节，登录后根据权限分配，具有对本科室或病区样本进行条形码打印、样本扫描、查看样本状态等功能。首先，护士对需要采集的样本打印条形码，并贴于试管上，贴条形码一定要规范操作，避免临床实验室双工仪器扫描时出错。护士采集样本后在计算机或移动设备上进行扫描，记录样本信息、样本采集人、采集时间。限制条形码只能扫描一次，如果重复扫描，会提示采集失败，避免护士错打、重打的情况。

7. 收样　此功能模块记录收样过程，把采集、扫描后的样本交予运送人员，运送人员在计算机上扫描胸牌进行身份确认，然后扫描每个样本以确认收样，记录样本信息、收样人和收样时间。未采集样本扫描时做出提示，同时交予护士处理。运送人扫描完毕1min后，系统自动清除胸牌信息，以防下一个运送人未进行身份确认时扫描样本。

8. 样本送达　此功能模块记录样本送达过程，运送人员把样本送到检验科后先扫描胸牌进行身份确认，然后扫描每个样本，记录样本信息、送达人和送达时间，当面交予检验科工作人员。扫描未采集、未收样的样本时会做出提示。扫描时调用 LIS 的万维网服务接口，将 HIS 中的指定数据写入 LIS 中，同时将送达状态、送达时间等信息写入 HIS 视图中。运送人扫描完毕1min后，系统自动清除胸牌信息，以防下一个运送人未进行身份确认时扫描样本。

9. 样本签收　此功能模块记录样本签收、拒收过程，检验科工作人员收到样本后，当面签收确认，如有不合格样本须进行拒收操作，并打印回执给运送人员，返回送检科室重新采样或进行其他处理。

10. 样本追溯　指进行权限分配后，系统具有的样本追溯功能，可按照时间段、送检科室、人员、样本信息进行查询，以确认样本当前状态或在哪个环节出了问题，以便及时处理。

11. 数据分析　利用记录的采集时间、收样时间、送达时间、签收时间等各时间点，可以分析临床实验室外的TAT，以提高某时间段的送检效率，避免样本采集后长时间得不到检测，以及更有效地对工作人员进行管理。通过数据分析，可得出样本的合格率，分析不合格样本原因，报表按月返回护理部和临床支持中心，为管理者提供数据支持。

12. 专人运送或专用运送系统　从患者采集的原始样本开始，原则上都应由经过专门训练的医护人员或护工运送，不得由患者本人或家属运送，或者由专用的气动物流传送系统运送。送往外院或委托实验室的样本也应由经过训练的人员运送和接收，样本运送人员必须接受过相应的培训，具备一定的专业知识，保证运送中样本质量不影响检测结果、及时运送至实验室。保证运送途中的安全性及发生意外时有紧急处理措施，并有实验室负责人的授权。

13. 专用样本运送储存箱　样本在运送过程中可能会发生丢失、污染、过度震荡、容器破损、唯一性标识丢失或混淆，以及高温、低温或阳光直射等使样本变质等情况，为了避免样本在运送过程中出现以上情况，运送时需使用专用的储存箱。对于疑为高致病性病原微生物的样本，应按照《病原微生物实验室生物安全管理条例》和各医疗机构制定的生物安全管理规定的相关要求进行传染性标识、运送和处理。

（二）样本物流管理系统功能特点

（1）符合检验医学现代化发展趋势，建设数字化医院，实现资源整合、流程优化、降低运营成本，提高服务质量、工作效率和管理水平。医院释放物流资源，物流人员可以投入到更多的患者护理中去，同时节省医院管理中的时间成本、场地成本、电力成本、纠纷成本。

（2）为患者提供更高效的诊疗，促进医院业务发展。将每一个样本的TAT缩短至30～90min，提升患者和临床满意度，减少因等待报告而滞留的患者，同时更多地接纳患者，服务社会。

（3）检验医学流程再造和优化。提供更便捷、准确、全面的检验服务和更精准的临床诊断依据，提高医院诊疗水平。

（4）检验学科的自身发展和生物安全。全自动运输和分拣，无须人为干预，避免生物危害和交叉感染，能持续、稳定、及时地为临床提供可靠的实验数据。

（三）样本物流管理系统功能效果

（1）样本、患者信息、临床资料、试验数据集中化管理。

（2）信息关联性强：通过患者信息可调出该患者样本存放位置、样本消耗、实验数据等信息。同样，医护人员通过样本信息或实验数据也可轻松调出患者的病例资料。

（3）缩短了TAT：从医生申请到报告发送的时间大大缩短。样本运送过程自动化、信息化，节约了时间。样本签收通过条形码扫描实现，缩短了时间。实验室各仪器通过扫描录入样本信息，节约了时间和人力。

（4）记录各节点时间：高效、客观地记录开具医嘱时间、护士执行时间、样本采集时间、检验科样本签收时间、检验报告时间及执行人等信息。信息记录具有实时性、不可更改性，一旦发现问题，应立即责任到人。

（四）样本物流管理系统应用介绍

某大型三级甲等医院于2018年引入"检验4.0智能化管理系统"，该系统实现了从采血到出检验报告一键完成，整个流程无须人工干预，实现了自动化采血、运送、准备、分析、储存等全流程管理。节省了医院的人力、物力，并且大幅缩短了TAT，工作效率显著提升。

1. 系统主要组件

（1）样本发送端（图3-4）：该院在一楼门诊采血处布置了样本发送端，将采集的血

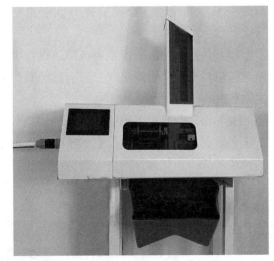

图3-4　样本发送端

样放入该设备的进样口后可立即传送给实验室。

（2）样本接收端（图3-5）：样本抵达实验室后，接收模块能自动进行核收和分拣，除了需要线下检验的血液样本将留在预设的分拣仓内，其他样本都会通过该模块后端轨道继续传送给流水线，整个过程无须人工干预，真正实现了一键式的自动化。

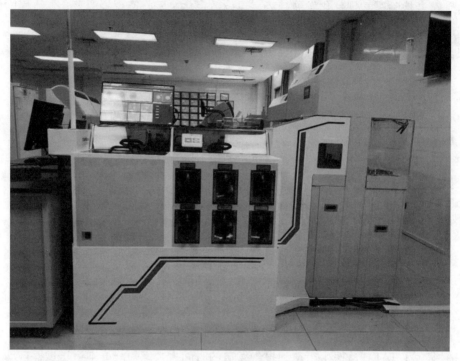

图3-5　样本接收端

2. 系统功能

（1）全自动化功能：通过对物理信息的管理，与气动物理传送系统、轨道式自动物流传送系统有机结合，并延伸到医院内部物流的计划与监控管理，将气动、轨道物流传送系统的手动作业模式提升到全自动作业模式，从而实现医院内部物流过程的全自动处理。

（2）条形码技术应用：物流传送过程中，扫描运送箱条形码，系统根据条形码正确判断运送箱类型，从而对路线进行有效控制；运送中，扫描运送箱条形码，系统即对运送箱内物品进行全程跟踪。

（3）物理全流程跟踪：在各周转容器外侧或传送瓶上粘贴电子标签（RFID），并在各个小车站点或启动工作站设置标签解读器；每当运送箱或传送瓶途经这些站点时，会被标签读取器捕捉，其运行轨迹也会被记录到系统中；操作人员可通过本系统查询标签读取器获取各运送箱或传送瓶的行进位置，从而进一步掌握相关物品的行进位置。这对特殊物品的跟踪有特殊意义。

（4）物流状态监控

1）设备状态查询：操作人员可以通过本系统查询各种设备状态信息，包括各小车或各传送瓶目前所在站点、各站点或小车禁用/正常/故障信息、各站点或各小车目前空闲状态信息等。

2）作业状态查询：正在进行的物流作业的行进位置、作业类型、物品信息、启动时间等。后续等待执行的物流作业，这类作业可分为等待小车或传送瓶传送的作业及尚未执行的配送计划等。

（5）紧急物品优先处理

1）等级定义：系统管理员可向系统定义各类作业的相互等级关系。

2）高等级请求处理：系统接到高等级的请求后，将立刻在相关部门的LED屏上显示警示信息，随后进行空小车或空传送瓶调度。

3）高等级作业处理：被请求的部门备好物品后，系统将优先对此小车或传送瓶进行作业，必要时暂时停止其他低等级的作业。

（濮　阳）

第五节　临床实验室危急值报告信息系统

一、危急值报告信息系统概述

1972年，美国学者Lundberg首次提出危急值（critical value，panic value）管理的概念。危急值是指与正常参考范围偏离较大、危及生命的人体检验和检查结果。当患者出现这种结果时，预示可能处于随时发生生命危险的状态，应立即通知医生迅速采取相应的治疗措施，否则可能产生严重的后果，甚至危及患者的生命。自2007年起，国家将危急值报告列入《患者安全目标》，要求各级医疗机构根据实际情况，制订适合本单位的危急值项目和危急值报告制度。《三级综合医院评审标准实施细则（2011年版）》也对危急值报告提出明确要求，并列为等级医院评审的单项否决项。危急值不仅仅包括检验项目，还包括影像、超声、内镜、心电图和病理等检查项目。

传统的危急值报告采用电话通知和人工记录模式。检验人员审核检验结果时，若发现危急值，应电话通知医护人员。医生确认后，根据患者情况采取处置措施并在病程上记录。实验室建立危急值通知记录，医护人员建立危急值报告记录。这种模式往往存在以下问题：①手工登记方式难以保证检验人员在大量检验数据中发现所有危急值，普遍存在错报或漏报现象，难以保证危急值报告的准确性。②手工登记方式花费了大量的人力和时间成本，但仍存在不少人工差错，难以保证危急值报告时效性。③医院管理部门花费大量人力和时间检查，既不利于数据的统计和分析，也不利于危急值报告流程的评估和改进，持续改进医疗质量。

2015年4月，国家卫生计生委办公厅关于印发麻醉等6个专业质控指标（2015年版）的通知，制定了临床检验专业15个医疗质量质控指标，其中检验危急值通报率和检验危急值通报及时率是危急值报告监控和评估的两个指标。为了改进传统的电话通知和人工记录模式，随着信息技术的进步，HIS和LIS逐步完善，很多医院开始通过对现有功能进行改进，建立了危急值报告信息系统，实现以危急值为核心的全面管理。

危急值报告信息系统将医院危急值管理制度嵌入医院信息系统，设计上涵盖组织管理、流程管理和专业管理等多个层面，集合了不同信息系统，实现了与外部系统的对接，集成水平最高，综合反映了医疗信息系统水平。

与传统危急值报告流程相比，危急值报告信息系统不仅解决了传统手工模式的瓶颈，以往容易出现的无法及时识别危急值、遗漏通知、报告不及时等问题也得到彻底改变。危急值报告信息系统可保证医生及时接收危急值，迅速给予患者及时有效的处置措施，使患者获得快速抢救机会，尽快挽救患者生命，而且使医院管理层能更及时地监督危急值管理，确保医疗安全，减少医疗纠纷。

二、危急值报告信息系统模块设计

危急值报告信息系统模块设计既要满足《医疗机构临床实验室管理办法》、中国医师协会发布的《2007年患者安全目标》和《三级综合医院评审标准实施细则（2011年版）》等的要求，又必须以危急值报告管理和信息管理为基础。

危急值报告信息系统集危急值数据（采集、传输、记录和统计）管理等诸多模块为一体，实现从危急值识别、报告到处置、监控等整个流程的闭环管理，设计理念是保证为临床医生提供便捷、及时、有效的检验危急值，保证检验与临床有效沟通，有利于危急值制度的持续改进。

（一）危急值识别

危急值识别是危急值报告的前提。国外学者调查发现，0.1%～10.0%的危急值漏报或错报的主要原因在于这部分危急值未能识别或错误识别。危急值识别模块通常在LIS进行设置和维护。LIS接收检验结果时，与LIS中维护的危急值检验项目和界限进行对比，自动识别危急值，并提示或通知检验人员优先审核和发布危急值检验结果。

（二）危急值报告

准确、及时是危急值报告的基本原则。危急值发布后，通过信息网络将危急值发送到相应临床科室终端HIS。因此，危急值报告模块通常在HIS进行设置和维护，通过护士工作站和医生工作站HIS进行消息提醒。医生工作站自动弹出危急值通知窗口，显示危急值信息内容，该窗口通常无法强制关闭，必须由医生点击"确认"后才能关闭。危急值报告模块还可通过短信和手机APP实时将通知发送给医务人员，实现全方位、多层次通知，确保将危急值信息及时有效地通知医生。

由于临床医生或其他人员存在不能及时发现和读取信息的可能性，为确保临床医生能及时收到危急值，杜绝危急值接收不及时或遗漏现象，危急值报告时，护士工作站同时自动弹出危急值通知窗口，由护士确认后进一步通知临床医生采取处置措施。危急值报告后，应有反馈机制，若在设定的时间内没有回复确认，实验室工作人员应收到反馈信息。反馈机制设置时间应通过医生评估。临床医生接收危急值报告的时间延长可能导致对患者诊疗时间的延迟，尤其是危重症患者，其临床治疗和转归均会受到影响。

（三）危急值处置

临床医生确认收到危急值后，HIS会强制要求医生及时采取有效措施处置患者病情，书写危急病程，否则不能书写其他病程。危急值处置模块设计应充分考虑不同临床科室危急值检验项目差异，涵盖危急值的记录时间、处置时间、处置内容等方面，满足危急值处置流程要求，保证临床医生处置与记录的及时性和规范性。

（四）危急值监控

危急值报告信息系统准确记录了危急值报告从识别、检验人员发布、护士或医生确认到医生处置整个流程中每个环节的节点确认时间和责任人。通过信息系统，医院管理部门可以将危急值闭环管理的各个环节的节点进行量化和统计，掌握危急值报告的客观数据，加强危急值监管。危急值通报率和危急值通报及时率是评价危急值准确及时性的质量指标。

危急值通报率是指已通报的危急值检验项目数占同期需要通报的危急值检验项目总数的比例。计算公式：

$$危急值通报率(\%)=\frac{已通报的危急值检验项目数}{同期需要通报的危急值检验项目总数}\times100$$

危急值通报及时率是指危急值通报时间（从结果确认到与临床医生交流的时间）符合规定时间的检验项目数占同期需要危急值通报的检验项目总数的比例。计算公式：

$$危急值通报及时率(\%)=\frac{危急值通报时间符合规定时间的检验项目数}{同期需要危急值通报的检验项目总数}\times100$$

三、危急值报告信息系统功能实现

危急值报告信息系统存在很多挑战。医疗机构间规模、学科特点、患者群体差异很大，难以统一危急值项目和界限。危急值管理涉及职能科室、医技科室和临床科室等多个部门，各部门之间既有分工又相互联系。这些都预示着需要制定符合医院特色的危急值管理制度，建立符合医院特色的危急值报告信息系统。

（一）危急值项目的选择和界限的确定

不同性质的医院，应根据其工作特点，选择相应的危急值项目，不同临床科室对同一种危急值的处置能力有较大差异。因此，不同医疗机构、不同临床专业科室的危急值项目和界限会有所区别。此外，临床实验室之间在检测系统、检测方法、检测人群方面的差异导致生物参考区间的变异较大，这也是危急值界限确定时需要考虑的因素。2015年北京市22家三级医院检验结果危急值调查显示，不同医院危急值设置检验项目有一定差异。这些医院共设置危急值63项，均将血红蛋白、血小板、血钾、血钙、血糖列入危急值，其他认可度较高的项目及其所占的百分比分别为白细胞计数（95.5%，21/22）、活化部分凝血活酶时间（90.9%，20/22）、血钠（86.4%，19/22）、纤维蛋白原（68.2%，15/22）、凝血酶原时间（63.6%，14/22）。国家卫生计生委在《患者安全目标（2007版）》中明确要求，须将"血钙、血钾、血糖、血气、白细胞计数、血小板计数、凝血酶原时间、活化部分凝血活酶时间"列为危急值项目。

医院行政部门应组织相关临床科室与实验室就不同科室危急项目设置进行讨论并达成共识，确定符合临床科室的危急值检验项目和界限值，并经医院行政管理部门签字认可后发布。

（二）危急值识别

准确及时识别危急值，首先要在样本检验、报告审核阶段识别和确认危急值。危急值识别功能的实现需要注意以下方面。

（1）危急值识别的准确性：不同临床科室、不同诊断患者的危急值检验项目和界限值有所不同，危急值识别模块能够准确识别危急值检验项目。

（2）危急值识别的及时性：LIS可在两个时间点识别危急值，样本检验后，LIS接收仪器检验结果时自动搜索，一旦发现危急值，自动突出显示。或在检验人员审核报告时，LIS提示危急值。和后者相比，前者能够更及时地识别危急值，缩短报告时间。

（3）危急值识别的有效性：危急值识别模块通过若干特殊信号预警系统（如LIS危急值出现特殊标识或颜色变化、闪烁显示、警示声音、对话框或实验室大屏幕等）主动提示或通知检验人员优先处理，及时审核和发布危急值结果。

由于危急值危及患者生命或与患者疾病转归密切相关，实验室的标准操作规程中应规定如何审查样本的合格性、如何审核检验结果、如何排除由检验前影响因素导致样本问题对检验结果的影响。必要时应与临床医生及时联系，重新采集样本进行复查。LIS可设置差值检查，自动比较患者的历史结果。

（三）危急值报告

危急值报告功能实现需要注意以下方面：①由于HIS采取了强制阅读方式，应根据医院情况，对HIS报警提示终端的范围如何设置进行评估。若设置范围小，每位医护人员都要承担大量的日常工作，难以保证及时阅读报警信息；而若设置范围大，又会严重干扰其他医护人员的日常工作。②危急值发布后，若LIS超过5～10min仍未收到医护人员接收的反馈信息，检验人员应电话通知医护人员。因此，LIS应有提醒功能，及时提醒检验人员。

（四）危急值处置

危急值处置功能实现：可设置危急值病程记录模板，规范记录内容，节约记录时间，保证危急值病程记录的及时性与完整性。危急值处置的流程涵盖环节较多，涉及人员及科室较广。各环节间的流畅配合需要各科室人员的规范操作与组织协调。因此，应系统评估临床科室危急值处置情况，提高科室危急值处置水平。

（五）危急值监控

危急值管理制度和危急值报告信息系统之间应着力解决两大问题：一是医疗临床信息连续性及相关性；二是医疗临床信息标准化及再利用。必须将两者充分结合，才能构建出较成熟的危急值管理体系。一方面，危急值管理制度应全面规范，明确规定危急值项目和界限、由谁报告、向谁报告、报告的时限、危急值处置流程等要求。另一方面，危急值报告信息系统应具备数据准确可追溯、统计和查询功能强大、功能模块化、扩展性强等特点。同时，应以满足临床需求为原则，充分考虑检验人员、护士和医生工作的便捷性，改进不合理、不规范的系统或流程，使员工的工作更加高效。

危急值报告信息系统需要医院协调临床科室、信息部门和检验科，改变危急值识别、报告和处置的传统方式，采取有效的方式，消除因人为失误而产生的漏报或错报情况，实现危急值报告的准确性、及时性和有效性。

危急值监控功能实现可以进一步对危急值报告的数据进行挖掘。一方面，定期对危急值系统进行督查和验证，系统评估检验危急值项目发生数、分布频率、危急值报告的周转时间等，以便及时发现问题、查找原因，并不断评估和改进流程，完善危急值管理制度，持续改进医疗质量。另一方面，评估和调整危急值项目和界限、危急值报告流程及报告时间，既可满足临床需求，保证患者生命安全，降低医疗风险，又保证了实验室、临床科室的工作效率。

四、危急值报告信息系统典型案例应用介绍

北京某三级甲等医院危急值报告制度中明确规定了临床检验危急值项目和界限的特殊情况，如血液科患者不遵循血常规危急值项目，肾内科长期维持透析患者血钾界限为高于6.5mmol/L，而其他患者血钾界限为高于6.0mmol/L。检验人员对LIS自动识别的危急值进行进一步判断，根据特殊规定对于不需要通报的危急值检验结果进行忽略处理。通过这种方式满足了危急值报告制度中危急值识别的特殊要求，保证了需要通报的危急值检验项目的准确性。

危急值报告涉及多个科室及多个岗位人员，在危急值报告制度中明确规定了急诊、门诊和住院患者的危急值报告方式。将住院或急诊患者危急值通知相应科室医护人员。门诊患者和医生流动性大，门诊时间通知门诊部办公室工作人员，非门诊时间通知医院总值班，总值班负责协调临床科室医生及时处理。

该院检验科通过使用危急值报告信息系统，达到了危急值通报率≥99.9%，危急值通报及时率（规定时限：门诊患者15min，病房患者10min）≥95.0%，并及时发现潜在问题，采取改进措施。

医疗的信息化、自动化是当前医疗领域的重要发展方向，对于提升医院管理水平、降低医疗风险、保障患者安全具有重要意义。临床检验危急值报告信息系统不但能够确保危急值被尽早发现，加强检验科与临床科室信息交流与沟通的时效性，让更多的患者得到及时有效的救治，还能减少检验科、临床科室的工作量。总之，该系统的实施对提高医疗质

量和管理水平、实现医院精细化管理起到很好的促进与保障作用。

（岳志红）

第六节　临床实验室人员管理系统

临床实验室能否高效运作，快速发展，人才与团队起着核心作用，良好的管理规范需要员工去制定、宣贯、落实及持续改进，学科建设需要优秀的团队去推动和发展。围绕人力资源开发而进行的一系列管理活动和管理过程要求对人员的知识文化程度、素质结构、个人爱好、能力高低及所从事的岗位熟练程度有非常清晰、系统和可供分析的记录与汇总；并以此为客观依据，科学地配置实验室人才资源，使其与临床服务相适应、与医教研相适应、与职称管理相互促进。

一、临床实验室人员管理系统概述

为使管理更具有系统性、针对性和实效性，健全的制度、可衡量的判断标准与行之有效的落实缺一不可。无论是传统的纸质化手工管理方法，还是单机版的管理工具或是联网的系统软件，它们首先是一个忠实的记录者，能准确、完整地记录信息，都能追溯到"何时何地谁做了什么"，其次是方便记录者，记录方式与流程高效、简洁，能提升工作效率。要让管理手段或工具"聪明"和"智能"，则需要系统工具去满足，依托现代计算机与移动通信等科技，通过文字、视频、图片、语音等记录手段便捷地记录信息，并能按照意愿准确汇总与多维度统计展示，还能智能制定或者触发工作、培训或评估计划，按设定要求提醒员工和各级管理人员执行任务。

实验室人员管理系统的软件开发可以将 ISO 15189 人员管理中的标准要素和美国临床和实验室标准化协会（CLSI）12 个质量体系要素中的人员要素部分作为指导标准，以员工各类技术档案和组织内岗位轮转作为软件的两条主线去架构系统功能。管理人员和员工通过使用本系统，动态建立与完善员工技术档案，包括员工基本信息、健康状况、教育背景、工作经历、实验室内外的能力培训与评估、继续教育等相关信息。实验室可根据工作需要设定合适的岗位，并对其进行描述：每个岗位需要员工知情同意的内容，需要参加哪些必要的学习、培训和考核，明确岗位职责、权限和任务。通过实验室主任或指定人的批准或岗位授权操作，将系统的两条主线整合在一起，记录满足岗位相关要求的员工信息，同时记录员工授权岗位生效时间、时长，员工的岗位职责、权限及相关任务。人员管理系统以系统权限的形式与岗位权限相匹配。

二、临床实验室人员管理系统模块设计

（一）人员管理系统的功能

人员管理系统的功能矩阵示意图见图 3-6。纵向包括实验室主任、质量（技术）主管、

组长与检验人员3个层级；横向包括人员档案、岗位授权、培训管理等几个关键功能；运维支撑方面包括人员综合信息、组织架构岗位、质量管理程序三个关键部分。

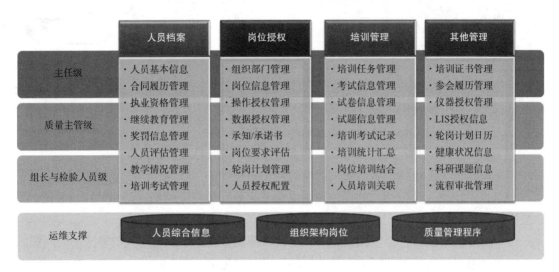

图3-6　人员管理系统的功能矩阵示意图

（二）人员管理系统需求分析

人员管理系统主要实现人员综合信息管理、岗位评估考核与授权、能力培训与评估管理、其他管理四大功能模块。通过对纵向主任、质量（技术）主管、组长与检验人员3层结构建模，横向实现人员档案、岗位授权、培训考试记录管理、其他管理等彼此衔接与关联，并统一归口到员工技术档案中，其中涉及审核、审批流程与相关岗位和相关岗位对应的人员权限相匹配。以实验室人员综合信息、实验室的组织架构与岗位及人力资源管理程序为本系统的支撑核心。

1. 综合信息管理　以人员为单位进行档案信息的综合管理，包含合同履历、工作经历、执业资格、继续教育、奖罚信息、人员评估、健康状况等信息，并可查询、汇总和导出所有人员的技术档案信息。

2. 岗位授权　以医院组织部门结构为单位，综合管理普通岗位/轮岗岗位，同时可配置岗位要求（培训/考试/知情同意书），并可自定义每个岗位的系统操作权限及数据权限，个人档案信息可以通过授权人员或者授权岗位，自定义配置档案信息的维护操作查看选项。

3. 培训与评估　实验室的能力培训形式多样，根据培训的发生地可分为内部培训与外部培训，根据与岗位的关系可分为岗前培训、在岗培训、脱产学习等。对人员管理系统而言，在系统内进行的培训，无论是培训任务的发起人，还是参与培训的员工，应满足下列要求：①任务发起和参与简便高效；②培训形式与题材多样；③任务进程实时追踪，培训状态一目了然；④培训评估形式多样，如支持在线考试，支持主观题与客观题，并可定义考试题目规则，包含随机抽题、考题及选项顺序随机排列等，支持定量或定性评价。在人员管理系统外发生的培训如外出培训，需要考虑快速的录入方式。可设计移动端记录这些培训主体与场景，采用实验室自我意愿的方式与局域网线下同步。针对科室人员或者岗位人员发起能力培训与评估，对结果记录进行综合汇总，在员工技术档案中归档，并与岗位授权等衔接及关联。

（三）人员管理系统安全性

人员管理系统应将软件开发和安装、系统创建、数据修改和记录传输等各个环节的安全性、标准性和开放性纳入设计过程。

（1）系统安装所需要的软硬件要求及环境要求。

（2）为防止数据意外丢失，系统定期备份数据，同时也支持系统外备份。

（3）确保记录（包括签名记录）的准确性与完整性。

（4）权限控制，每个用户的操作权限受到系统分配的权限控制，防止非授权篡改，系统能自动记录操作日志。

（5）对于人员创建、修改或删除等操作，系统能自动记录独立于人员输入的时间戳。

（6）随时可以在权限范围内下载或打印所需要的记录。

（7）对于停止使用管理系统的实验室，可导出主流工具可读的系统内记录。

三、临床实验室人员管理系统功能实现

（一）人员档案

1. 人员基础信息　包括人员基础信息的添加、修改，同时可导出人员列表的信息，包括人员档案明细、培训履历及授权信息等，其中人员信息根据当前登录用户权限的不同，可见用户也不同。

2. 人员档案维护　以人员为单位进行档案信息的添加、修改、删除，包含合同履历、工作经历、执业资格、继续教育、奖罚信息、健康状况等信息，并可查询所有人员的档案信息及导出汇总。

3. 档案维护授权配置　通过授权人员或者授权岗位，可自定义配置档案信息的维护项（图3-7）。

（二）岗位授权

1. 组织/部门岗位维护　以组织部门为单位，进行普通岗位/轮岗岗位的添加、修改、删除，同时可配置岗位要求（培训/考试/知情同意书），并可自定义每个岗位的系统操作权限及数据权限。

2. 岗位授权　授权人可授权科室人员相应的岗位，并定义岗位起效的时间范围，当某岗位需要相关的岗位要求时，如需要参加的培训、考核和知情同意书等，被授权人员可收到相应的岗位要求任务，任务完成后方可获得相应的岗位权限（图3-8）。

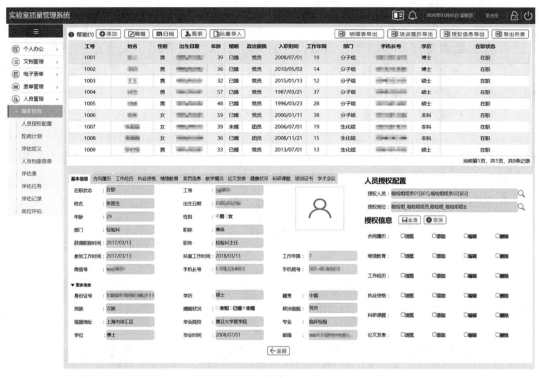

图3-7 人员档案界面

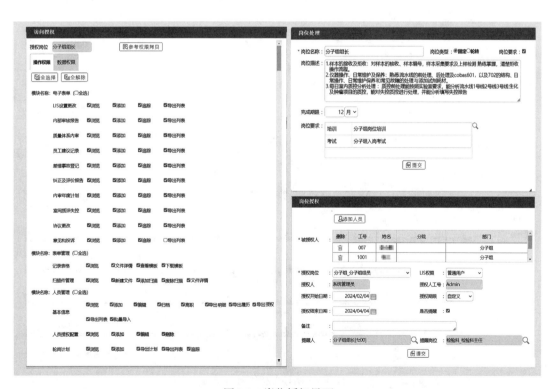

图3-8 岗位授权界面

（三）培训管理

1. 人员培训考核 培训考核负责人可针对科室人员或者岗位人员发起在线培训或者考试，并可定义考试题目规则，包含随机抽取题目、打乱考题顺序及打乱试题选项等。

2. 培训考核方式 人员登录系统在软件首页收到培训考试任务，可直接进入在线培训与考试，考试完成后，客观题的评分由系统直接判断打分。若考试有主观题，则还需要考试任务发起时安排评分老师在软件系统上主观评分，受试人员考试结束提交试卷时，系统会推送任务给评分老师。

3. 试卷试题库维护 考试负责人可自定义试题与试卷进行出卷，并支持图片及视频题目，试题库也可根据指定模板批量导入（图3-9）。

4. 培训考试汇总分析 培训考核负责人可根据人员与部门两个维度，进行培训考试的汇总分析。

5. 任务展现 以日历形式展现个人或者部门的培训考试任务，有权限人员还可查询部门维度的培训考试任务信息（图3-10）。

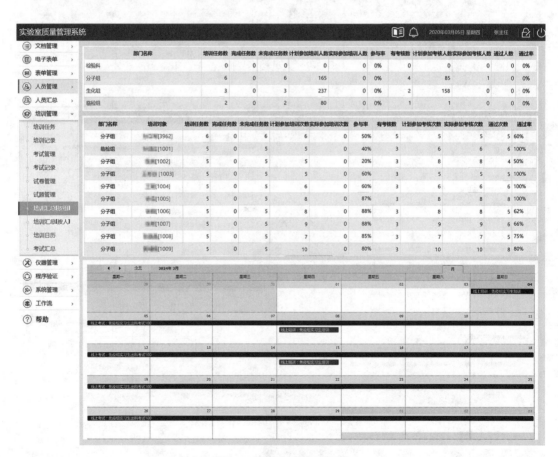

图3-9 培训考核管理界面

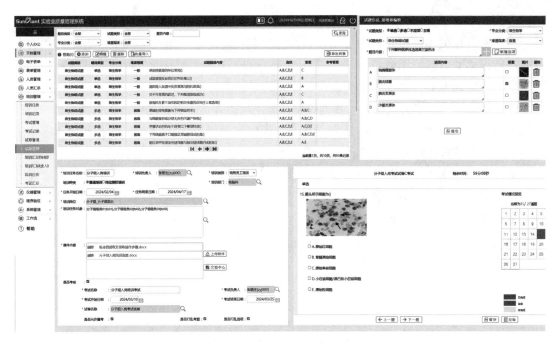

图3-10   培训考试汇总分析界面

四、临床实验室人员管理系统典型案例应用介绍

（一）员工能力评估现状

1. 评估时间   某三级甲等医院在每个季度、每年年底对员工进行能力评估或者年终考核评估，新员工或职责变更的员工另行评估。

2. 评估依据   员工专业技能、表现、参与的培训、参加的学术会议、考勤信息等，有些依据需要相关支撑材料，如培训、会议记录、培训证明、考勤记录、教学记录等。

3. 评估方式   用Excel表自评，其他员工互评，再由上级主管评估。

4. 评估汇总   评估结束后评估结果的汇总也需要通过确认各个Excel表格进行统计，包括统计支撑材料。

5. 岗位评估   岗位能力培训考核后，考核人员需要进行再评估，评估完成后无法关联培训考试。

（二）人员管理系统解决方案

根据实验室提供的评估表格，首先评估负责人需要在评估定义添加所需评估表的项目，评估内容与分类可自定义，格式包含有无评估选项，然后根据评估定义项组合成一套合适的评估表。评估表可配置每个评估项的评估分数（固定分数/区间分数），并由评估负责人指定评估对象、评估日期范围，以及评估任务所需的评估依据，如考勤信息等。可以随意组合自评/互评/组长评估的形式发起评估任务，评估对象可按自评→互评→组长评估的流程进行评估，其中组长评估的时候还可以参考评估对象的自评与互评信息。可根据评估定义的配置进行多种形式的展示，包括评估定义有无选项和评估分数采用固定分数或者区间分数。

评估所需相关参考资料可由评估负责人在发起任务时通过附件形式批量上传，评估人员在进行评估的时候可随时打开预览进行查看，同时评估进行前也可查询该评估对象的档案信息，如培训证书、参加学术会议及论文发表等信息。

评估过程中，根据岗位权限可查询评估任务的状态并可查看详细情况，包括自评/互评/上级评估的评估分数、评估总结及完成状态，评估完成后由评估负责人或上级领导将评估结果与评估记录通过各个维度展示，并可按照多条件进行过滤汇总成报表供下载查看。

培训考试负责人在发起培训考试任务时，可指定该培训考试后是否需要评估，培训考试人员在完成培训考试后，评估人可收到对培训考试人员的评估任务，评估完成后即可以培训考试任务为单位查看评估结果并可导出报表供下载查看。

通过上述方式，解决线下评估与统计汇总耗时低效的现状，实现了评估过程流程化、评估依据定量化，评估结论可多维度查询与汇总，实现了线下评估到系统工具评估的数字化转移。

（陈锦添　傅应裕）

第七节　临床实验室电子文档管理系统

文件管控是质量管理体系中不可或缺的部分，即要求实验室的所有活动都要形成文件，包括质量手册、程序文件、作业指导书等，同时将整个管理过程和检验过程形成记录，以利于发现并查找过程中出现的问题的原因。

一、电子文档管理系统概述

目前国内的临床实验室几乎都使用LIS进行实验室日常检验流程、科室事务、检验结果数据的信息化管理，但在文件管控方面，不少实验室仍然采用传统的打印文档或手工填写方式进行纸质文档储存管理。这种文档管理方式费时耗力，不易查阅，浪费纸质资源和空间资源。在文件管理流程方面，失去保密性、有效性、真实性、实时性，文件管理会趋于不可控、不可溯源、不可追查，同时从实验室流出的文件存在沾染细菌的风险，故有生物安全隐患。传统文件管理方法的不足主要体现在以下几个方面。

（一）文档难以集中管理

实验室内的文档需要进行集中管理，传统管理手段对科室空间及纸质文档长期储存的物理条件要求较高，大部分实验室无对应的储存条件，导致文档分散存放，不易监管。同时，在实验室内部人员查阅过程中，只有纸质文档记录的去向，纸质文档易破损、易遗失、易冒领，对文档的可阅读权限无法进行管控。同时，逐年递增的纸质文档缺乏重复使用性，会增加科室耗材成本，管理纸质文档会压缩科室可利用空间，管理文档需要专人负责，增加了人力成本和工作负担，在保存纸质文档时需要合适的温湿度，增加了设备投入成本，管理不当还会增加安全隐患，不利于实验室的可持续发展。

（二）文档共享不足

纸质文档不利于查看、传阅，且具有空间局限性。实验室内部人员无法在日常工作中随时查阅，纸质文档在工作环境下也易污染、损坏，在日益信息化的工作环境下反而会延误工作效率。对于一些具有时效性的文档，纸质文档无法进行快速分享传达，无法同时进行查阅学习，往往同一份文件只有持有人使用完成后才能分享给其他人，增加了文档共享的难度。针对某些特殊带图像信息的文件，考虑到成本控制，打印的黑白文件在一定程度上也会存在失真的情况，不利于表达文件内容的真实性。因此，数字化时代产生的各种视频文件、音频文件等同样宝贵的资料，将无法被快速调阅。

（三）缺乏文件流程管理体系

文件流程管理体系是指从文件的产生、审核、发布、授权、查看、保存、修改等文件管理流程形成的一系列秩序和内部联系组合而成的整体步骤。然而现实情况通常是实验室只存在其中发布、授权、查看等几个步骤，缺乏文件的有效审核管理。在进行文件修改、改版时，无法确认是否真正销毁上一版本的流传文件。在进行文件授权时无相应的权限管理体系，无存证。重要文件的机密性无法保证，对查阅记录无法进行有效监控。例如，应控制不同管理级别的人员对相关文件的访问权限，规定一段时间未查阅文件的人员需要重新验证权限。此外，还需进行数据的有效备份和存储容灾等管理。

（四）不易达到管理体系要求

实验室内的文件管理体系需要符合ISO 15189标准体系文件中的管理要求，将实验室相关法律法规、标准规范、内部文档等文件进行信息化、电子化管理，实现文件的实时共享。各管理流程严格按照审核、发布、授权等一系列操作规范进行，针对实验室人员清楚划分每一个角色对应的文件授权，在进行文件查阅时记录每一步操作的时间及操作人，做到过程有记录、记录可追溯，也减少了纸张的打印，降低了科室的人员成本和耗材成本。在进行数据保存时，也应该注重数据的安全性和有效性，如采取文件升级后旧文件记录自动作废、进行数据容灾备份等措施。同时采用文档电子化的手段，通过使用工作环境下的计算机查阅文档，可提高文档超越率，降低生物污染的风险。此外，通过信息化管理还可在文件管理体系原有的基础上增添其他的功能，以便实验室更好地进行质量控制管理，从而建立一套基于ISO 15189标准且符合实验室自身发展的文档管理体系质量方针。

因此，医院需要基于实验室ISO 15189管理规范，对实验室的体系文件进行标准化、信息化、规范化管理，以提高医疗机构的质量管理水平。

二、电子文档管理系统模块设计

（一）基本原理

ISO 15189电子文档管理系统基于无纸化原则，遵循规范化的流程式管理体系，支持自定义目录结构及授权，实现文档协同共享及版本控制，以达到优化管理的目标。

（二）模块组成

电子文档管理系统采用流行的面向服务的三层架构，将整个业务应用划分为界面层、业务逻辑层、数据访问层。三层体系的应用程序将业务规则、数据访问、合法性校验等工作放到了中间层进行处理。通常情况下，客户端不直接与数据库进行交互，而是通过网络通信与中间层建立连接，再经由中间层与数据库进行交互。

（三）设计理念

电子文档管理系统基于ISO 15189实验室认可标准，对实验室的体系文件进行标准化、信息化、规范化管理，解决实验室文档集中困难、共享力度不足、缺乏文件流程管理体系信息化的问题，以提高临床实验室质量管理水平。

（四）安装要求

ISO 15189电子文档管理系统的安装要求包括网络要求、硬件要求、软件要求。网络采用TCP/IP协议，具备完整的院内网络，无盲点。目前市场主流的PC配置即可满足要求，服务器操作系统Windows Server 2003以上，数据库Microsoft SQL Server 2008及以上，终端操作系统Windows XP Professional或Windows7。服务器采用双服务，冷热备份，以保证数据的安全性。

三、电子文档管理系统功能实现

（一）文档管理的主业务流程

文件的新建、审核、批准、浏览等应遵循严格的信息化管理流程，用户上传文件后，系统创建相应的文档，并将上传的文件进行归档，文档也要放到相应的大类下，进行文档归类。文档归类之后，需要对文档进行授权、审核、批准、发布。对于分发的文档，拥有权限的用户可以进行文档浏览等操作。避免文件随意上传或被删除、操作文件混乱等情况。

（二）主要功能

1. 法律法规文件管理　包括医疗管理、突发应急事件、医院感染、传染病及生物安全等相关的法律法规文件管理。实现文件多层级管理、版本控制、权限控制、申请审核流程管理。支持Office文档、PDF文档、图片文档等类型文件的上传、浏览和查看，采用PDF格式预览文件、Flash格式打印，用户不可篡改文档内容，保证文档的安全性。自带标准的法律法规文件模板，方便用户快捷使用，降低维护成本。

2. 相关标准文件管理　包括ISO 15189实验室认可标准、实验室室间质量评价要求、医学检验基本标准、临床实验室安全准则等相关标准管理。实现文件多层级管理、版本控制、权限控制、申请审核流程管理。支持Office文档、PDF文档、图片文档等类型文件的上传、浏览和查看。采用PDF格式预览文件、Flash格式打印，用户不可篡改文档内容，保证文档的安全性。自带标准的相关标准文件模板，方便用户快捷使用，降低维护成本。

3. 内部文件管理　包括如全科质量手册、全科程序文件、各实验室SOP文件、检验标准化操作程序、样本采集手册、实验室生物安全手册等实验室内部文件管理，可实现文件多层级管理、版本控制、权限控制、申请审核流程管理。支持Office文档、PDF文档、图片文档等类型文件的上传、浏览和查看。采用PDF格式预览文件、Flash格式打印，用户不可篡改文档内容，保证文档的安全性。自带标准的内部文件模板，方便用户快捷使用，降低维护成本。

4. 审核流程管理　分别对体系性文档、非体系性文档、实验室各种记录表格、业务系统归档表单进行流程化管理，自定义业务管理流程。用户可以填写申请单，由具有审批申请资格的管理员审批通过之后，用户可以继续上传新的文件等待管理员进一步审核新上传的文件。当管理员看到新上传的文件后，方可决定是否审核通过。当审核通过后，新文件会自动覆盖原来的文件，并自动更改名字，并且以上所有操作都会形成操作日志，方便日后追踪查看。

5. 版本化管理　版本控制是对用户所有操作的文档版本进行有效控制，并会在系统中以文档的各种状态来体现不同时期的版本。用户可以查看某份文档的所有版本，并且显示每一个版本的版本号、版本日期等相关属性信息。每个版本的操作记录、编辑记录，具有一定权限的用户可以查看各个版本文件的详细信息，并且还可以将不同时期的版本导出到本地，以供用户进一步操作该文档。

6. 记录表格管理　临床实验室日常工作及管理所需的所有记录表格管理，能够对文档进行快速检索定位，便于统计与分析，可以自行编辑记录表格，如温湿度登记表、质控品使用登记表、实验室内清洁和消毒登记表等。可对未执行的表单进行自动提醒。可实现自定义表单格式与内容和自定义表单内容模板。电子文档管理系统自带标准的符合ISO 15189实验室认可标准及参比实验室的程序文件模板。

7. 表单归档管理　针对业务表单，如质控月报、危急值样本、不合格样本等实验室日常工作记录进行归档。将已编辑的表单归档转换为PDF格式，用户不可篡改文档内容，保证文档的安全性。实现文件多层级管理、权限控制，能够对文档进行快速检索定位，便于跟踪查看、导出。

8. 权限管理　不同的角色与用户拥有不同的权限，实现所有人员按照授权进行文件共享与管理。对实验室人员进行分级授权，自定义不同角色对应的功能。实现文件的授权、审核、批准、文档浏览、更新、删除等活动的权限管理。严格的权限控制保证了系统的稳定可靠和操作的规范安全，使实验室的人力资源利用更合理，管理更规范。

9. 人力资源管理　实现对实验室人员的档案管理。个人基本信息，包括受教育经历、工作经历、著作情况、课题开展情况、能力评价、科研成果、持证资料、论文发表、个人荣誉、健康档案、继续教育、社会任职、教学工作等方面。实现对人员档案的维护与管理，方便管理者快捷查询或者集中导出，方便快捷了解和收集实验室人员的所有信息。

10. 设备管理　实现实验室内所有设备的电子化信息管理。包括维修保养计划、维修保养记录、校准报告记录、设备故障记录、设备的证件管理、维护人员的培训考核、培训档案记录管理等内容。可通过仪器维修、保养计划制订，对待处理的仪器维修、保养等事项设置自动提醒，提高实验室的质量管理水平。

（三）主要优点

（1）实验室全面质量管理系统基于ISO 15189管理规范，对临床实验室中文件、表单、仪器设备、人员等进行统一管理。用户可在计算机上根据相应的权限进行文件上传、文件管理、表单填写、表单归档等相应操作，数据传输稳定可靠，用户查看简易方便，实现对实验室中文档和表单的数字化管理，提高办公效率及实验室整体管理水平，使实验室管理更规范、更科学。

（2）电子文档管理系统可实现所有的质量和技术记录通过客户端快速录入计算机，可自动生成符合ISO 15189要求的各种记录表格，实现记录表格无纸化。同时采取权限控制，根据不同的用户角色进行权限设置，不同的权限保证了该系统的稳定可靠和操作的规范安全，利用Flash打印文档，保证用户不能篡改文档中的内容。

四、电子文档管理系统典型案例

中山市某三级甲等综合医院目前使用电子文档管理系统。各管理流程严格按照审核、授权等一系列权限体系规范进行，实现过程有记录，记录可追溯，重要文件的机密性得到了保障。对于管理人员而言，审批过程更加标准化、流程化、简单化，只要登录系统，就可查看需要审批的事项，从而达到及时处理的目的。审批时可使用电子签名和印章，很好地解决了文件的签字授权及文件控制标识等问题，提高了系统文件的安全性与保密性（图3-11）。

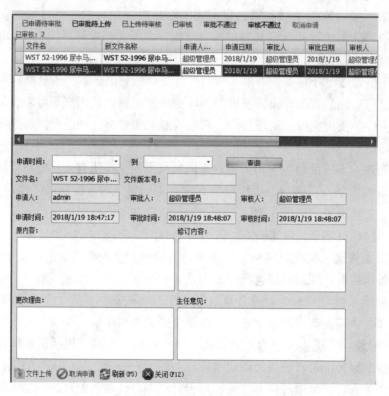

图3-11　审核管理界面

实验组人员可分为计算机管理员、主任、组长、普通人员等多个角色，不同的角色可自定义不同的功能模块。经管理人员授权后，实验室人员可使用任何联网计算机登录系统，方便快捷地浏览授权文件，实现对实验室文档和表单的数字化管理。

系统运行以来，在实验室相关法律法规、标准规范、内部文档模板的基础上不断完善，对实验室文档进行标准化、信息化、规范化管理，以提高医疗机构的质量管理水平。同时采用文档电子化无纸化管理方式，可提高文档共享率，降低生物污染的风险，降低科室的人员成本和耗材成本，有利于实验室的可持续发展。

检验记录是实验室质量保证的重要依据。系统通过自定义表单模板管理科室通用的表单和临床检验各物理组表单格式与内容（图3-12）。

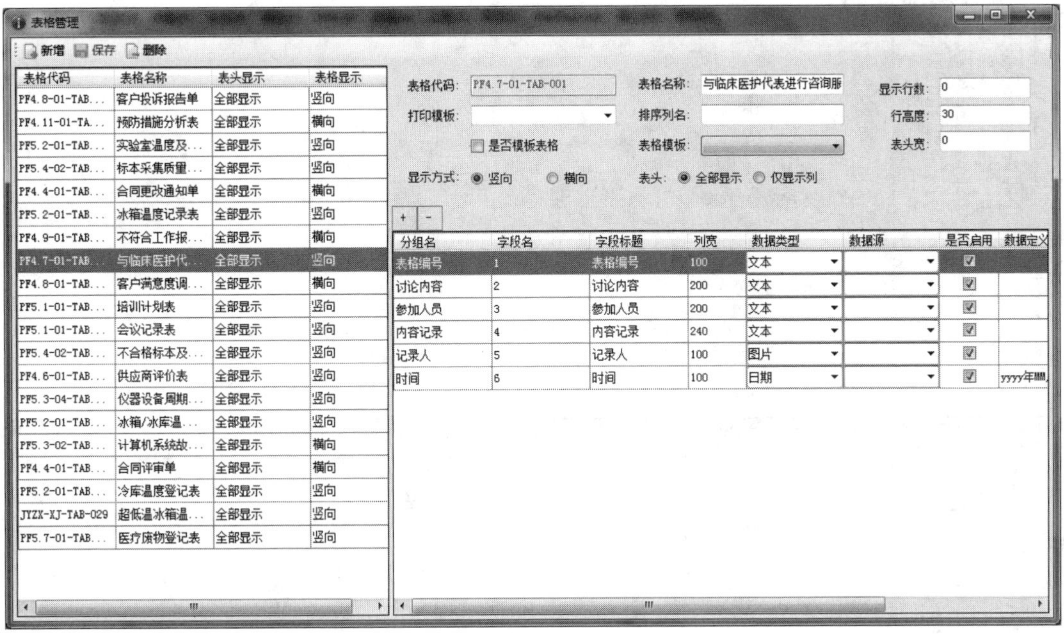

图3-12 表格管理界面

实验室过程记录电子文档的运用，方便在检验前、检验中、检验后全面地采集、录入信息，简化实验室工作登记流程。稳定可靠的数据传输对检验结果的准确性起重要的保障作用，为持续改进提供了很好的平台，保证了质量体系的充分性和持续性（图3-13）。

人力资源管理实现了科室人员档案管理，包括科研情况、论文发表、科室大事、实习生资料、差错事故等管理，检验科用户可对用户档案进行新增、修改、保存、删除、放弃、刷新、复制、导出、关闭等操作。可以根据日期、关键字等进行人员档案信息查询，管理人员可快捷浏览或导出设备与人员的档案信息，提高实验室人员电子化管理水平。

设备管理实现了实验室设备档案的综合管理，包括设备的维修保养记录、校准报告记录、设备故障记录、设备的证件管理、维护人员的培训考核、培训档案记录管理等。通过设备资料的新增、删除、导出、导入、修改、保存等进行设备档案的维护。可以根据日期、关键字等进行人员档案信息查询，管理人员可快捷浏览并导出设备与人员的档案信息。大大提高了实验室设备的电子化、信息化管理效率（图3-14）。

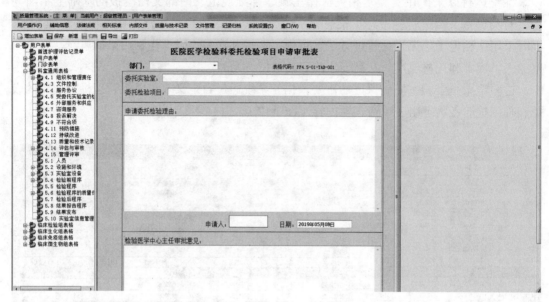

图3-13　质量和技术记录界面

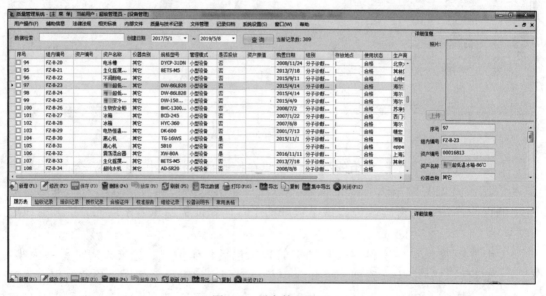

图3-14　设备管理界面

（王立山）

第八节 生物样本库信息管理系统

生物样本库是活体组织、细胞、基因等生物物质及其相关数据的集合体，也是国际公认的用于探索疾病发生、发展、转归、诊断和治疗，以及药物研发、疾病预防等研究与转化应用的重要基础资源。以标准化的方式进行样本采集、处理、运输、储存、检索与查询，是正确使用和共享生物样本资源的根本保证，建立这样一个保存和提供生物资源的管理体系具有重要意义。

一、生物样本库信息管理系统概述

生物样本库信息管理系统是服务于生物样本及其关联数据采集、记录、存储、管理和使用的软件系统。随着生命科学及生物医药研究的发展，人们对样本质量及相关数据的重视程度越来越高，生物样本库信息管理系统的重要性也愈发凸显，已经成为现代生物样本库建设中不可缺少的重要内容之一。但是关于生物样本库信息管理系统到底应该包含哪些内容，应该如何建设、运行和管理，目前仍然处于需要讨论和分辨的阶段。回顾生物样本库信息管理系统的发展过程，可以看到随着人们对生物样本库的认知和应用需求的不断深化，围绕生物样本库的信息管理也相应随之演变，在不同历史时期呈现出不同的内容、技术形态和系统功能特点。在内容方面，系统从早期的简单位置记录，经过面向生物样本生命周期的过程信息记录，发展到当前广泛倡议的集临床数据、样本及其管理数据、样本分析数据于一体的广谱数据资源；在技术形态方面，则是始于纸张记录，历经电子表格、单机数据库系统等，目前发展到网络化、模块化、集成化的专业化软件系统；在操作功能方面，系统从最原始的样本位置登记功能，逐步发展为支持生物样本全生命周期管理、多维数据的集成与整合、数据可视化和大数据分析利用等。通过上述过程可以看到生物样本库信息管理系统正在逐步从具体的"湿库"管理走向抽象的"干库"管理与应用。

生物样本库信息管理系统分为狭义和广义两个层次，狭义的生物样本库信息管理系统专注于生物样本物质实体的生命周期管理，涵盖样本采集、运输、处理和制备、入库、储存、出库等过程；广义的生物样本库信息管理系统除了要包含狭义层面的内容，更重要的是强调生物样本相关数据的整合、分析和利用，这些数据包括但不限于捐赠者的健康调查问卷、病历记录、检查检验数据、疾病诊断、体检记录、生物组学数据等。本书重点介绍的是狭义层面的生物样本库信息管理系统。

2018年底，中国合格评定国家认可委员会（CNAS）正式发布《生物样本库质量和能力认可准则（试行）》，生物样本库及其信息管理系统开始面对更大的挑战。医院和科研单位，以及生物技术和制药公司对生物样本及关联数据在质量控制、监察、信息化管理、伦理和隐私法规方面的要求越来越高，新一代的生物样本库信息管理系统已经不再是一个单一的样本库管理系统，它需要能够有效、准确地追踪和记录样本实体从产生到结束整个流程，完整记录影响样本质量的各个因素，同时能够与样本捐赠者的基本信息、临床数据信息及样本实验后衍生物的信息实现准确关联，而且随着生物样本采集与储存规模的快速扩张，大量自动化设备开始融入生物样本保藏的各个环节，如血液的自动分装、样本的自动储存和提取等，生物样本的高通量管理变得越来越现实。因此，可以预见以生物样本质量监管为核心、贯穿样本全周期管理、自动化融合、开放共享将成为新一代生物样本库信息管理系统的典型特征。

二、生物样本库信息管理系统模块设计

（一）核心需求

临床生物样本库的多功能交互要求必须具备强大的信息管理系统，准确记录和跟踪样本的接收、运输、采集、处理、储存和发放等流程。基于生物样本库的研究项目审批和管理亦需要实现电子化管理，如人员、设备、耗材等项目的管理；随着大数据时代的来临，各研究机构间数据库实现互访和共享是未来发展的方向和实际需求，因此生物样本库需要逐步建立并完善包括生物样本管理系统、临床数据管理系统、分子数据平台、科研平台等多维度信息管理系统，并以样本和患者为中心，以通用数据元标准化为建设的基本点，兼具延展性、开放性和密闭性的特点，既能够保证具备标准化的平台库，支持运行环境管理，兼顾质量保证与控制，又需要互联互通，以安全与隐私保护为基础和前提。

（1）以样本为中心的临床生物样本管理系统：以样本生命周期为主线，实现从样本入库核收、处理、分装、标识、冻存的全过程管理，可实现样本类型定义、注释、冻存空间分配、效期管理、动态库存统计、出入库管理、质控记录管理等功能，通过唯一标识或编码实现样本谱系化溯源管理。

（2）以患者为中心的临床数据管理系统：面向临床研究者、研究型护士开放，可用于受试者临床病历和随访管理，涵盖患者入组情况、健康信息、生活方式记录、既往病史、既往治疗情况、目前治疗情况及临床各项检查结果，通过提示性的查询和完备的报告系统，对临床试验进行精细化管理、全程监测和适时提醒。

（3）分子数据平台管理：应包括基因组、蛋白质组、代谢组、转录组及各种疾病的临床表型数据的存储、交互和挖掘等，便于开展高通量筛选、检测、功能分析及临床验证，将多组学数据与疾病的临床数据相关联，通过广义线性模型及典型相关分析技术进行深度的信息分析和挖掘，提高样本携带生物大数据的利用和转化，从多角度探究疾病的发病机制及个性化诊疗。

（4）通用数据元标准化：是建设的基本点，也是数据能够实现共享的关键点。通用数据元是通过定义和标识来规定具有某些属性的通用数据单元，各种通用数据元共同组成数据元字典，其设定的目的是提高数据质量并促进共享。在生物样本库领域，通用数据元是指样本类型字段、生物类型代码和疾病分类标准等，尽管目前在生物样本库的试行标准中规定了人体器官代码、生物类型代码等数据元，但目前尚未形成国际标准化统一方案，因此国家从2016年开始启动多项重点研发计划，拟建立标准化的通用数据元和数据元字典，用以规范样本数据表达的一致性，从而提高数据质量，以实现各队列、各

样本库之间数据库联网。

各系统功能及其使用对象各有侧重，其中以生物样本管理系统和临床数据管理系统为核心，其他辅助系统可随临床生物样本库的发展相继建设，不断扩展，互通互享。国内外目前有多家较成熟的样本管理系统和LIS，这些系统在软件架构、数据库、开发语言环境、网络环境等方面各有特色和优势，既有成品化系统，也有个性化定制，各研究项目和机构可按照自身需求进行选择和定制。

（二）模块组成

生物样本库信息管理系统主要模块包括配置管理模块、出入库业务管理模块、样本资源多维度授权管理模块、软硬件接口管理模块和数据安全管理模块（图3-15）。

1. 配置管理模块　主要实现系统运行参数配置，支撑出入库业务运行，实现样本数据的生产，通过样本资源多维度授权，将访问授权精确控制在每管样本上。同时，通过软硬件接口管理模块，实现部分数据自动获取，减少人为误差，提高效率。数据安全管理模块保证数据安全，维持系统健康运行。

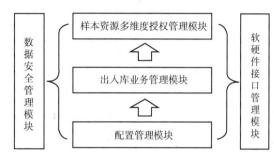

图3-15　生物样本库信息管理系统模块构成

此模块可实现机构、部门、人员、研究项目、采集参数、分装处理参数、储存方案和空间分配，是样本库系统运行的基础。

2. 出入库业务管理模块　此模块可实现样本从采集、运送、接收、处理、储存、出库使用、实验数据反馈和衍生物入库的全流程管理，并在流程管理中记录影响各个环节的质量因素，为将来样本质量溯源做好数据基础。

3. 样本资源多维度授权管理模块　此模块可实现样本资源访问的多维度授权管理，根据用户所属机构、站点、项目和角色赋予不同的权限，将权限细分至每管样本，最大限度保证样本资源的精确授权访问。

4. 软硬件接口管理模块　此模块可实现温度监控系统数据对接，按照设备的温控数据关联至对应样本，从而使每份样本都能拥有一份储存温度记录。

5. 实现与院内信息系统对接　包括但不局限于HIS、EMR、LIS、PACS等系统，支持数据调阅或存储。实现与仪器设备的对接，包括但不局限于各种型号的打印机、平板扫描仪、液体工作站、全自动存储设备和核酸提取仪等设备，并且可以根据设备的应用情况，调整和优化软件业务流程。

6. 数据安全管理模块　此模块主要实现数据备份管理，可以自动定期清理备份期限外的数据；实现双机备份，可以将备份文件下载至本地的特定机器，保证数据备份文件的安全。同时，系统要支持超文本传输安全协议（HTTPS），保证数据传输的安全。防止SQL注入等攻击方式，支持关键字过滤，防止非法授权登录。支持对附件类型、大小等上传设置限制，只允许符合条件的文件上传至服务器。

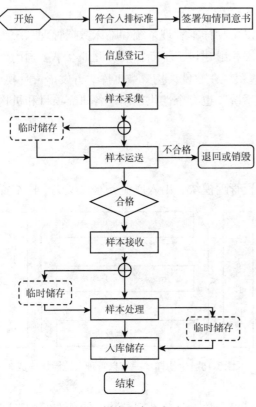

图3-16 样本入库业务流程

三、生物样本库信息管理系统功能实现

（一）工作流程

1. 样本入库业务流程（图3-16）

（1）科研医生判断捐赠者是否符合入排标准。

（2）如果符合入排标准，则签署知情同意书。

（3）科研医生完成捐赠者信息登记。

（4）科研护士进行样本采集，如不能及时送存，则进行临时储存。

（5）样本库负责接收，如有样本不符合接收规则，则根据业务规定，进行销毁或退回处理。

（6）样本库对合格样本进行分装处理操作，如处理完不能及时固定储存，则进行临时储存。

（7）样本库对分装处理后的样本进行固定储存。

2. 样本出库业务流程（图3-17）

（1）科研使用者提出样本出库申请。

（2）管理机构进行申请审核，如不符合，则退回申请。

（3）审核通过之后，样本库开始进行出库检索，并预约样本出库。

（4）将检出样本进行扫码确认，防止拿错。

（5）确认无误后，将出库样本转交给样本申请人。

3. 样本出库反馈业务流程（图3-18）

（1）样本库进行实验样本出库。

（2）科研用户使用出库样本进行实验。

（3）科研用户将实验数据反馈至样本库，并导入信息系统。

（4）样本库将衍生的样本进行入库。

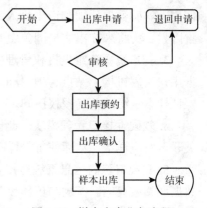

图3-17 样本出库业务流程

（二）主要功能

1. 平台管理

（1）系统支持多中心、多机构管理；能够统一标准、统一操作规范，适应多种业务场景，支持门诊、病房、手术室等特定环境下的样本采集流程。

（2）系统支持研究项目的多中心协作，支持院级库模式下的多科室协作，能够优化出入库流程，提高生物样本库的运作效率。

（3）系统支持字典管理，用户可以自由创建样本类型；支持项目发布管理，能创建研究项目基本信息，并下发给相应站点执行；支持样本库站点管理，能够基于站点配置相应操作员，设置项目执行方案。

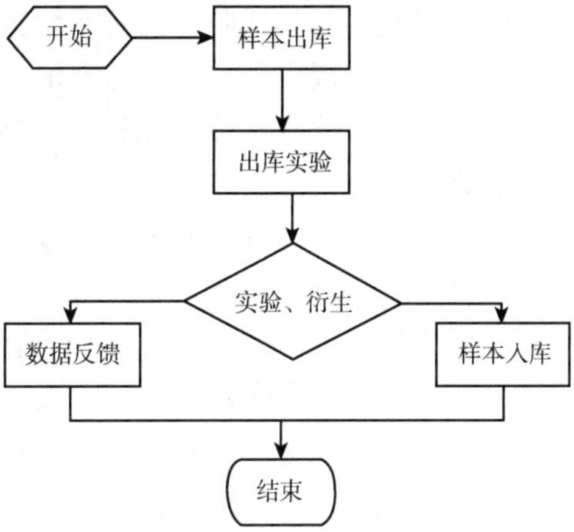

2. 研究项目管理

（1）系统支持研究项目管理，设置项目基本信息、开始日期和结束日期，可以设置计划入组例数、计划样本储存管数，可以设置项目里程碑，支持进度提醒，方便查看项目收集进度。

图3-18　样本出库反馈业务流程

（2）系统支持用户配置项目组成员；支持研究项目下的样本采集方案配置，可以设置采集数、采集量、计量单位和采集后临时储存方式；支持研究项目下的样本处理方案配置，可以设置分装数、分装量、计量单位和处理后临时储存方式。

（3）系统支持储存空间规划，可以定义储存方案，支持分组和非分组两种储存方式，支持以冻存盒为单位的空间分配方式。

（4）系统支持研究项目下的SOP管理，支持SOP文档管理，可以设置文档层级、内容，可以自由设置关键指标，并关联至业务流程，扩展流程信息记录。

（5）系统支持基于研究项目的信息字段扩展，可以自由定义字段类型、设置字段展示形式，如文本、日期、单选、多选和下拉列表等形式。

（6）系统支持基于研究项目的随访采样计划管理，可以配置随访计划、设置超窗时间、随访提醒等功能。

3. 储存空间管理

（1）系统支持温区管理，可以定义低温储存区、室温储存区等区域，方便将冰箱、液氮罐等储存设备进行分区管理。

（2）系统支持多种类型储存设备的创建，可以根据实际需要配置其内部储存空间，支持冻存架、冻存盒的自由定义，支持储存空间的异形结构。

（3）系统支持由不同颜色展示空间储存满溢度，直观展现空间使用率。

（4）系统支持冻存盒孔位锁定和解锁，方便用户使用。

4. 研究对象管理

（1）系统支持研究对象知情同意书管理，可以对知情同意书进行统一编号，并能够上传同意书扫描件；系统能够提供知情同意书模板打印。

（2）系统支持多种形式研究对象信息登记，如手工录入、Excel模板导入和其他信息系统接口录入。

（3）系统支持研究对象家系管理。

（4）系统支持集成临床信息系统数据的调阅或者获取，包括但不局限于HIS、EMR、LIS、PACS等系统。

（5）系统支持研究对象临床和样本数据的时间轴展示，方便查看相关信息。

5. 入库管理

（1）系统支持打印条形码的全流程入库管理，可以对登记、采样、运送、接收、处理、入库等环节进行信息记录。

（2）系统支持基于预制条形码的样本入库管理，在手术室环境下，可以使用预制条形码管实现样本快速冷冻的需求。

（3）系统支持基于平板扫描仪的样本入库管理，可以在样本冻存管出现散落、混乱时，通过整板扫描，快速恢复储存位置，并支持冻存盒位置调整。

（4）系统支持液体工作站、全自动储存设备等自动化设备，并且将自动化设备的优势有机集成在软件操作流程里，能优化实际业务流程，提高入库效率。

6. 出库管理

（1）系统支持方便快捷的样本库存检索，能通过条件配置实现全字段信息检索；支持条件逻辑检索，可以根据年龄范围、日期范围、数量进行检索，可以根据条件之间的关系，实现条件累加，如检索只有血样而没有组织样本的病例信息。

（2）系统支持同源同类型的样本筛选，可以定义筛选规则，如入库日期早的样本优先出库、库存数量多的样本优先出库等规则。

（3）系统支持样本出库预约，可以生成并打印预约单，支持预约样本撤销。

（4）系统支持多种形式的样本出库确认，可以使用扫描枪、平板扫描仪等设备进行出库扫码确认，防止用户拿错样本。样本出库确认之后，可以打印出库确认单，或者导出Excel表。

7. 质量控制管理

（1）系统支持全流程环节质控，针对样本生命周期中的各个环节，进行相应的质控操作，可以根据研究项目定义各个环节的质控指标，并可以设置各指标项的缺省值，方便用户操作。

（2）系统支持实验室质控方式，可以根据随机抽取的方法，对某段时间或者特定条件下储存的样本进行出库抽检，并返回相应的实验结果数据，用户可以定义样本质量评估方法，录入质量评估报告并上传相关附件。

（3）系统支持第三方质控，用户可以自定义质控问卷，生成和打印质控问卷，并且对问卷内容进行汇总记录。

8. 数据查询

（1）系统支持样本全字段检索，可以根据字段配置查询条件，满足针对研究对象、采集样本及入库、出库和库存样本等多种形式的查询方式。

（2）系统支持逻辑条件查询。例如，查询满足既有血液样本又有组织样本条件的研究对象的例数。

（3）系统支持查询模板，方便用户保存常用查询方式，并支持查询结果导出。

9. 管理统计

（1）系统支持常用的样本库数据统计方式，支持研究对象例数、采集样本份数和入库样本管数的综合统计，满足根据日期范围、研究项目、样本类型、诊断等常用条件的统计。

（2）系统支持用户自定义条件的统计方式，可以自由选择相应展示图表，完成符合用户要求的统计形式。

（3）系统支持类型丰富的统计图表形式，包括但不局限于柱形图、饼图和线形图等图表形式。

10. 样本资源共享管理

（1）系统支持样本资源确权，使每管样本都具有明确的归属，相关拥有人可以设置归属样本的资源状态，支持无条件共享、授权共享或者私密等多种状态，保证样本资源拥有者的利益。

（2）系统支持最小数据集形式的资源发布，可以提供基于互联网或者局域网范围内的资源展示，向科研用户提供资源检索、资源申请等服务。

（三）系统优势

1. 支持平台级系统管理 构造一个平台、一套标准，支持多个中心、多种业务场景的生物样本库运行模式，能支持多家机构在一个平台进行业务协作，完成生物资源的收集、储存和利用。

2. 以研究方案为主线，以应用为导向的样本收集 根据研究方案要求设计对应的样本采集方法、分装处理方法、储存空间分配规划、质量控制指标和实验结果反馈，以满足不同研究方案对样本收集和储存的要求。

3. 基于全流程的样本全生命周期管理 对研究对象登记、样本采集、样本送存、样本核收、样本处理、样本入库、样本出库、衍生样本入库和实验结果反馈等各个环节进行严格管控，形成完整的样本全生命周期管理。

4. 支持多种业务场景 满足不同机构或者不同科室实际样本收集业务的多样性，支持门诊、住院、体检、手术和流调等多种不同业务场景的样本收集。

5. 支持自动化设备集成 将基于底部二维码管的液体工作站、全自动储存设备集成在信息系统之中，从而优化样本出入库业务流程，提高工作效率，最大限度地减少由人工参与产生的误差，更加高效地发挥设备与系统的集成效用。

6. 构建生物样本资源库 生物样本与院内信息系统集成和整合，形成支撑医院科研发展的生物样本资源平台。

7. 支撑现代医学研究进程 一种是观察性研究，将样本数据、样本关联临床数据、随访数据共同汇聚到科研大数据中心，不断积累，并在此基础上可以做一些应用系统及深度挖掘。另一种是干预性研究，以课题为导向，明确研究目的，收集研究对象的样本及关联信息，从而形成课题级别的数据库。

四、生物样本库信息管理系统典型案例

（一）综合医院生物样本库

某医院建立了以疑难罕见病、恶性肿瘤、心血管疾病、神经和精神疾病、代谢性疾病为主的大型综合性临床生物资源样本库及数据库，已拥有126个病种9万套样本及临床信息，样本类型涵盖血液、新鲜冰冻组织、蜡块包埋组织、尿液、病理切片、胰液、脑脊液等。检验中心在样本的采集、处理、储存的基础上，建立深度加工平台，开展组织切片和组织芯片制作、免疫组化染色、各类样本核酸和蛋白提取等，为样本的使用和转化提供技术支持。

在信息建设方面，该样本库已建立电子化的临床生物资源管理系统，与医院HIS实现对接，可快速、高效地记录、查询、管理样本信息及相关病例资源信息，并实现精准样本储存、综合数据管理、课题项目业务管理、材料管理等多维度信息管理，同时还提供业务流程、复合数据报表等多维度辅助管理，并且基于Web系统可以实现以下功能。

（1）存储：提供全面、详尽、专业的信息存储，灵活便捷的存储设置。

（2）审批：提供环环相扣的事项审批，根据流程节点时时查看进程。

（3）分角色：提供清晰的角色分工，用于多级用户；不同角色拥有独立的工作。

（4）管理：在传统存储管理基础上，增设课题项目管理、材料管理等。

（5）流程：提供精致的操作仪表盘，可快速更新任务，直观显示代办事项。

（6）通知：结合通信媒体，如微信、电子邮件等，实现无纸化办公。

（7）保密：详尽可查的操作流程日志，提供可靠可信的安全保障。

（8）质控：提供多维度质量监管，可实现样本全流程节点标记及追踪。

该样本库正在逐步实现多系统的对接与整合（图3-19）。其一，针对疑难罕见病发病率低、种类繁多、难诊难治的特点，与中国国家罕见病注册系统平台对接，拟通过建立百余种疾病的研究队列和生物样本库，解决疑难罕见疾病资源缺乏的问题，并研究疾病精准表型和自然病程的演变，提高对罕见病致病机制的认识。其二，针对样本的多组学检测结果，与BioLIMS对接，将样本的测序数据与疾病主数据、家系主数据结合，针对突变位点的变异类型（单点突变、拷贝数变异、结构变异、基因重排）、频率、致病性等进行打分和排序，结合家系遗传信息进行解读与诊断。其三，建立APP管理方式，方便研究者在手机上实现仪器预约管理、样本出入库审批和样本深加工申请（核酸提取、免疫组化染色、原代细胞培养），优化管理流程，便捷操作，提高工作效率。其四，在全院开放的基础上，建立公共网络平台，面向各级研究单位和个人，进行分层分级开放共享。

（二）肿瘤医院生物样本库

某医院生物样本库着重收集人类常见肿瘤的样本，主要包括胃癌、食管癌、大肠癌、肝癌、胰腺癌、肺癌和乳腺癌等样本。组织采集包括正常组织、癌旁组织和肿瘤组织的

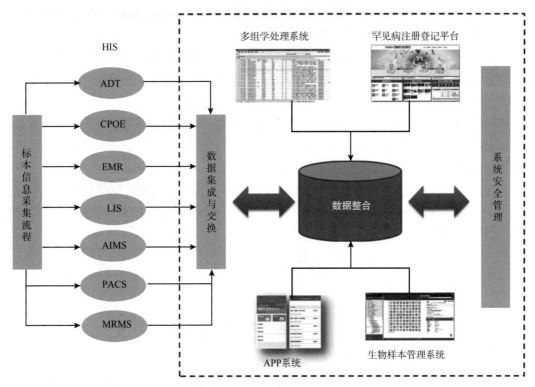

图3-19　临床生物样本库的多系统对接和整合模式

ADT，医院患者管理系统；CPOE，电子医嘱系统；EMR，电子病历系统；LIS，实验室信息系统；AIMS，麻醉信息管理系统；PACS，影像归档和通信系统；MRMS，病案管理系统

采集，其中配对的血样本包括血清、血浆和全血样本。所有患者的样本信息与医院信息系统对接，方便诊疗经过的查看，样本的临床与病理资料较为齐全。

该院生物样本库的信息系统在建立之初，就与医院信息系统对接，通过ID号获取对象基本信息，并且通过手术排班系统批量获取对象基本信息，解决了工作人员手工录入信息容易出错的问题。

在样本库采购了液体工作站和全自动储存设备之后，通过医院网络对接设备厂商提供的系统接口，将其集成在整个信息系统范围内。通过使用液体工作站，在其完成样本分装后，将设备输出的结果数据上传至信息系统，由信息系统解析并关联，从而完成采集样本的分装处理操作。通过使用全自动储存设备，工作人员只需要将待入库样本整盒放入设备接收仓，点击储存，设备在完成储存操作后返回结果数据，信息系统进行解析并更新样本储存状态。自动化设备的集成取代了工作人员在信息系统进行的人工操作，提高了工作效率和准确度，使业务流程更加流畅。

（三）儿童医院生物样本库

在科研与临床的双重需求下，某儿童医院率先成立了全国性的儿童白血病临床数据和样本资源库。其不仅完善了样本提供者的临床数据资料等信息，还为儿童白血病研究提供了科研战略储备平台,以开展儿童白血病研究及国际合作,建立了适合我国国情并与国际接轨的儿童白血病资源库标准。该生物样本库率先开展 ISO 9001:2008 质量管理体系认证,并将作为试点单位向其他兄弟医院进行推广。

该医院的生物样本库面向全院科室开放样本收集和储存业务。样本库需要应对来自不同科室和病种的信息记录个性化需求,信息系统通过可扩展的动态表技术,按照研究方案设计数据模型,从而解决各科室和病种数据收集个性化问题。

样本库在对样本的全生命周期进行全流程管理时,通过定义和设置各个环节与其作业指导书相关的质量因素字段,对当前研究方案已知的质量因素进行记录,方便后期样本筛检和质量溯源。

通过信息系统的空间管理功能和储存方案设计,将样本库的储存空间资源进行合理分配,既满足了各科室的样本储存空间需求,又优化了储存空间的规划,提高了样本库储存空间的有效使用率。

(濮 阳 高鸣晓)

第九节 区域检验中心信息管理系统

区域检验中心信息管理系统是计算机应用程序,可协助一个区域内临床实验室间相互协调并完成日常检验工作,在区域内实现检验数据集中管理和共享,通过对质量控制的管理,最终实现区域内检验结果的互认,为区域医疗提供临床实验室信息服务。

一、区域检验中心信息管理系统概述

区域检验中心是指为特定区域内各类医疗机构提供检验服务的中心实验室,服务于所辐射区域的所有医疗机构。区域检验中心在国家分级诊疗体系和区域医疗能力建设中有重要作用和意义,可以推动优质医疗资源下沉,提升区域检验服务质量,进而提升临床诊疗水平。区域检验中心需要具备综合检测和诊断服务的能力,其更重要的作用在于将服务快速传递给区域内的医疗机构,包括检验结果的回报、区域内不同医疗机构的沟通、质量管理、教学培训等。区域检验中心信息管理系统在实现区域内临床诊疗信息互通共享、在线质控和报告、提升服务效率和服务质量、远程医疗、在线示教培训等方面发挥着重要作用。

二、区域检验中心信息管理系统设计

(一)基本原理

区域检验中心信息管理系统由区域检验数据云平台、专属网关、数据接口及各医院 LIS 组成。区域检验中心信息管理系统的架构一般按照省级、市级或区县级三级中心部署。

通过专属网关和数据接口的数据传输方式，可以连接医院任何异构LIS，并对各异构LIS进行数据采集与加工，然后将采集到的数据传给检验数据云平台，实现数据的存储与共享。没有检验能力的社区服务机构可以通过物流冷链的方式，将样本运送到区域内有检验能力的实验室，通过数据云平台直接查看、打印患者报告单，减少患者就医等待时间，利用跨地区打印查看报告功能，实现检验结果互认。

区域检验中心信息管理系统总体部署架构如图3-20所示。

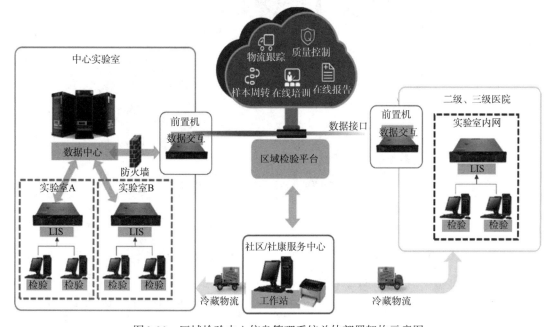

图3-20　区域检验中心信息管理系统总体部署架构示意图

（二）区域检验中心信息管理系统模块组成

区域检验中心信息管理系统由区域检验数据云平台、物流信息平台和基础信息平台、网关接口组成。

1. 区域检验数据云平台　区域内各医院及基层医疗机构的检验数据集中汇总存放到检验数据中心平台，实现各医院及社康中心的检验报告共享，后续可基于数据中心平台的数据进行各类大数据分析，满足临床、科研和卫生主管部门的需求。

2. 物流信息平台　对样本的流转过程进行监控，可集成第三方物流系统，在LIS中即时看到样本所处的位置，并可以通过GPS定位查看在途样本的地理位置。

3. 基础信息平台　对区域检验中心的基础设置进行配置。

4. 网关接口　通过在区域检验平台架设专用网关与WebService/HL7数据接口以获取区域内医院各类检验数据，并将数据传输给中心实验室，达到数据实时传输及数据共享的目的（图3-21）。专用网关技术可以很好地提高数据交互的实时性和效率值，并对降低系统的耦合性起关键作用。

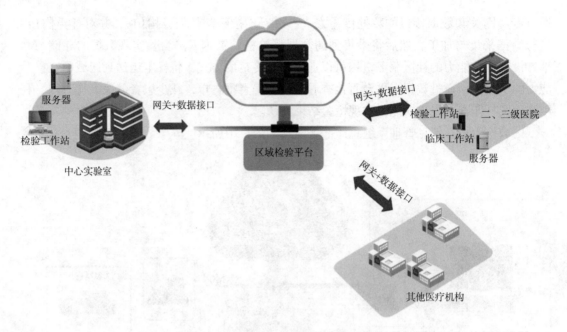

图3-21　网关接口数据解决方案示意图

（三）设计理念

为了实现各区域内医院信息数据共享，需要建立区域检验平台存放数据，解决资源共享整合的难题。由于区域内医院的LIS并非由同一供应商提供，导致系统结构、数据存储名称等差异，给数据传输带来了隐患。可通过网关接口技术解决数据传输相关问题。

网关接口和区域检验平台虽然解决了统一数据接收和整合的问题，但有些无检验能力的下属医疗机构需要将样本外送，物流过程中无法监管，引入物流管理平台，可监控物流全流程，实现样本传送、数据统一、资源共享。

三、区域检验中心信息管理系统功能实现

（一）区域检验中心信息管理系统主要流程

区域检验中心信息管理系统的主要流程见图3-22。

（1）在区域检验平台中，预先设置检验中心和各级医院的管理。

（2）通过数据接口获取患者信息及检验信息，若无接口对接，则可以通过手动录入进行信息补登。

（3）送检医院将需要送检的样本进行送检登记并交至物流平台进行运送跟踪。

（4）样本送达实验室后进行检验，并将检验报告及结果上传至区域检验平台。

（5）各社区或下级医院可以通过检验平台打印报告，查询结果。

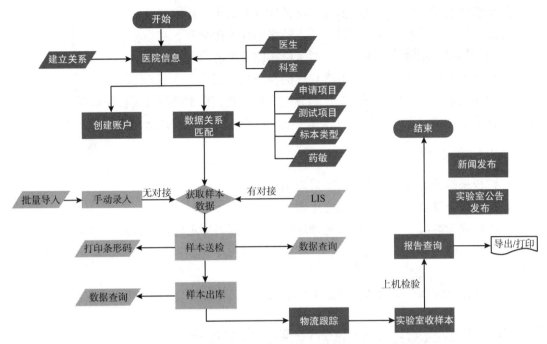

图3-22 区域检验中心信息管理系统的业务流程示意图

（二）区域检验中心信息管理系统主要功能

1. 区域检验中心平台

（1）报告查询：各级医院可以通过报告查询获得所有患者的检验结果，并支持下级医院自助机打印。

（2）申请管理：包含申请录入、样本送检、样本出库、申请接收四个功能模块。

1）申请录入：患者信息具有人工录入和自动获取两种方式，以及时获取平台上患者的基本信息。

2）样本送检：将样本进行归类，选择需要外送的样本进行送检。

3）样本出库：对需要出库的样本进行出库操作。

4）展示待接收的申请信息和已结算的样本信息。

（3）申请查询：用来查询录入或者对接系统的患者信息和样本情况。

2. 区域检验样本流转平台

（1）运送样本：查看运送样本的详细信息、流转路线、温湿度等内容，并可以查看运送状态。

（2）人员管理：配置运送人员信息，只有登记在案的人员才可以进行样本运送。

3. 基础信息平台

（1）角色管理：管理可以登录系统的角色信息，并分配相应的权限菜单。

（2）医院管理：设置医院与实验室的关系。

（三）主要优点

1. 降低成本　减少前处理工作量，省去手工录入样本环节。

2. 全流程监控 样本全流程监控，降低样本丢失率、样本迟发率。

3. 交互性 支持第三方应用接入，支持多系统连接交互。

4. 数据挖掘 统计简报推送，实时了解实验室产能及成本消耗。

5. 操作标准化 统一管理所有客户端的操作和流程。

6. 数据安全 在云端，每日统计和分析实时有效，在本地有容灾备份机制。

7. 支持个性化设置 实验室可以在本地配置符合自身需求的操作流程和人员。

（四）实施效果

1. 减少采购设备成本 少量样本可以集中化验。

2. 检验报告互认 避免重复抽血化验、降低就医成本。

3. 缩短就诊时间 患者可以就近领取检验报告或者绑定微信查看并打印报告。

4. 监控 TAT 系统的稳定性、多元化给医联体医学检验中心提供了自动化的高效检验流程，减少了人工成本。

5. 全面质控管理 质控数据可以做到全面监管，保证报告的准确性。

四、区域检验中心信息管理系统典型案例

广东某医院集团是一家大型区域检验集团，并设有检验中心、影像中心和社区卫生服务管理中心等九大中心。为了能够在地方医院进行样本采集及检验数据共享，避免大人流量的出现，提高各地的检验效率，建立区域检验平台，以满足医院的信息化建设需求。

（一）业务数据

通过数据的流转，让下级医院可以自助打印报告和查询，实现数据互通、资源共享（图 3-23）。

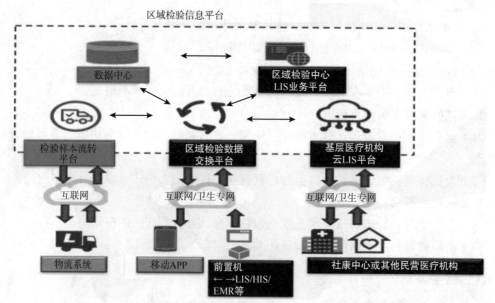

图 3-23　广东某医院集团区域检验中心信息管理系统的数据业务示意图

（二）主要功能

1. 报告查询 报告查询是区域检验平台的关键功能之一，采用报告查询功能后，各区域内医院可以随时查阅本医院的患者检验结果，实现数据共享。

2. 申请查询 在外送样本时，快速查询外送样本的信息极为重要，申请查询可以快速查询外送申请的样本信息、状态等情况，让医院更好地了解样本状态。

3. 申请管理 涵盖从申请到接收的流程，能够对申请的全流程进行管理。

4. 运送样本 样本的运输信息对于外送样本而言极为重要，使用运送样本模块，可以实时了解运送过程中样本的各种信息。方便医院了解样本的状态。

5. 角色管理 不是所有人员都可以登录平台并进行操作，需要对平台角色进行角色创建和权限分配。

（三）应用情况

通过建设区域检验平台，统一应用信息化系统，共享资源，整合检验项目，规范操作流程，加强培训，完善文件表格及流程，提高质量，持续改进，提升了服务与能力。帮助医院实现了区域内信息互通、检验结果互认、资源优化配置，在分级诊疗、医联体中发挥了积极作用，使就医的患者享受了更多的实惠和更好的服务。日检验样本量从3000～5000个提升至17 000～20 000个，终端用户从100个提升到约6000个，连接仪器数从50多台变成300多台，测试项目从2500项/天提升至约55 400项/天。

（濮 阳 高鸣晓）

参 考 文 献

冯贺强，张彩红，李玉芬，等，2017. 基于LIS的ISO 15189认可管理信息中间件设计及应用. 临床检验杂志，35（6）：419-422.

刘婵桢，李鑫，王琦，2019.基于信息技术的实验室标本流转功能的应用效果.中国数字医学，14（4）：45-47.

刘汝锋，王悦，任颖佳，等，2018.北京地区22家三级医院检验结果危急值调查与分析.临床检验杂志，33（3）：234-239.

彭梦晶，张伟博，2017.临床实验室标本流转信息平台研发.现代仪器与医疗，23（3）：6-8.

任慧朋，周宏宇，李强，2014.基于B/S架构的LIS数据分析系统设计.中国医疗设备，29（3）：56-58.

王伟业，周君梅，蔡珍珍，2017.生物样本库的信息化管理与信息应用.中华临床实验室管理电子杂志，5（1）：24-29.

王晓民，郜恒骏，2017.临床生物样本库探索与实践.上海：上海交通大学出版社，97.

叶青，尚世强，沈红强，等，2016.基于LIS信息平台构建检验科文档管理系统的实践.中华医院管理杂志，32（8）：613，614.

臧亮，王东，邓雪莲，等，2014.ISO 15189在实验室信息管理系统中的应用的探讨.中国输血杂志，27（8）：809-811.

中国合格评定国家认可委员会，2019.生物样本库质量和能力认可准则：CNAS-CL10.

周平，沈默，黄学忠，等，2007. 临床基因扩增检验实验室过程记录电子文档的建立及应用. 中华检验医学杂志，30（10）：1188，1189.

诸葛小玲，杨大干，2007. ISO 15189对实验室信息系统的基本要求. 医学信息，20（5）：729-731.

Clinical and Laboratory Standards Institute，2018. Laboratory Personnel Management. CLSI document QMS16. Wayne，PA.

Dighe AS，Jones JB，Parham S，et al，2008. Survey of critical value reporting and reduction of false-positive critical value results. Arch Pathol Lab Med，132（10）：1666-1671.

Lundberg GD，1972. When to panic over an abnormal value. Med Lab Observer，4（1）：47-54.

第四章

临床实验室智能化系统建设与应用

临床检验是疾病预防、诊断和治疗的重要手段，检验结果的准确性、及时性直接影响临床的医疗决策、安全和诊疗效果，因此临床实验室的服务能力、技术水平、服务质量和精益管理水平日益受到重视。2017年7月8日，国务院印发了《新一代人工智能发展规划》，技术和产业的智能化发展上升到国家战略高度，"智能化"也是引领工业4.0的主题，临床实验室从自动化、信息化向智能化方向发展是必然趋势，也是行业发展的必经之路。在"互联网+"时代，人工智能、大数据、云计算、物联网技术等不断渗入医疗、健康行业，对实现医学诊疗与健康服务的自动化和智能化，提高服务效率和质量具有重大意义。但人工智能技术在检验医学领域的应用尚处于起步阶段。

2019年末暴发的新冠疫情肆虐全球，疫情期间各级医疗机构临床实验室在其中发挥了重要作用。国务院联防联控机制陆续出台的常态化防控、提升临床实验室检测能力等文件，使临床实验室的检验流程、质量管理、人员资质培养、人力资源部署和生物安全等方面面临更高的要求和前所未有的挑战。此次疫情将加快医学实验室从信息化、自动化到智能化、智慧化、少人化乃至无人化创新转型及发展的步伐，推进探索IT创新技术在检验医学领域的新场景和新模式，临床实验室一些技术含量低、重复性强、感染风险高的工作环节将逐步被智能物流机器人、自动化智能化硬件设备、过程管理及质量管理智能软件所替代。基于5G互联网、物联网、大数据、云计算、人工智能和智能物流机器人等的技术在检验医学领域的应用将实现新的突破。

本章主要介绍智能化临床实验室的环境设施智能监控系统、临床医嘱项目选择智能提示系统、医院智能采血自动化系统、样本智能管理系统、人工智能在样本前处理中的应用、血清指数智能管理系统、室内智能机器人样本运送系统、试剂耗材智能管理系统、设备智能管理系统、人工智能在检验设备监控管理中的应用、检测系统分析性能智能评价系统、室内质控智能检测系统、患者数据实时质量控制智能监控系统、检验结果智能审核系统、智能专家辅助解释系统、微生物智能专家库系统、人工智能在医学显微镜检验自动化中的应用、人工智能在细胞图像识别远程会诊中的应用、临床输血智能管理系统、医院POCT智能管理系统、智能质量指标监控系统、全检验流程智能化管理系统，保证分析前、分析中、分析后的质量风险控制。

第一节　临床实验室环境设施智能监控系统

一、环境设施智能监控系统概述

　　临床实验室的环境设施条件包括实验室内温度、湿度、电力、上下水、防电磁干扰、辐射、灰尘、噪声、震动等。实验室的环境设施条件是保证临床实验室正常运行最重要的环节。实验室内环境对实验结果有重大影响，直接影响检验数据的准确性。如何进行科学有效的环境参数监控对于实验室的安全运行至关重要。增强环境设施的监控力度有助于确保临床检验结果数据的有效性、准确性，确保实验室检验工作有序开展，并提升实验室管理能力，以达到实验室认可相关规范标准要求。

　　以往为了确保临床实验室的安全稳定运行，及时发现实验室环境设施的问题或隐患，临床实验室往往需要专门人员定期或不定期进行巡视检查，手工抄录环境设施的运行参数。这种工作模式受人员素质的影响较大，耗费时间较长，且无法及时发现安全隐患，巡视无法满足临床实验室的安全运行需要。

　　随着信息网络技术的不断发展，临床实验室环境设施监控模式正向着信息化和智能化的方向快速发展。实验室环境设施的智能化控制是智能化实验室的重要表现，即通过监测终端对实验室环境参数进行实时监控和采集，并且通过控制设备进行调节，从而实现实验室环境的控制与安全。物联网技术的发展为环境监测提供了有效的手段，物联网是把传感器嵌入或置入需要监测的物体和环境中，传感器实时采集实验室内环境数据信息，并通过网络上传至监测中心，从而完成对实验室内环境设施的有效监控。实验室环境监控智能系统综合利用互联网技术、自动控制技术、物联网传感技术等构成的系统监控一体化平台，对临床实验室的电力供应、水力供应、环境温湿度、气体浓度、光照强度、纯水水质等环境设施监控，实现相关设备及其运行情况的远程遥控、遥测、遥调、遥视等功能。实验室环境监控智能系统还可与其他系统交互应用，从而提高实验室运行维护水平，保障实验室设备安全、稳定运行与资源管控。

二、环境设施智能监控系统模块设计

（一）基本原理

　　临床实验室环境设施智能监控系统采用物联网传感技术，将不同的传感器分布至实验室的环境设施监测点，传感器实时收集实验室内环境设施相关的参数，如温湿度、电力、纯水水质、烟雾浓度等，并将这些信息统一上传到监测中心。当实验室内环境设施的任一参数超出正常标准或安全范围时，监测系统立即做出响应，自动发出安全警报并采取应急措施，从而保障实验室安全运行。例如，当实验室内环境温度超过所设定的温度上限时，实验室环境设施智能监控系统可以自动远程开启实验室内空调，降低实验室内温度；当实验室内湿度超过所设定的湿度下限时，实验室环境设施智能监控系统可自动开启实验室内加湿器，增加实验室内湿度；当实验室出现漏水时，实验室环境设施智能监控系统可以定位漏水位置，启动报警功能，通知管理人员前去查看；当实验室出现火灾时，实验室环境设施智能监控系统将会在第一时间启动消防系统的自动报警功能，并关闭有危险的电力系统，使险情以最快速度得到控制。

（二）模块组成

临床实验室环境设施智能监控系统一般包括终端采集设备、集中控制器和基于云计算架构的管理系统。硬件部分主要包括传感器探头、数据记录仪、数据集中器、电源适配器及其他配件；软件部分主要为智能管理系统。环境设施智能监控系统在架构上主要包含3个层次，即感知层、网络层和应用层。感知层是数据采集的关键部分，主要包括温度、湿度、压力传感器等数据采集终端及无线传感器网络；网络层连接感知层和应用层，主要负责将感知层获得的信息传输至应用层，并进行相应的信息处理；应用层的主要作用是对信息进行管理、处理及应用，主要包括基于云计算技术的大数据分析、服务器人机交互和控制管理程序等。

1. 监控中心显示系统 是监测平台的重要组成部分，包括视频等各类信号传输系统、屏幕信息处理控制系统、显示系统和视频监测系统等。

2. 数据采集系统 由现场数据采集装置、通信装置、监测仪表等构成，以建立多源、多时态、多尺度的环境采集渠道。数据采集系统通过多种传感器采集实验室内环境设施运行参数和状态，并将数据上传至信息处理系统，实现环境监测管理系统对实验室环境设施的远程数据采集和远程控制。

3. 信息处理系统 是环境监测管理系统的核心功能，主要接收采集的现场信息，对信息进行整理和显示控制，并提供报警、统计及基础的资源数据管理。同时，调用设备管理模块和应急模块进行协同工作。

4. 环境设备管理信息系统 负责将各种环境设备已有的软件控制管理系统进行有效整合，对未提供数字化管理接口的设备进行数字化改造，增加数字化控制接口，从而通过设备管理系统对环境设备进行实时监测、数字化调整和自动化控制。

（三）设计理念

在应用智能化环境监控系统之前，实验室环境设施的监控主要靠人工巡视、人工记录，存在间隔时间长、员工执行力差、伪造数据和异常发现不及时等问题，为解决这类问题，智能化临床实验室环境设施监控系统应运而生。智能化环境设施监控系统采用多种传感器监测实验室环境设施运行参数，并通过网络将临床实验室现场的环境参数信息上传至监测中心，以此构建智能化临床实验室环境设施监控系统。

系统设计要求：①操作简单，界面友好；②监测平台能够自动分析处理监测数据、报警和预警；③具有数据存储统计功能；④可根据用户需求进行数据查询，并可以多种形式输出查询结果；⑤检测平台能够与其他设备联动，实现远程控制功能。

三、环境设施智能监控系统功能实现

环境设施智能监控系统采用数字化温湿度传感器、烟雾传感器、监控系统等进行环境数据采集。具体应用领域如下。

（一）应用数字化温湿度传感器监测温湿度

实验室内的温度和湿度会对实验结果产生较大影响，是实验室环境的两个基本指标，实验室温度和湿度的监控已普遍受到实验室的重视。实验室温湿度的智能监控系统可以说是目前最成熟的临床实验室环境设施智能监控系统。近年来，利用智能化数字式温湿度传感器实现温度的在线监测已成为温湿度监控技术的一种发展趋势。实验室内需要进行温湿度监控的部分主要包括冰箱、冷库、温箱和实验室内环境。

临床实验室内大量的检测试剂和样本需进行冷藏甚至冷冻保存，试剂和样本的储存条件直接影响检测结果的准确性，因此冰箱和冷库温度是实验室重点监控部分，必须全天不间断地进行温度监控。一旦温度出现异常，可能会导致样本和试剂变质。微生物实验室的温箱主要用于存放接种细菌的培养基，保证培养基的细菌能够在适宜的环境温度下生长繁殖。尤其是一些对环境要求比较严格的微生物，如果温湿度不适合，会导致此类微生物死亡，影响样本的检验，因此实验室必须对其温湿度的变化进行有效的监控。另外，在实验室的常规样本检测工作中，多数实验都应在明确的温湿度环境条件下展开，实验室环境条件直接影响着各种实验或检测结果，应根据实验设备要求设定实验室内温湿度。

在实验室的冰箱、冰柜、温箱及试验区域内安装温湿度检测模块，记录实时温湿度，并将数据上传到数据中心显示系统甚至手机APP上，供管理人员随时查看。一旦温湿度超出范围，即刻启动报警，提醒管理人员。实验室温湿度智能监控系统还可以通过实时监控空调，了解空调运行状况，监控空调各部件（如压缩机、加热器、滤网等）的运行状态，并能够远程修改空调设置参数（如温度、湿度等）或重启空调。

（二）实时监测电力监控系统（不间断电源），保证实验室供电要求

电力系统的正常运行是实验室开展检验工作的必要条件。为防止突然断电，各级临床实验室必须配备不间断电源（UPS），并对UPS的运行情况进行监控。智能电力监控系统可协助用户实现高度连续稳定的电力供应、人性化的设备维护与管理，以及成本的优化。智能电力监控系统可以通过由UPS厂商提供的通信协议及智能通信接口对UPS内部整流器、逆变器、电池、旁路、负载等各部件的运行状态进行实时监测，一旦有部件发生故障，信息处理系统将自动报警。

监控系统通常以图表形式实时展示UPS整体运行情况，一旦发生供电异常，运行状态可出现颜色改变。例如，由绿色背景变为黄色或橙色背景，并将异常数据突出显示，同时发出声光警报并记录事件与内部存储，第一时间发送给数据中心和移动终端。此外，监控系统还应提供历史记录查询功能，方便回顾历史曲线及具体时间的参数值等信息，帮助管理员全面了解电力系统的运行情况。

（三）监测纯水水质，满足大型仪器供水标准

自动化纯水处理系统在临床实验室中是不可或缺的，其所制备的纯水是日常工作中应用最为广泛的基础材料之一，通常被用来配制清洗液、稀释液等。随着科学技术的不断发展，可以预见临床实验室将更倾向整体化、自动化的解决方案，未来的实验室将拥有更多的全自动分析系统。而纯水的质量是否符合要求，将会影响检测系统的正确度和精密度。因此，需要对制备纯水的处理系统进行规范化管理，以避免因水质异常而导致全自动分析系统出现定标错误、质控失控、结果偏倚大甚至错误等问题。可在实验室纯水系统中设置水质传感器，传感器将检测的水质信息发送给控制器，控制器再将水质信息上传到服务器并依据实验室用水标准对所测水质做出是否符合标准的判断。实验室人员的移动终端APP可通过互联网访问服务器，获取数据库中的水质参数信息，从而实现水质的远程监测。

（四）通过监控烟雾报警启动灭火装置

火灾事故是危害极大的安全事故，由于临床实验室内自动化检测仪器较多，电路负载较大，必须时刻注意预防火灾的发生。传统的火灾自动报警系统需要在实验室建立初期预先完成整体上的设计，施工过程较为复杂，用料多且造价较高，后期使用过程中的维护成本也给许多实验室带来负担。此外，由于其采用硬线方式连接，线路存在老化的风险。随着WiFi、蓝牙等无线通信技术的发展，基于无线传输的火灾报警系统逐步进入临床实验室，尤其对一些老旧实验室而言，可以不受现有硬件环境的制约，实现快速组网并完成智能火灾自动报警系统的部署。然而，在一些特殊情况下，火灾可能导致无线网络瘫痪并致使火警关键数据传输失败，应急控制端不能做出正确判断，无法实施火灾控制，如水喷淋、二氧化碳释放等。为了规避可能存在的风险，提高火灾自动报警系统的可靠性，可以使用基于多通信协议接入、多传感器数据融合的智能火灾控制系统。将来自多个传感器的终端数据，通过WiFi、蓝牙、ZigBee等不同的通信协议，传送到神经网络系统，实现无线通信与本地存储节点互补，即使网络中断，仍能及时启动火灾控制系统。

当未发生火灾时，智能火灾监控系统处于正常工作状态，分布于不同角落的传感器（包括温度传感器、烟雾传感器、CO传感器）将实时监测环境中的各项数据指标，并通过ZigBee无线网络将数据传输给具有可视化操作界面的监控系统，监控系统实时显示环境各项数据指标，并生成温度曲线图，便于工作人员观察。当现场发生火灾时，3种传感器将各个部分的异常情况传输给上位机，交给神经网络来判断是否发生火灾。当火灾确定发生时，监控系统发出指令，控制灭火装置进行灭火。

（五）通过漏水检测，及时报警实验室管道故障

临床实验室内的用水安全也不容忽视，实验室内部用水设施多、管路复杂，很多自动化分析仪都配备上下水系统，如管道发生破损或堵塞，就会发生漏水。漏水检测系统通常由水浸传感器、无线网关和联动电磁水阀构成。其中，水浸传感器可分为线检测和面检测两类，实验室多采用线检测即用测漏绳将特定区域围绕起来，当发生漏水后，检测线接触水即发出报警。可在实验室地面及水路关键点放置若干水浸传感器，当出现漏水并致传感

器检测处的水位达到预设水平（通常为0.5mm）时，传感器将上报险情，联动网关发出本地声光报警，关闭漏水处近点的电磁水阀，同时还可以在互联网的配合下向移动终端如智能手机、平板等推送提醒，相关人员能及时知晓，从而尽早采取措施。当漏水险情解除后，自动关闭本地报警，自动开启被关闭的电磁水阀，并将相关信息推送至移动终端。实验室可以根据自身条件合理安排传感器的数量及位置，这里需要指出：当传感器用量较少时，仅能作为非定位式漏水检测系统；只有当传感器达到一定数量且其分布合理时，才可用作定位式漏水检测系统，能够准确报告具体的漏水地点。

（六）设置视频监控，保证实验室财产安全

实验室内存在大量仪器设备和试剂耗材，因此安保工作也是实验室管理的一个重要方面。在实验室重点区域设置高清监控摄像头，可以实时监控实验室内部情况。实验室视频监控系统由高清（可至4K水准）夜视摄像头、图像采集卡（MPEG4视频压缩方式）、存储单元、视频画面回放系统、移动侦测系统构成，不仅能提供实时高清的多画面预览、视频回放，还能在夜间无人时段侦测人或物体移动并触发报警和电磁门联动。

（七）门禁监控实现人员进出的授权管理

门禁管理是安全防范系统中不可或缺的要素之一，随着科技的进步，人们对门禁管理的设想愈发多样化、现代化，并一直致力于将这些想法变成现实，其中智能门禁系统就是最好的体现。实验室门禁系统的安装可强化实验室出入口的管理，既可规范人员的出入，也可控制人员在实验室内的活动区域。它可以完成对准许进入人员的授权，对未授权人员则拒绝其入内，并可对特定时间段内人员进出实验室的情况、实验室内人员名单等资料进行统计、查询和输出。在实验室门禁控制系统中还可以设置报警装置，当系统检测到有未经授权的进出、门被强行打开或保持开门状态时间过长等异常情况时，将发出报警信号，提示工作人员前去查看处理。

门禁系统可分为密码门禁系统、生物识别门禁系统及感应式IC卡门禁系统。密码门禁系统是通过输入正确密码来驱动电锁。其优点是操作简单、成本低，缺点是输入密码用时较长、所有人员使用相同密码无法了解具体人员进出情况，此外还存在密码泄露的安全隐患。生物识别门禁系统是根据人体的生物特征差异来识别身份，正是由于生物特征具有独特性和唯一性，不易仿冒，因此该类门禁系统的安全性最好，是高机密场所的第一选择。常见的可用于门禁系统的生物特征包括指纹、人脸、虹膜等。但该类门禁系统的成本太高，限制了其应用。而且对于临床实验室而言，工作人员日常工作需佩戴医用手套，因此如指纹识别类门禁系统并不适用。感应式IC卡门禁系统又分为接触式IC卡门禁系统和非接触式IC卡门禁系统。接触式IC卡门禁系统的IC卡易磨损，使用寿命较短；而非接触式IC卡门禁系统具有IC卡使用寿命长、读取速度快、安全系数高等优势，是目前主要使用的门禁系统。

1. 环境设施智能监控系统工作流程　各测量端对实验室环境进行24h实时不间断的监测，并将监控数据上传至智能环境监控系统控制平台，监控人员可以通过手机或计算机登录网页查看实时的实验室设施环境信息，并通过数字、表格等形式了解最近时间内的环境设施条件变化趋势。当实验室内某些环境设施出现异常改变时，系统会分析相应的数据并做出分级判断，并用声、光等报警形式，或通过短信通知等方式，向值班人员示警，同时将报警信息记录到内部数据库。环境设施智能控制系统将根据上报的监测信息和事故报警信息，对事件报警信息进行分析处理，并对环境控制设备发出相应的命令，以保证实验室环境达到使用者要求，见图4-1。

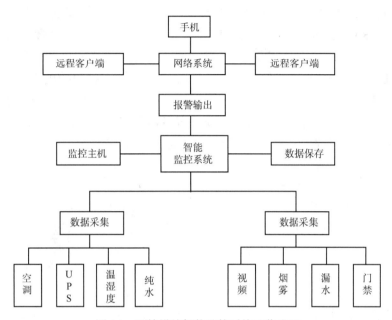

图4-1　环境设施智能监控系统工作流程

2. 环境设施智能监控系统主要优点　以往实验室内环境设施条件需安排专人巡检，采用人工填写监测数据纸质表格的方式，员工依从性差，记录经常缺漏；记录间隔一般较长，存在监测盲点；不易及时发现异常情况，容易影响检验质量甚至造成损失；出现异常不易跟踪，责任不易明确；数据可以修改和伪造，不能达到监测效果。

采用环境设施智能监控系统对实验室环境进行监控，可以实现24h自动监测实验室环境设施条件并跟踪管理，有实时数显、实时曲线、历史曲线、数据报表等多种数据显示方式，具有查询方便、数据真实、可及时发现异常情况等优点，满足了临床实验室实验条件监控的各项要求，是智能化实验室的重要组成部分。

四、环境设施智能监控系统典型案例应用介绍

沈阳某三级甲等综合医院是一家运行床位6500余张，年门急诊量440万余人次，年出院患者23.6万余人次的大型综合性现代化数字化大学附属医院。该院医学检验中心承担着全院门急诊、住院患者及区域性联盟医院患者临床样本的检测任务，是集医疗、教学、科研、保健、预防和康复检验为一体的现代化、数字化、综合性医学检验中心。检验科在该院3个院区建筑面积共约9400m²，设有冷藏试剂库和冷藏样本库，并有多台深冻冰箱及百余台冷藏冷冻冰箱，温湿度监控点众多，不宜采用人工巡检的方式进行监控。

自2018年起，该院医学检验中心引入智能环境监测系统，对实验室内试剂库、样本库、冷藏冷冻冰箱、温箱及实验室内温湿度实行智能化实时监控。该系统基于云服务器平台和XL.SN智能传感网络技术，采用物联网智能网关、智能环境监测装置、无线温湿度传感器、无线测控装置及声光报警器等，实现对实验室的温度、湿度等环境参数的实时采集、无线传输、监控预警。

系统构成：超低温温度变送器（型号ZDW-Y11L），双路普通温度变送器（型号ZDW-Y21），LoRa自组网从机（型号NTS-153S、NTS-153M），通信管理机（型号NTS-165E），通信机柜及附件。该系统配备有手机APP，可以在智能手机上查看各项环境系数。

主要功能：智能环境监测系统通过在各监测点内安装的温湿度传感器，实时采集监控点内温湿度变化情况并将数据上传至主服务器，自动记录温湿度实际数值，从而实现温湿度24h自动监控管理的目的。并且可以预先设置各监测点温度允许范围和失控报警时限，当相关系数超过预设范围后实时发出报警短信，通知相关人员进行处理。

（一）系统主界面

软件启动后，进入沈阳某三级甲等综合医院智能化运行系统支撑平台主界面。该系统目前可以提供冰箱、环境、医用气体、给排水、暖通空调、视频监控、照明、电力等方面的监控功能。

（二）环境设施运行情况查看

手机APP上可以实时显示各院区监测点运行情况，以冰箱温度监控为例，可以实时查看各院区冰箱运行情况，并对运行异常冰箱进行定位。

（三）报警数据查询

出现环境设施运行失控时可发送报警信息，提醒管理人员及时到现场查看，纠正失控情况后手机端可以实时填写失控原因。此外，报警管理功能还可根据报警时间、报警等级、报警模块等对报警数据进行分类查询。

（四）参数设置

拥有授权的管理人员可对系统运行的参数如监测点的编码、检测指标的允许范围等进行设置。

实际应用举例：沈阳某三级甲等综合医院北院区实验室内14号冷藏冷冻冰箱，于2019年2月11日15：02出现温度超过上限的情况。收到报警后，工作人员立即来到现场检查，发现是该冰箱门密封胶条老化导致冰箱门关闭不严引起的温度异常，管理人员立即联系维修人员对该冰箱门进行检修，并对该次失控的处理进行了记录。

应用效果：应用环境设施智能监控系统前，该医学检验中心的上百台冰箱和数个试剂库、样本库的温度监控都依赖人工定时巡视记录，费时费力，且如在非工作时间发生故障导致温度失控，巡视人员无法及时发现，极易导致冷藏保存的试剂和样本变质，造成无法挽回的损失。使用该套智能监控系统后，工作人员通过办公计算机或智能手机就可实时查看各项环境参数。当相关参数超过限值时，系统会自动发出报警短信，通知相关人员采取紧急措施。

通过临床实验室环境设施智能监控系统，可以提高临床实验室安全运行的可靠性，有效预防各类事故的发生，使实验室管理变得有效且高效。一改以往人工例行巡查的模式，变为实时监测，从而在设备或环境出现异常时能够及时、有效处理。这一系统能够及时、精准地反映设备、环境的状态，并提供了科学的管理手段，能更有效地减少人力和物力浪费，推进临床实验室的智能化管理。但目前环境设施智能监控系统或多或少存在一些问题，如面对日益增多的海量数据，以往的分析处理方式已很难从中发现更多有价值的信息。此外，当前的检测方式仍不理想，虽然可以实时上传数据，但相关人员仍然不能如亲临现场般可视化地了解检测点的实际情况。因此，目前的实验室环境设施受监测手段、系统规模、覆盖范围等因素制约，仍有很大的提升空间。

（秦晓松）

第二节　临床医嘱项目选择智能提示系统

一、临床医嘱项目选择智能提示系统概述

随着生活水平的提升、人口老龄化的加速到来，人们对生命健康愈加关注，对医疗服务的需求稳步增加。日益增长的医疗服务需求要求医疗行业从业者在有限的时间内提供更高效和更高质量的医疗服务。医生作为医疗行为的主导者，需要获取并整合大量患者相关信息进行诊断和治疗。其中，临床医生申请检验医嘱项目是入院和门诊患者常规诊疗行为的重要组成部分，多数三级甲等医院的检验科已经开展的检验项目有百余种，再加上各种复杂的项目组合和不同样本类型的要求，很难让医生在短时间内迅速而准确地完成医嘱的申请工作。因此，建立可快捷、便利、智能化地选择临床医嘱项目的医疗信息系统能够为上述问题提供有效解决方案，减少医疗差错，提高医疗质量和工作效率。

在医疗信息化建设中，电子病历（electronic medical record，EMR）因其具有快速、全面、准确采集、存储、处理和传输医疗信息的能力，成为医疗信息化的核心建设内容。它一方面消除了人们用纸张来记录诊疗信息的需要，另一方面有效提高了诊疗信息记录的可靠性和安全性。在传统的诊疗过程中，患者诊疗信息的记录划分很细，如病程记录、医嘱信息、护理信息、检验信息、影像信息和手术信息等，然后逐渐发展成记录相应信息的子系统。而电子病历系统则是将上述各个诊疗子系统的同一患者信息整合起来，提供以患者为中心的医疗服务。在提高工作效率方面，电子病历系统节省了大量一线医护工作者查找病历的时间，同时缩减医护工作者在完成日常诊疗工作中开具医嘱、写文档的时间。

从电子病历系统功能层面出发，为保证电子病历的完整性和提供必要的医疗服务，电子病历系统应该至少集成或包含患者管理系统、实验室信息系统（LIS）、放射信息系统（radiation information system，RIS）、药房系统和医嘱录入（computerized physician order entry，CPOE）系统五个方面的系统数据。医生可以使用CPOE系统为患者开具检验、检查及药物医嘱。最简单的CPOE系统可能只包含上述功能，而复杂的CPOE系统则可能包含更完整的开具医嘱服务，包括常用医嘱模板、配伍禁忌提示及报告查看等功能，这样的CPOE系统会减少用药错误，提高医生的工作效率。近年来，不断发展的CPOE系统不但能够克服医嘱执行上的延误，以及避免因为手写字迹不清或抄写中错误带来的差错，还能预防与药物治疗有关不良事件的发生，尤其在临床医嘱的选择和优化中彰显其指导作用。

当前医疗环境下，临床医生的诊疗越来越依赖于实验室检测结果，这极易导致检验项目的不合理使用。临床实验检测费用持续攀升，如何合理、科学地选择检测指标已经成为检验学科发展的热点问题。CPOE系统对检验项目的选择有广泛的影响，医生在该系统中可以方便地进入几百种在线项目清单，并进行项目选择，临床医嘱选择的优化、规范化和智能化的设置，让临床医生能够快速地在线获得检验项目的重要信息，包括临床指征、诊断价值和适用性等，有助于临床医生在项目选择时能够做到有的放矢。因此，在积累了大量医疗数据后，信息技术的另一个重要应用就是临床决策支持系统（clinical decision support system，CDSS）。在典型的CDSS架构中，患者电子病历中的相关信息是CDSS的必要组成部分。目前应用CDSS大多数基于临床诊断指南、专家共识等，知识库中的知识大多由可编译的规则构成。推理引擎作为CDSS的"大脑"，可将患者实际信息与知识库中的规则进行匹配，已达到模拟专家思维、提供决策支持服务的目的。

检验项目的智能化选择系统的全面应用能促使医院提供更好的医疗服务、规范诊疗程序、避免患者康复延迟、控制医疗成本和减少资源浪费。实验检测项目的智能化选择是一种趋势，使用高性价比的实验项目已势在必行。实验项目诊断指南的制定、实施，需要临床医生和检验医师反复商榷后确定，对检测方法学、实验项目的诊断价值进行细致客观评估的同时，也应及时更新有价值的检测指标。此外，摸索一套成熟的信息化管理方法，可充分发挥诊断指南的作用，并可使临床医生在选择项目时做到心中有数，并最终提高对患者的医疗关爱质量和效益。

二、临床医嘱项目选择智能提示系统模块设计

临床医嘱项目选择智能化是在电子病历的基础上全面应用临床决策支持系统的具体体现形式。临床决策支持系统是电子病历的核心价值，是电子病历发展的成熟阶段，临床医嘱项目选择智能提示系统是在临床决策支持系统为主要技术的电子病历下设计实施的。

（一）电子病历的组成

电子病历记录了患者过去、现在和将来的医疗健康等信息，这些信息使用计算机或其他电子设备捕获、传输、接收、存储、检索、链接和操作，其主要目的是提供医疗和健康服务。电子病历的内容包括患者诊疗的基本数据，如患者的就诊记录、诊断结果及放射学图像、治疗方案、终身用药记录，个人风险数据如过敏、接种疫苗史；也必须包含所有的住院患者，门、急诊患者的相关医疗记录。电子病历系统应该记录患者就医过程的所有细

节，如入院细节、急诊记录、门诊病历和出院小结等。从系统功能层面出发，为保证电子病历的完整性和提供必要的医疗服务，电子病历系统应该至少集成或包含以下5个方面的系统数据。

1. 患者管理系统　电子病历中主要的管理类事件有注册（挂号）、入院、出院、转科（入出转），这些事件产生的数据包括准确的患者标识、病情评估、人口统计、主诉、患者处置等。电子病历的注册环节会为患者生成唯一的标识符，帮助完成个人健康信息聚合，用于临床管理和临床研究。

2. 实验室信息系统　是一个独立的系统，其中的信息通常会与电子病历集成在一起。一般来说，实验室信息系统中会含有与患者医嘱相对应的检验项目、检验安排、计费及其他管理性事务相关的所有信息。检验结果也会集成到电子病历中作为患者诊断的重要依据。

3. 放射信息系统　在医院放射科内使用，在患者、医嘱及放射性检查产生的影像之间建立联系。典型的放射学信息系统将包括患者标识、患者预约排队、结果报告和影像记录等方面的信息。放射信息系统也通常用PACS集成在一起。

4. 药房系统　药房是医院内另一个信息化程度很高的部门。为了提高工作效率和准确性，电子病历中的医嘱、计费记录会与药房中的摆药、发药等流程集成。

5. 医嘱录入系统　医生可以使用医嘱录入系统为患者开具检验、放射检查和药物医嘱。最简单的医嘱录入系统可能只包含上述功能，而复杂的医嘱录入系统则可能包含更完整的开具医嘱服务，包括常用医嘱模板、配伍禁忌提示和报告查看等功能，这样的医嘱录入系统会减少用药错误，提高医生的工作效率。

（二）医嘱录入系统的设计理念

医嘱录入系统为医生录入医嘱提供标准化的列表和模板，从而减少医生为患者开出不恰当的处方、不规范的检验或检查医嘱信息。医嘱录入系统提供临床和技术支持，建立有完善标准的临床医嘱字典，临床医生可以直接从该字典中选择医嘱项目进行标准化医嘱录入，也可以根据每个医生的需要或者特殊要求对医嘱进行个性化修改。系统对整个医嘱流程都有完整的跟踪，从临床医生开具医嘱开始，到护士确认医嘱，以及医嘱信息相继传递到各个执行部门（如药房、辅助检查科室），医嘱接收人员执行医嘱并对其进行处理，直到最后完成。医嘱流程中的每个节点都有监控和记录，可从各环节保证医嘱的质量。医嘱录入系统的标准化、专业化术语的设置既包括单个检验项目的设置，又涵盖能够满足特定检测需求的项目组合方式，方便临床医生根据实际检测要求选择适宜的项目组合类别。以患者病史记录和症状体征描述等疾病相关的典型特点为依据，进而归纳整理、总结并通过更加复杂的设计和关联导出临床医嘱的建议选择明细，以便医生针对患者的具体病情特点进行主观甄别和采纳，其中起关键和主导作用的是临床决策支持系统的研发利用及其与电子病历系统的关联设置。

（三）临床决策支持系统的定义及分类特点

基于计算机的临床决策支持被定义为应用信息和通信技术为医疗健康带来相关知识的

实践活动。所谓"临床决策"是指与医疗活动管理和患者健康状况相关的决策；而"支持"指的是对决策过程的辅助作用而非"决策"本身。对决策过程进行辅助意味着在决策的工作流程中存在一个中间的媒介。

临床决策支持的分类是依据该系统的决策支持基础划分的，系统提供决策支持的基础如果是知识，那么这样的系统称为基于知识库的CDSS（knowledge-based CDSS）；如果是机器学习等算法或其他用于模式识别的统计类算法，那么这样的系统被称为非基于知识库的CDSS（non-knowledge-based CDSS）。从系统的角度来说，系统只是向用户提供相关信息，而非所谓的"解决方案"；从用户的角度来说，用户需要通过过滤错误或无用信息的方式积极地与系统进行交互，而不只是一个系统输出的被动接受者。关注用户与系统之间的互动方式是设计CDSS的重要内容。

（四）临床决策支持系统的技术要点

基于知识库的CDSS可以划分为三个部分，分别是知识库、推理引擎和人机交互机制，知识库通常由经过编译的"if-then"规则构成，除了"if-then"规则，知识库也可能包括诊断与症状体征之间的概率关联。CDSS的第二部分称为推理引擎或推理机制，用于在实际患者数据和知识库中所包含的知识、公式或关联规则之间建立联系。最后，CDSS必须有一个人机交互机制，完成系统的患者数据输入及向用户输出决策支持结果。在那些独立的CDSS中，患者数据需要由用户直接输入。而如今部分CDSS已经与电子病历系统集成在一起，患者数据应经由医生输入或者从LIS集成并存在于电子病历系统中，因此不再需要额外输入CDSS中。CDSS的输出形式也是多种多样的，如在输入医嘱时产生推荐意见或者警告等。

基于知识库的CDSS的应用场景有很多，除了"if-then"规则对临床医生开具检验医嘱的决策支持，还有诊断决策支持。诊断决策支持系统一般会基于患者的症状和体征向用户提供一个患者可能患有疾病的列表，其知识库包含有关疾病及其症状和体征的相关知识，推理引擎完成患者症状和体征与疾病的匹配，并向医生提供一个可以考虑的疾病诊断列表。这样的诊断支持系统一般不会只生成一个推荐诊断，而是会基于已有信息生成一系列的相关诊断。临床医生对患者信息的掌握程度高于计算机对患者信息的采集程度，所以临床医生有能力从这样的诊断列表中去除一些不适合的选择。以此建立的诊断系统可以是独立的，也可以在后台将诊断系统与电子病历集成起来，并能直接利用患者数据信息。

与基于知识库的CDSS不同，非基于知识库的CDSS提供决策支持的基础是应用数据挖掘等人工智能的方法，它们利用计算机从过去的经验或临床数据中学习或识别出某些模式以提供决策支持。这种类型的CDSS是未来发展的重要方向，尤其是随着数据分析和"大数据"在医疗健康领域的广泛应用。基于模式识别和数据挖掘方法的CDSS在诊断特定疾病时的准确性可能高于临床医生的平均表现，但是由于CDSS背后的推理引擎的不透明，很多医生不愿意使用这些CDSS，因此目前多数可用的CDSS仍基于医学文献的规则、指南或其他可编译知识。虽然近年来越来越多的商业化CDSS得到广泛使用，但是对于非基于知识库的CDSS应用效果评估的研究还是大多来自系统的研发机构。通常情况下，也可以将非基于知识库的CDSS认为是数据驱动的CDSS，因为临床数据是新的模式识别和知识发现的主要来源。

（五）临床决策支持系统的设计理念

数据驱动的临床决策支持从对数据的挖掘深度上主要可分为两种应用：基于数据仓库的联机分析处理应用和基于数据挖掘的决策支持应用。

数据仓库与数据库之间存在共性，但也具有自身的特点。数据仓库的定义为"面向主题的、集成的、时变的、非易失的数据集合，能够支持管理相关的决策过程"。①面向主题：指数据仓库中的数据是围绕特定主题进行组织的，可能是患者信息、药物医嘱、疾病诊断或检验结果等。数据仓库的构建是基于决策制定者对数据分析的需求，因此数据仓库中只包含与决策支持相关的必要最小量数据。②集成性：是由于数据来自很多异构数据源，如关系型数据库、文件系统等。开发人员需要将各个系统中与特定主题相关的数据抽取出来，并经过必要的清洗、校验、转换，最终加载到数据仓库。这个过程还需要保证编码、命名等的一致性。③时变性：数据仓库中的数据随时间变化而发生变化，其中的关键结构都隐式或显式地包含时间元素。当数据源中的业务数据发生变化时，数据仓库需要及时更新以维持与数据源一致，从而方可保证数据仓库所提供的数据视图不是过时的。④非易失性：数据仓库与数据库是分开维护的两套系统，因而并不需要事务处理、恢复和并发控制等机制。一般情况下，数据仓库所涉及的数据操作只有写入和访问。

数据挖掘是在大量数据中发掘模式和关系的过程，是数据中知识发现的重要步骤。从模式识别的角度来看，数据挖掘是在数据集中识别有效的、易于理解的新模式过程。主要目标是为用户发现新的模式，用来进行描述和预测。描述侧重于寻找模式并以一种可以解释和易于理解的方式展示；而预测则是在数据中寻找到关键变量和字段，进而预测实体未来的行为过程。数据挖掘适用于临床环境以提供决策支持。医疗机构都面临着提高诊疗质量同时降低医疗成本的问题。大量的临床或医学数据得到积累，医疗机构和研究人员热衷于对医疗数据的挖掘，他们希望能够通过挖掘这些数据优化诊疗过程、完善疾病管理和资源利用。在典型的CDSS构造中，或者在一个由数据管理、模型管理、知识引擎、用户界面和用户5部分组成的CDSS构造中，运用数据挖掘的CDSS和那些基于规则的CDSS最主要的区别在于推理引擎或知识引擎部分。传统的基于规则的CDSS需要在患者信息与既有规则之间建立关联，从这个意义上说，决策支持系统需要大量的先验知识来向决策者提供问题的答案。而运用数据挖掘的CDSS不需要决策者的先验知识，反而是要在给定数据集中找到新的未知的模式和关系，并将这些新的知识应用于新的数据。这种技术在先验知识有限或缺失的情况下是最有效的。

三、临床医嘱项目选择智能提示系统功能实现

（一）工作流程

（1）临床医嘱项目执行的工作流程：见图4-2。

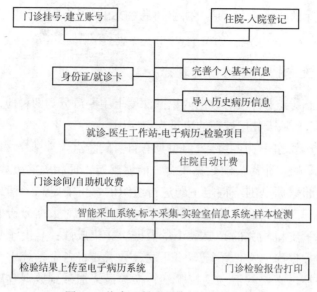

图4-2　临床医嘱项目执行的工作流程

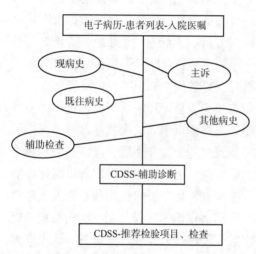

图4-3　临床医嘱项目智能化选择的工作流程

（2）临床医嘱项目智能化选择的工作流程：见图4-3。

（二）主要功能

1. 临床决策支持系统对临床医嘱项目选择的智能化推荐功能　应用人机交互医疗信息技术的临床决策支持系统能够通过数据、模型等辅助完成临床决策。临床决策支持系统可在临床实际应用中实现5个正确要素，即在诊疗流程中，通过正确的渠道，在正确的时间和正确的干预模式下，向正确的人提供正确的信息。临床决策支持系统应注重临床医生与CDSS之间的互动，利用临床医生的知识与CDSS对医学知识的系统管理，更好地分析患者信息，以便为临床医生提供医疗建议。因此，临床决策支持系统在临床疾病的诊断、辅助诊断、检验项目的智能化选择和治疗方案的推荐等方面起着重要的作用。

临床决策支持系统的决策模型是一个仿效的过程。将全部临床表现与数据库中的数据进行匹配，并综合分析、判断，然后进行逐步提问和逐步分析。专家系统在医学领域中的应用及诊疗规范和指南等是知识医学库的重要组成部分，除此之外，知识库还包括足够多的病例统计资料。电子病历涵盖患者主诉、症状、体征等疾病相关的主要特点，能够为程序提供推理判断的输入原料。临床决策支持系统模拟专家诊疗疾病的思维过程，选用一定的数字模型进行推理，进而完成疾病的初步诊断，并具备推荐一些需要进一步操作的检验、检查等智能化的提示功能。

临床决策支持系统可以按其设计所能完成的系统功能划分,其主要有两大功能:一是帮助决策什么是对的判断,如临床诊断属于医学诊断系统的类别。二是帮助医生决策下一步应该做什么,如做什么检查,用什么药,采取的治疗方案,最典型的例子就是决策分析树,即根据概率分析医生下一步应该怎样做。临床决策支持系统具体应用的功能可以是多方面的,包括报警、提醒、评论、判读、预测、诊断、协助、建议。①报警:是系统自动报警、提示和警戒一些错误的和不符合逻辑的操作,包括病例信息填写过程中出现的明显的差错,还包括有可能出现的一些特殊阳性结果,超出参考范围的检测结果的警示功能等;②提醒:在临床医嘱项目的智能选择中起着最重要的作用,主要用来提醒临床医生申请某项检查、检验;③评论:指针对某项不建议开立的或错误的电子医嘱给予拒绝的指令;④判读:是对一些检查、检验给予初步的解读和指导,如临床心电图的判读功能;⑤预测:指系统能够根据病情的严重程度预测死亡的风险;⑥诊断:即系统的高级指令,根据病例信息完整程度的不同,给予相关联的疾病诊断,诊断类别包括辅助诊断和鉴别诊断;⑦协助:指对治疗过程中集成知识库的信息资源给予进一步相关的帮助和支持,如为肝脏移植和肾衰竭患者选择合适的抗生素;⑧建议:指诊疗技术实施过程中,针对某项具体诊疗操作进行规范的指导和展示,如气管插管术的操作示范功能。

临床医嘱项目智能化选择的提示功能是临床决策支持系统诸多功能中能够与实验室检测项目相关联的主要应用功能。这是由于检验常规工作中,日益增加的血液生化、免疫学、细胞学、病理学、微生物学乃至分子生物学等检查项目,为临床医生确定诊断、监测疗效及预后评价提供越来越多的可供选择的辅助手段。当临床医生诊疗患者时,需要从数以百计的检验项目中选择最有诊疗价值的指标。然而,任何医生不可能精通医学的所有领域,所以选择是相当不易的。如果医术不精,则容易导致在选择检验项目时缺少严格的针对性,甚至盲目采用大撒网的方式选择检测项目。这种乱用、滥用实验特殊检查指标的行为,不仅无助于提高诊疗水平,反而会增加患者的痛苦和经济负担。因此,智能、高效地选择检验项目对于临床医生来说非常重要。

2. 计算机化医生医嘱录入系统对特殊医嘱项目的检查、限制功能 临床决策支持系统是临床医嘱项目选择智能化功能实现的核心内容和主要支撑软件系统,但即使临床决策支持系统功能再强大、系统再完善,一旦有特殊疾病、特殊复杂症状、并发症等个体差异性问题发生,临床支持系统的知识库包括专家推荐和数据挖掘等各方面的智能化支持功能也有可能并不能解决问题。因此,临床医嘱选择智能化的实现只能是相对的,针对特殊病例,临床医生要采取主动操作完成检验医嘱的选择。

非智能化选择临床医嘱项目的操作平台更要求有规范化的操作软件来协助完成。计算机化医生医嘱录入(computerized physician order entry,CPOE)系统,根据其功能特点,又称为药房系统和医嘱录入系统,其对检验项目的选择有广泛的影响。医生在该系统中可方便地进入几百种在线项目清单,并随意进行项目选择。医院信息系统可以对一些项目选择进行设置,能让临床医生快速地在线获得检验项目的重要信息,包括临床指征、诊断价值和适用性等。这有助于临床医生在选择项目时能够有的放矢。医生也可以通过输入检验项目的名称,按照拼音首字母索引的方式查询锁定医嘱,但是实际应用过程中常常出现医生不了解规范医嘱名称的现象。此外,还存在重复医嘱、有明显逻辑错误的医嘱、DRG

（疾病诊断相关分组）收费对医嘱的限制等诸多问题。例如，一些常规检测项目（电解质、血常规、尿常规和乙型肝炎表面抗原等）最易重复使用，辅助生殖门诊患者需在不同日期检测激素，却由于重复医嘱常常造成该患者的激素在当日检测两次。又如，一些住院患者，根本不具备开立相关检测项目的征兆，医生仍每天开具类似检验，对这些最易重复的项目进行选择干预，能够明显地减少患者住院费用。还有一些不经常应用的检验项目，费用高昂，如基因检测、维生素的质谱检测、特殊抗体检测、细胞因子检测等项目，如果医生的医术有限，造成临床应用不合理，将增加患者的经济负担，并给诊断带来困惑。因此，合理干预这类项目的滥用或过度使用，可采用类似药房的做法，使用"开处方"式分层限制的管理办法，项目在申请前需向专家委员会提出申请，专家成员主要由临床医生、专科医生、遗传咨询师和检验专家组成。这些专家会根据患者的实际情况进行综合评估，这类项目只有在获得批准后方可选择使用。

CPOE系统可以针对这些问题进行一些特殊的设置，如限制同一患者在一定时间内重复检测某项指标的频率，或者提示该项目上次检测的时间及结果，以免因医生的疏忽导致重复检查；对于临床出现的明显错误的、不合理的医嘱进行限制和提示，如限制男性患者检测血液HCG，避免临床医嘱项目明显的差错而导致的患者不满意和检验费用的无效支出。此外，还可对项目选择进行分层管理，一些常规项目可以对所有的医生开放，一些复杂的项目仅对专科医生开放，另一些复杂的项目需提出书面申请，并经专家委员会批准。电子系统像"看门人"一样，可阻止一些不符合患者表现的检测项目被选择，从而过滤一些不必要的检查，以减少患者的经济负担。

3. 临床检验项目检测知识库的提示功能　检验科可以开展的检验项目有400多项，涉及临床血液、体液、生化、免疫、微生物、分子检测等多个领域。另外，实验室针对不同检查目的进行相似检验项目归类的组套管理，检验科设置的不同内涵的组套项目有近百种，临床医生的专业划分越来越细，对不同亚专业的检验项目的了解有限。因此，建立所有检验科项目关联其检测目的和临床意义等内容要素的知识库，并利用计算机信息技术将其与电子病历系统医嘱选择界面进行整合，能够使临床医生在诊疗过程中，在检验知识库的帮助下，充分掌握检验项目的诊断信息，可以很便利地在诊断、治疗前后、预后观察及判断等不同阶段开立检验医嘱，从而有效地减少误诊和漏诊，消除医疗纠纷隐患，这将对提高医疗机构的诊疗水平、促进医疗技术的规范化和标准化起到重要作用。

四、临床医嘱项目选择智能提示系统典型案例应用介绍

（一）应用临床决策支持系统实现临床医嘱选择的智能化

沈阳某三级甲等综合医院的电子病历系统集成CDSS软件，能够完成人机交互的医疗信息技术的临床应用，能够通过数据、模型等辅助为临床医生提供临床决策支持。这项临床决策支持工具基于全球循证医学证据数据库和专家共识发展的临床知识数据库，支持400多种症状、800多种疾病，覆盖31个学科的近81%常见疾病，包含3500多张医学图像、7000多篇国际临床指南、250多个医学计算器、110多篇中国专家评议。该项CDSS系统具备以下功能：录入临床症状、体征推荐疑似诊断列表；从相似诊断推荐辅助诊断；进

而展示推荐诊断详情；根据辅助诊断推荐相关检验项目和检查；推荐医嘱项目可以直接开立临床医嘱项目申请单；根据病历内容智能匹配治疗方案、能够与临床指南和临床工作站进行无缝对接。为医务工作者在临床诊疗和学习过程中即时提供精准、可信的诊疗知识，帮助他们做出准确的医疗诊断、优化治疗方案、改善患者预后。

临床医生实际应用临床决策支持系统实现临床医嘱选择的智能化具体操作步骤如下：打开电子病历，进入"患者列表"，点击"入院记录"，输入"主诉""现病史""既往史""其他病史"后，弹出"辅助诊断"提示框，在"辅助诊断"界面可以点击"诊断详情"，打开"诊断详情"界面，可以查看"推荐检查检验"。

（二）应用计算机化医生医嘱录入系统实现临床医嘱选择的提示

沈阳某三级甲等综合医院检验科针对本科室开展的所有项目的样本采集要求、特殊项目的性别限制、检验项目的检测禁忌要求等进行详细说明，并与电子病历系统整合计算机化医生医嘱录入系统完成临床医嘱开立过程中的自动提示和限制功能。这些限制覆盖各专业组检测项目常见的样本前处理过程中可能出现的隐患和发生不合格样本的风险。例如，肾素、血管紧张素Ⅱ、醛固酮采集前样本管中添加酶抑制剂，24h尿液添加防腐剂的种类提示及添加24h尿量的操作要求，脑脊液样本的送检时限要求，PCR样本留取容器和送检条件的限制等。临床医生在选择"尿系列分析"（包括尿常规和尿红细胞位相）医嘱时，电子病历系统自动弹出对话框提示"建议采用清晨空腹第二次尿"，见图4-4，这样临床医生就会提前通知患者如何正确留取样本，避免错误样本的采集，提高样本的检测效率。特殊检验项目的性别限制：例如，医生开立医嘱名称是"前列腺癌系列"时，系统自动弹出对话框提示"请确认是否为男性"，见图4-5，临床医生根据提示确认患者性别后，再次选择该检验医嘱，有效地避免了由于明显的性别错误导致临床医嘱的错误执行及后续一系列不良后果的发生。

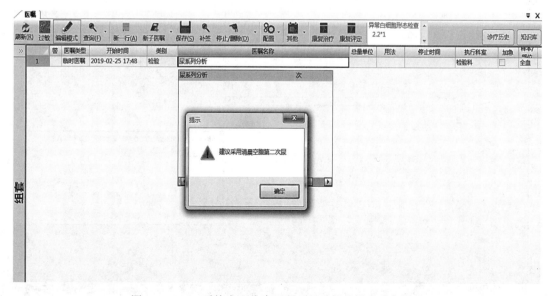

图4-4　CPOE系统实现临床医嘱项目选择的样本采集提示

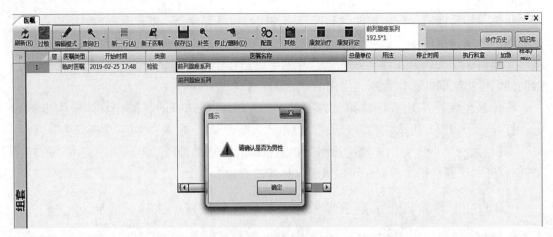

图4-5　CPOE系统实现临床医嘱项目选择的性别提示

（三）应用检验项目知识库指导临床医嘱选择

沈阳某三级甲等综合医院检验科建立检验项目的知识库，详细列举了每个检验项目的检验目的和临床意义，临床医生直接通过在电子病历系统选择医嘱项目就能导出该项目的检测意义，使临床医生在专业要求日益精准的医疗活动中更能有的放矢。例如，医生开立医嘱是"前列腺癌系列"，其下拉菜单展示该医嘱"主要用于前列腺癌的诊断、鉴别诊断、疗效观察及随访"，见图4-6。

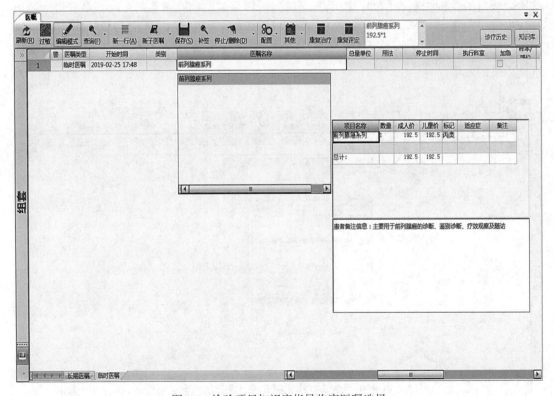

图4-6　检验项目知识库指导临床医嘱选择

如今，我国医疗行业的体量已经非常大，并仍在高速发展，人们对高质量医疗服务的需求日益增长。信息化手段在医疗行业的应用被认为是改善医疗服务质量的有效途径。临床医嘱选择智能化主要依靠电子病历、计算机化医生医嘱录入系统、临床决策支持系统及检验项目知识库的健全和完善。临床医嘱选择智能化能够协助临床医生更准确、高效、便捷地完成临床诊疗工作，进而促使医院提供更高效、便捷的医疗服务，全面规范诊疗程序，有效控制医疗成本和减少资源浪费。

（秦晓松）

第三节　医院智能采血自动化系统

一、医院智能采血自动化系统概述

质量管理是临床实验室工作的核心，按照工作流程可分为分析前、分析中及分析后三个阶段，临床实验室在这三个阶段均有可能出现分析误差。其中，分析前质量控制不当导致的分析误差最多，占全部实验误差的60%以上。分析前质量控制是从医生申请检验开始的，包括检验项目申请、患者准备、样本采集、样本运送及样本到达临床实验室后分析前的处理等。作为临床诊断和治疗疾病的重要手段，门诊静脉采血是分析前阶段最重要的一环。临床实验室能否为临床提供及时、准确的数据受静脉采血工作质量的直接影响，因此，快捷、便利、规范的静脉采血系统是临床实验室质量管理的关键。

目前，分析前质量控制具有相对不可控性，发生在临床实验室外的检验前质量控制除加强静脉采血人员规范培训外，仍缺乏有效的质控手段。门诊静脉采血的传统模式通常为设置专门的采血窗口进行人工采血。人工采血模式具有人流量大、高峰期集中、患者等候时间长等弊端。等待采血的患者需要经历排队、人工核对、手工贴管、持管排队和等待抽血等烦琐流程，采血时工作人员还需要再次进行核对，以防出错。而采血工作人员长期处于嘈杂的环境及患者急躁的催促下，难以长时间集中注意力，容易导致心理压力大、工作效率低，甚至有可能出现穿刺不成功、错用试管、贴错条形码等问题，造成医患纠纷。智能采血自动化系统的出现弥补了这方面的不足，它集计算机技术、光学条形码技术及自动化控制于一体，是近些年来在临床实验室分析前管理阶段最大的进步与亮点之一，它能够替代传统的人工采血作业管理，实现采血工作的标准化和自动化，优化采血流程，提高工作效率，极大提升了血液样本分析前的质量管理水平。智能采血自动化系统取代了以往人工核对、人工选管、手工贴标的采血模式，简化了采血工作人员的工作程序，减轻了医务人员的劳动强度，使医务人员能够更加专注于样本采集本身，减少人为差错。智能采血自动化系统优化了采血作业流程，提高了工作效率，大大改善了患者就诊及采血的环境，使患者能够在一个舒适的环境中井然有序、便捷高效地进行采血，将就诊过程变得更合理、简单和人性化。此外，由自动化采血系统配备高度标准的采血管，便于后期采血管的物流运输和分拣，从而避免了患者与采血管的直接接触。采血管上的患者信息标识清晰，减少了工作失误导致的医疗纠纷，使采血工作变得更高效、自动、准确和可靠，大大提升了医院管理自动化水平。

二、医院智能采血自动化系统模块设计

（一）基本原理

智能采血自动化系统采用计算机技术、光学条形码技术和自动化技术等原理，是将信息化、自动化技术共同整合到采血过程中的典型实用技术。

智能采血自动化系统从组成上可分为硬件和软件两个部分，其中硬件部分包括采血管配置机、操作和控制终端计算机，软件部分包括检验申请获取程序、采血管配置机通信程序、样本采集确认程序、样本交接程序和叫号系统等，各个软件部分分别对应工作流程中的一个环节。该系统使用液晶电视双屏及LED屏显示患者排队叫号信息；主机可基于医院HIS和LIS提供的测试项目和患者信息，自动完成采血管选取、条形码打印及标准化粘贴，并将单个患者采血所需的所有试管收集在同一个试管盒中，自动记录患者采血时间并完成采血数量的统计；轨道传送可自动将装有试管的采血盒定向传送至采血桌，并在采血后完成样本的收集和传送；样本核收分拣系统自动完成样本的识别和分拣，并辅助医务人员完成采集阶段样本的确认。

智能采血自动化系统作为桥梁，使医院信息系统成为一个功能全面的整体，同时基于条形码技术将医院信息系统与临床实验室自动化检验设备相结合，提高了实验室的自动化水平。

（二）模块组成

智能采血自动化系统的设备可分为以下几个单元，见图4-7。

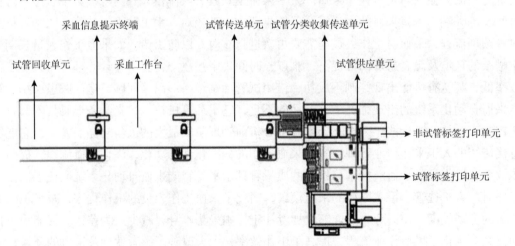

图4-7　智能采血自动化系统模块组成示意图

1. 采血信息管理系统（BCMS）　接收HIS或LIS的患者采血登记信息，按照指定的规则发送给条形码自动化设备，交由自动化设备完成采血试管准备工作。

2.试管供应单元 根据患者的检验项目数据选择相应所需的试管。

3.试管标签打印单元 打印指定要求的标签，并粘贴在所用试管上。

4.试管分类收集传送单元 将同一个患者的试管收集在一起，实现不同患者试管之间的物理区分。

5.试管传送单元 将同一患者的试管统一运送至采血工作台。

6.采血工作台 设有多个采血桌，用于为患者采血。

7.采血信息提示终端 提示核对患者的ID号码、姓名、年龄、就诊科室、检验项目等。

8.试管回收单元 用于将采集完毕的试管分类回收，运送至临床实验室。

从系统层面来看，智能采血自动化系统主要包括患者自助智能登记排队一体化候诊系统、采血工作与备管叫号多重任务智能中央调度系统、智能选管贴标系统、智能试管分装运输系统、多功能一体化采血工作台（包含请求式自动试管运送到位、空盒自动回收、样本自动收集、对患者显号叫号等功能）、HIS/LIS接口模块、后台管理信息系统和满意度评价系统，具体介绍如下。

1.智能登记排队一体化候诊系统 门诊患者可自助采血登记，先挂号就诊，获得唯一就诊号，由门诊医生开具检验申请单，患者交费后可获取一个带有条形码的检验指引单，凭借检验指引单到取号机上扫描条形码登记取号，等候抽血。持有特殊检验项目的患者与仪器之间可进行互动式预约登记。例如，需做糖耐量试验的患者，可输入服糖时间，到适当检验时间后可以优先采血。系统还可对患者采血的时间进行合理性判断，如采样超过规定的时间段或需要事先与执行部门预约或非本窗口定义采样的样本类型项目时，系统将给出相应的提示信息，以方便导医和患者灵活处理。

2.多重任务智能中央调度系统 系统备管完成后，采血人员按动绿色呼叫按钮，依次呼叫已登记的待采血患者，扫描患者的取号条形码，核对通过，再扫描试管托盘中的备管信息条形码，双重审核通过，才可进行采血，实现对患者、采血管和采血工位科学调度，确保采血过程不出现纰漏。

3.智能选管贴标系统 该系统可针对不同患者进行精准、高效、零差错的采血管分配、标签打印及自动粘贴工作，见图4-8，在添加试管的同时，可将收纳盒一并放入试管仓中，使采血工作更有条理，提高了检验流程的总体效率。

4.智能试管分装运输系统 系统把备好的试管通过试管托盘，由自动机械传送装置准确传送到采血工位，一人一盒，可以免除人工运送采血管，避免取管区出现混乱状况。然后把采血工位使用过的空试管托盘由另一道机械传送装置准确传送回出管处，并把采集好的样本通过自动传送装置送达检验科样本接收处。样本接收中心接收样本并分离后，将样本送往不同的检验部门，相应部门根据条形码扫描样本的相关信息，进行样本检测。

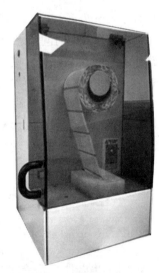

图4-8 GNT7系统智能标签打印单元

5.多功能一体化采血工作台 多功能一体化采血桌可提供6个采血位，采血桌设计合理，在操作时为工作人员预留了充分的空间。具体流程如下，采血人员取出试管后，系统会将使用过的试管托盘容器自动运送回收到智能选管贴标系统中；采血工作人员请求的自动试管运送到位，采血后样本通过自动传送装置自动收集在一起，集成患者排队号码显示和叫号功能。

6. HIS/LIS接口模块　系统可通过设备读取凭证信息的方式智能确认采血患者的身份，同时确认患者采血时间，并通过该模块将确认的时间上传到HIS/LIS中，该模块作为信息交换中心，使各系统都能与医院HIS/LIS进行信息共享。

7. 后台管理信息系统　系统一旦出现故障，后台可切换到备用模式，继续为患者提供采血服务，同时还能够处理异常事件，如患者过号、特殊患者优先、重新备管和重新贴标等意外事件。

8. 满意度评价系统　每个采血工位窗口均安装了满意度评价器，在每位患者采血结束后，采血人员会触发满意度评价提醒，让患者对此次服务进行评价。

（三）设计理念

在应用智能采血自动化系统前，在样本采集环节采用"即时生成全信息条形码方案"的过程中仍然有大量手工操作环节，工作失误的风险很大。为解决这一问题，智能采血自动化系统应运而生。核对端通过患者采血信息自动识别，智能完成采血管选取和贴码，将简单的手工劳动（试管选择、标签打印、标签粘贴等）交由设备自动完成，大大减少了人为的手工失误，最大限度地保障了医疗质量安全；传送端利用系统传送轨道进行采血设备传送，减少人力投入，方便快捷；智能终端即信息终端，实现了采血全流程智能管理，可识别特殊患者身份，实现排队优先及特殊抽血准备等，使得医务人员能够专注于提供采血服务。

在引入智能采血自动化系统后，样本采集环节中必要的核验环节如患者叫号、患者验证、样本数量验证和采集时间记录等工作未同步解决，为完善该设备在样本采集环节的技术和管理要求，同时引入了采血信息管理系统（BCMS），包括护士终端、试管复制模块、语音模块、队列模块、护士管理终端等。这些模块针对早期试管条形码自动化设备的不足之处，设计了补充方案。护士终端可显示当前患者采血信息及注意事项，协助护士完成采血，提供采血核验及采血时间记录功能；试管复制模块是在样本采集失败时，复制一个当前试管，重新进行样本采集；语音模块能作为向导指定患者到特定的位置采血；队列模块是按照临床科室或者检验项目的要求设计一定的队列规则，将采血患者科学排序；护士管理终端可对工作量、耗材等数据进行统计，计算工作量，为日后的总结和工作安排提供数据支撑。

智能采血自动化系统的引入是医院信息化建设的重要一环，实现了医院信息系统和实验室信息系统的有机结合。

三、医院智能采血自动化系统功能实现

（一）智能采血自动化系统工作流程

（1）患者挂号就诊，医生通过HIS提交检验申请单。患者交费后，凭导诊单条形码到采血中心分诊台或自助机处预约登记，排队管理机读取患者的姓名、性别、年龄、就诊科

室和检验项目等个人及医嘱信息，同时向 LIS 发送检验项目申请信息，将患者的检验项目数据从 LIS/HIS 直接或经由 BCMS 通过标准通信协议或厂商标准通信协议发送到试管条形码自动化系统，并打印排队号票（此票也可作为打印检验报告的回执单），患者取走号票，在等候区等待叫号采血，同时也可看到 LED 显示屏上的采血呼叫信息。

（2）设备开启自动打印后，根据排队管理机发送的信息，按照不同患者采血项目要求，由试管供应单元从试管仓中选取相应试管，转移到标签打印粘贴单元。

（3）设备标签打印单元根据自定义标签格式打印检验项目标签，标签粘贴单元自动完成标签粘贴。

（4）将粘贴条形码的所有试管和叫号条形码自动收集到收纳盒中。

（5）当患者的所有试管准备完成时，医务人员按动采血台右侧下方按钮，即可使用发送轨道装置将完成收集的收纳盒运送到自己手边，然后使用条形码扫描仪扫描叫号条形码，候诊区语音系统即可发出指令，呼叫患者到相应的采血窗口采血。

（6）患者移至相应窗口，由医务人员确认叫号单，根据信息提示终端核对患者的所有信息，确认无误后即可进行采血操作。

（7）每完成一个项目采集，护士需再次用条形码扫描枪扫描试管，在终端上准确记录患者采集血样的时间，以备后期查询及核对。

（8）完成所有项目的采血后，将装有样本的试管放置到回收装置中，样本核收分拣系统会根据项目及实验室的不同自动完成样本的识别和分拣，将同一实验室的样本分类收集于同一储藏盒内，由运送人员按照要求及时将样本运送到各个不同的实验室，即完成当前患者的样本采集。

（9）患者的试管准备及样本采集完成后，智能采血自动化系统会将执行结果返回给 LIS/HIS 或者经 BCMS 返回给 HIS/LIS，即完成检验前所有步骤。实验室发出报告后，患者可凭回执单上的时间和地点在结果查询机上扫描条形码，自助打印检验结果报告单。

（二）主要功能

智能采血自动化系统具备以下七个功能。

1. 智能采血　实现了高效、自动、准确、可靠的门诊采血管理，为临床实验室标准化提供良好保障，提升了医院管理水平。

2. 数据统计　通过采集时间点可计算患者等候时间，为改善服务提供依据。

3. 流量监测　可实现采血流量实时监测，及时调配采血人力及物力资源。

4. 满意度评价　窗口实现即时满意度评价，有助于持续改进采血服务质量。

5. 绩效考核　通过工作量及满意度评价结果，定期对采血人员进行绩效考核。

6. 耗材管理　可以清楚掌握耗材情况，有利于检验成本的管理和控制。

7. 管理决策　由于智能采血自动化系统具有耗材管理更精准、数据收集更及时的优点，为医院实验室管理和决策提供了科学依据。

（三）主要优点

智能采血自动化系统重新定义了医院静脉采血流程，它拥有智能信息识别、一体化作业、超强处理能力和人性化设计这四大核心优势，把传统繁杂的采血流程简单化，极大地提升了采血的准确性和作业效率，有效防止人为因素导致样本采集失误所致的误诊和漏诊，实现了精准、高效、零误差的医院智能采血管理。目前，智能采血自动化系统的使用已成为医院信息化建设、实验室自动化建设的重要环节，其为临床实验室的标准化管理提供了良好保障。智能采血自动化系统的主要优点如下。

1. 优化检验前血液样本采集工作流程，实现采血标准化　在智能采血自动化系统的运行过程中，可以方便地核对样本信息，及时发现前期工作中存在的问题，如检验申请错误、收费项目错误、重复收费、漏缴费等，医务人员可在采血前及早发现上述问题，并进行妥善处理。同时，智能采血自动化系统生成的条形码规则明确，粘贴位置统一，不会发生人工粘贴导致的不规整或错贴条形码等问题，方便检验人员核收，并贯穿整个实验室的作业流程。可见，智能采血自动化系统能提升样本的采集质量，实现对分析前样本的质量控制，改善实验室检验流程，提高血液样本的检验前质量管理水平。

2. 降低采血人员工作强度，提高工作效率，缩短患者等待时间　采血人员的工作质量和工作效率直接关系到患者抽血等候的时间，智能采血自动化系统实现了采血管的自动提取及条形码粘贴，将医务人员从人工核对患者信息和项目、手工打印条形码、人工选择采血管、手工粘贴条形码等烦琐的采血前准备工作中解放出来，使之更专注于采血作业本身，减少了采血人员核对信息的工作量，缩短了单个患者采血所用时间，提高了工作效率。医务人员也可在完成一名患者采血操作的同时，通过语音系统提前呼叫下一位患者，使患者能及时做好采血准备，加快采血间期的准备工作，从而大大缩短了患者等待采血的时间。

3. 减少人为失误，避免医患纠纷　智能采血自动化系统带来了更趋于合理的采血作业流程和高度标准化的条形码标签，能有效避免试管选择错误、试管条形码粘贴位置不规范、样本管与患者身份不符合等人为失误的出现，也避免了患者与采血管的直接接触，在方便患者的同时减少了医患纠纷。

4. 改善患者就诊环境，提高患者满意度　以往人工贴管采血时，患者需要在打印条形码后，手拿采血管再次排队等待采血，一直站立排队不能离开，而大部分血液样本的采集要求患者空腹，这种情况常常引起患者的焦躁情绪，增加了医疗纠纷的风险。智能采血自动化系统的引入，使患者能在舒适的环境中井然有序地进行采血，登记预约后即可在采血候诊区域静坐等待语音呼叫，并能通过LED屏幕实时了解排队进度，无须站立排队，过号患者也会有就诊窗口信息提示，不用再担心插队、拥挤、催促、围观等影响患者就诊感受的情况出现。此外，智能采血自动化系统能为患者提供打印报告的凭证，上面详细提供了检测项目、取报告的时间和地点等信息，在减少患者询问次数的同时，提高了患者满意度。

5. 避免沟通失误，保护患者隐私，体现人性化服务　门诊患者采集血液样本后，可得到一张带条形码的取单凭证，该凭证清晰注明了取单时间和地点，医务人员只需提示患者按照回执单时间取回化验结果即可，能有效避免语言沟通失误的风险。患者通过扫描取单凭证可自由查询和打印检验报告，既方便了患者，又体现出医院的人性化及对患者隐私权的尊重。

6. 实现检验流程无纸化和信息化管理 从检验申请、样本管理到检验报告的传输，智能采血自动化系统均可实现无纸化操作，无须手写或打印申请单跟随样本一起运送，整个系统可以保存采血过程的所有信息，包括采血量及单位时间内的采血数量。这些信息为采血人员的及时调度和耗材物资的科学管理提供了可靠的数据支持，从而节约成本，实现更科学的医院信息化管理。

7. 完善实验室检验程序 智能采血自动化系统的功能不仅仅局限于前期的患者排队管理及样本分流阶段，其高度标准化的条形码标签可贯穿于实验室整个工作流程。样本送至临床实验室后，借助条形码可实现方便快捷的样本核收，并可应用具有双向通信的全自动化检验仪器直接上机检测，无须人工干预，这样既能减少差错，又能大幅提高工作效率和仪器利用率。同时，通过扫描条形码可实现样本的快速查收和核对，还方便了后期样本的查找及复查，使整个检验程序更科学而完整。

8. 全面提升实验室质量管理体系和医院管理水平 智能采血自动化系统提高了实验室的质量管控水平，其搭建的流水线式采血窗口协同工作平台，大大缩短了实验室TAT，并可记录采血时间，从而实现样本在到达实验室前流转全程的可视性和可控性。在医院信息管理方面，智能采血自动化系统像一座信息桥梁，将HIS和LIS有机地融为一体，使其发挥更大的效能，提升了医院管理水平。

（四）功能实施效果

1. 更方便患者有序采血 在以往的采血叫号流程中，由于患者需要自取号码，有部分患者会重复取多个号码，造成资源浪费；还有部分患者不按号排队等候，插队采血，经常会出现患者之间争吵的情况，使采血环境嘈杂且秩序混乱，常需要多人维持。使用智能采血自动化系统后，患者持有唯一号码，坐等叫号采血，秩序良好。

2. 更方便照顾特殊情况患者采血 以往叫号系统不能识别老人，需要开辟特殊窗口优先采集年老体弱者的血液样本；而智能采血自动化系统可自动识别70岁以上的老人，给出优先号码，在等候队列里自动调整，给予优先照顾。

3. 显著提高采血人员的工作效率 与以往流程相比，智能采血自动化系统所需医务人员大大减少，采血工作人员在良好的工作环境下，提前呼叫下一位患者，患者可提前做好准备，加快了采血速度。医务人员也无须粘贴条形码，能更专注于采血，工作效率明显上升。

4. 更好地减少错误发生 以往医务人员长期在嘈杂的环境及患者急躁的催促下工作，难以长时间集中注意力，经常会发生错用试管、粘贴错误、漏贴条形码等问题，容易造成医患纠纷。智能采血自动化系统依据患者导诊单信息，自动生成相应号码，自动打印相应条形码，自动粘贴条形码，工作人员只需核对患者叫号单上的信息，即可专注采血，使错误发生率明显减少。

5. 更好地促进医务人员与患者相互沟通 应用智能采血自动化系统前，采血工作程序琐碎复杂，再加上患者数量较大且容易急躁，医务人员心理压力较大，易影响工作态度和质量，甚至与患者发生争吵。以往工作人员在采血后还需口头交代取化验单的时间、地点等相关事宜和注意事项，而一些年龄相对较大、听力有障碍及初次来诊的患者，极易因忘记或不解而多次询问，医务人员需要反复、大声讲解，在增加医务人员工作量的同时，也会延长单例次抽血操作时间，极大地降低了工作效率。应用智能采血自动化系统后，采血程序较以往简单，工作环境较以往安静，医务人员更能够愉悦地工作，有利于医患沟通，放松患者紧张的心情，有效地提高了患者满意度。

四、医院智能采血自动化系统典型案例应用介绍

沈阳某三级甲等综合性医院日门诊量随医院的发展日益增长，最高可达10 000人次。门诊抽血室的日均抽血量约1000人次，每周一至周五上午8：00～10：00，有600～800名抽血患者，高度密集于采血中心。平均每例就诊者需抽取3～4管血液样本。面对日益增多的采血量，传统的采血叫号方式已不能满足工作需要。

自2011年5月开始，该院引进了GNT7智能采血自动化系统，GNT7智能采血自动化系统是临床静脉采血的辅助系统，它根据医院信息系统（HIS、LIS、OCS、EMR）中记录的静脉采血信息，自动向医疗技术人员提供静脉采血所需的基本物品，如附有样本标签的试管、样本标签和患者识别标签等。

GNT系统由GNT系统硬件组件、GNT系统软件组件组成。GNT系统硬件组件为系统操作的基本组件，包括条形码应用器（BA）、试管转移台（TTT）、医疗服务工作台（MWT）和控制计算机、条形码扫描器、医疗工作用计算机（MWT PC）、队列号码票据打印机。条形码应用器可将标签附在管道上，并将标记的管道传送到试管转移区域，打印患者排队号码标签和其他标签，并将它们放入带有标记的试管托盘中，然后将其转移到每个医疗服务工作台，供静脉采血使用；控制计算机是一台安装有GNT DB和其他主要程序的计算机，包括控制、设置和统计程序，其允许通用GNT系统控制；条形码扫描器将打印在患者队列号码票据上的条形码信息传送到医疗工作用计算机中；医疗工作用计算机是医院现有的计算机，安装了医院HIS（LIS、OCS、EMR），安装了GNT医疗服务工作台的计算机可帮助医务人员进行静脉采血核对和记录；队列号码票据打印机可打印患者队列号码票据，保证采血工作有序进行。此外，GNT系统硬件组件还包括等待列表显示设备（WLD）和队列号显示设备（QND），等待列表显示设备可显示等待患者列表以指示等待状态，队列号显示设备可播放患者队列号码以呼叫下一个患者到服务台。系统软件组件为系统操作的基本软件组件，包括收集程序（从医院的HIS中收集和处理患者及静脉采血信息，并传输处理过的信息）、设置程序（包括一般性能设置、用户注册和与设置相关任务的程序）、控制程序（在屏幕上显示系统存储信息并向条形码应用器发出打印命令）和统计方案（为用户提供各种统计图表，以便于访问GNT存储中的静脉采血数据）。

GNT7系统分为GNT7基本型、GNT7传送带型和GNT7双打印机型三类。GNT7基本型属于大型GNT系列机型，主要用于大型综合医院，其一次可容纳600管；GNT7传送带型是将所有来自多个医疗工作台的完整样本都自动收集在一个容器中，自动收集试管样本可让技术人员更专注于静脉采血过程，提高了静脉采血的工作效率和便捷度；GNT7双打印机型包含打印标签设备中的两台打印机，与基本型相比，其标签打印速度提高了150%，如果单

个打印机出现故障，其余打印机将继续接管该任务，保证了采血工作的正常进行。

该医院引进的GNT7智能采血自动化系统为GNT7传送带型，目前共设置了8个采血医疗工作台，可根据日均患者量及高峰时段特点合理安排工作人员进行采血。设备的两侧均配备了智能选管舱及标签打印单元，可双侧同时备管，见图4-9，以满足采血工作的需要。等候大厅与采血区域间设置了隔断遮挡，以保护患者的隐私。应用此系统后，不合格的样本数量明显减少，且患者对排队秩序、等候时间、服务态度的满意度均高于应用前。

由此可见，使用GNT7系统可以预防医疗事故，减少等待时间和采血室操作成本，有效减轻了护士工作量，提高了医疗技术人员的工作效率和患者满意度，减少了工作失误和患者投诉的发生率。

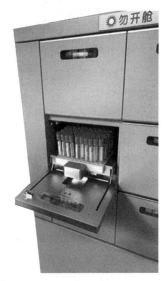

图4-9 GNT7系统双侧均设有智能选管舱

智能采血管理系统的全面应用革命性地提高了样本分析前的质量，不但使医院采血中心的工作效率明显提高，而且有益于患者就诊流程的优化，减少了医患矛盾，促使医院管理向着科学化、规范化、人性化的方向发展，值得大规模推广和应用。

（秦晓松）

第四节　临床实验室样本智能管理系统

一、临床实验室样本智能管理系统概述

随着我国对医疗行业及检验质量的日渐重视，医院在样本管理方面也需要进一步改善和提升，但目前我国部分医院或医疗机构样本管理尚处于发展阶段，存在无序、分散及封闭，缺乏标准化流程，缺乏质量控制体系和信息化管理体系，资料残缺不全等问题，严重降低了医学研究水平。实验室信息系统（LIS）一般只做到对分析中的实验样本信息进行管理和质量监控，没有拓展到对分析前、分析后的样本流程进行管理，尤其是不能对分析前诸节点样本流进行信息监控和管理，而目前分析前的样本质量是影响检验准确性的最大不确定因素之一，不仅如此，对样本的管理还影响医检、检护关系及其他很多方面。例如，①冻存管标签均是手写，字迹模糊，安全性难以保证。②超低温保存箱的空间利用率低，样本难以定位。③样本储存和样本信息存储为多套系统，数据统计复杂。④样本质量控制措施不理想、样本质量不受控等情况。

基于上述情况，样本智能管理系统便应运而生，样本智能管理系统是基于互联网的多种疾病样本收集的信息管理平台。该系统基本上涵盖了样本管理所涉及的各个方面，包括

样本的来源情况、收集、储存、转运、多种实验室检查检验，使样本资料得到系统完善的保存。针对样本管理的硬件设施（冰箱、冰柜等）提供三维可视化管理，可以轻松快捷地查取样本的相关信息。

因此，建设信息化的样本智能管理系统带动样本管理的精细化管理，不仅可以快速追踪信息和记录，还能对多个环节进行流程管理、质量控制及监控，智能管理样本每个环节的情况，保证结果的准确性。

二、临床实验室样本智能管理系统模块设计

（一）基本原理

样本智能管理系统采用组件化架构思路，其建设内容应包含TAT全流程监控、实验室大屏预警、库位管理、样本生命周期操作记录等，对样本状态和使用情况进行实时监控。

有序的空间管理是样本管理的第一要务，用条形码技术准确定位每个样本，记录样本信息，做到管理科学化，始终知晓样本的状态（如收集、处理、储存、入库、出库等过程），使流程自动化。样本数据管理有效、可追溯，保障数据安全，保护个人隐私。

样本智能管理系统采用互联网技术，结合数据库和服务器等服务应用，帮助工作站和计算机快速查询相应的信息数据。

（二）模块组成

样本智能管理系统由以下功能组成。

1. 自动分拣模块 搭配分拣机，可以自动识别样本检测项目信息。将分析前处理化繁为简，是集护工样本运送、科室内核收、样本分拣于一体的功能模块。

2. 条形码识别模块 系统采用条形码识别技术，通过智能检测设备实时采集，并与网络结合形成数据库，实现样本检测与分级管理、权限与用户、物品与网络连接，方便识别、管理和控制，提高规范化、信息化及自动化水平。

3. TAT全流程监控模块 实时查看实验室各个节点运转情况，当流程节点出现异常时，能够快速定位问题节点并给出预警，监控各个阶段的情况一目了然。

4. 库位管理模块 实时监测样本入库、出库、保存、库位信息等各种日常使用信息，并进行记录。

（三）设计理念

为实现样本智能管理，需要先着重了解样本的全流程运转，发现在样本存放环节仍然存在大量的手工操作环节，如人工记录样本出入库时间和存放位置等信息，有较大的风险隐患。为解决这一问题，智能库位管理技术应运而生，其将简单的手工劳动交由系统进行自动记录与识别，以实现样本在入库、出库、保存过程中的实时监测和监控，使得医务人员能够专注于其他工作。

智能库位管理技术虽解决了存放、保存阶段的管理问题，但没有对存放前进行管控，

为了完善采集、运输、样本检验等过程管理，该管理技术补充自动分拣系统和TAT全流程监控等系统，实现在采样后自动根据检测项目分拣的目的，并对样本全流程节点进行监管，从而实现在采集、运输、出入库、保存等各阶段进行样本管理。

（四）安装环境

1. 硬件设备 包含条形码机、激光扫码枪、PC设备、服务器、标签纸等。

2. 软件安装

（1）安装操作系统 Windows Server 2008 R2 64位。

（2）安装数据库 SQL Server 2008 R2 64位。

（3）安装 IIS 7.0。

（4）安装 .NET Framework 4.0，并且应用程序池的 .NET Framework 4.0版本设置为v4.0。

三、临床实验室样本智能管理系统功能实现

（一）系统流程

样本智能管理系统基本业务流程见图4-10。

（1）护士站对样本进行采集，并自动贴管。

（2）对样本进行分拣、运输，进行样本核收，查看样本是否合格。

（3）若核收合格，则上机检验。

（4）上机完成后，将剩余的样本进行回收。

（5）回收后，进行样本登记入库，存入冰箱，并进行库位定位。

（6）当样本到达有效期后，则会进行样本销毁处理。

（7）对样本全程进行TAT监管。

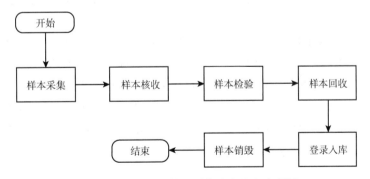

图4-10 样本智能管理系统基本业务流程图

（二）主要功能

样本智能管理系统具备以下功能。

1. 自动分拣 根据样本检测项目，将样本放进分拣机内，配合系统软件，自动分拣检

测项目。帮助医院缩短分拣时间及降低人工分拣出现的错误率。

2. TAT 监控　对样本检验时间各节点进行智能管理，当出现超时等情况时，进行预警告知。

3. 仓储管理　可以查看库存数、预警信息、空间使用率。了解当前冰箱等的存放位置、各样本的信息数据。实时了解库存信息，存放样本一目了然，知晓样本该放入哪个冰箱（冰柜）内。

4. 库位管理　可以查看库位信息，了解哪些样本已出库，哪些样本在库，实时了解样本的在库情况。

5. 库位样本　查看库位中样本的信息，熟知样本的有效期、条形码号、是否出库、出库信息等数据。

6. 库位日志　可根据条形码号、操作人等关键字，了解库位的出入库情况，完整记录各样本在储存、出库、保存时的运动轨迹。

7. 权限配置　根据角色权限分配不同的操作使用权限。做到专人专权，以避免无关人员进行误操作的情况。

（三）主要优点

（1）提高库存量，确保收发样本的准确性、实时性。
（2）实现精益化管理，提高检验质量。
（3）加强流程管控，规范样本流转操作，提升管理水平。
（4）加强人员操作规范、绩效考核。
（5）利用信息化技术实现无纸化作业，减少了纸张等成本开支。
（6）可视化库存管理，实时了解样本出入库、储存的信息。

四、临床实验室样本智能管理系统典型案例应用介绍

江苏省南京市某医学检验所是一家专业的医学检验所，主要从事临床体液与血液、临床微生物学、临床化学、临床免疫学、血清学、临床细胞分子遗传学等专业检验。

该医学检验所从2018年成立至今，每天都接收大量的检测样本，对于样本的管理尤为重要，为了确保每个样本检测的数据真实性和准确性，该单位于2018年底引进了样本智能管理系统，来对检验样本储存、保存、接收等多环节进行监控。下面对样本智能管理系统的功能和应用效果进行介绍。

（一）主要功能

1. 采集与自动分拣　现阶段很多医院的样本采集和分拣工作仍需要人工进行操作和干预，如采集条形码粘贴、样本的项目分拣等，但人工操作容易出现差错，导致该样本的结果出现偏离。

采用样本智能管理系统后，系统可以进行一键操作，自动完成样本的贴管、送达、核收、分拣工作。并通过高度灵活的系统规则，可按各种数据源决定样本分拣流向。实现集

科室内核收、样本分拣/分发于一体，提高工作效率，减少人为失误。

2. TAT 监控　在通常的检验过程中，样本检验超时等情况无法第一时间得知并进行处理，影响出具报告的速度和处理问题的效率。

通过 TAT 监控预警可以快速了解样本检验各节点过程中发生的各类超时情况，并通过预警的方式告知负责人和联系人，做到快速处理，可提高样本的管理能力，并提升检验效率，见图 4-11。

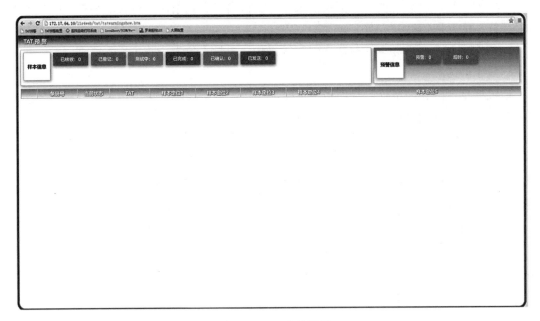

图 4-11　TAT 监控预警

3. 仓储预览　在样本盘点、出库时，操作者需要查询纸质报表，不仅费时费力，还不能直观了解每个库位的样本储存情况，甚至因为人工填报有误，导致信息不全或错误。

通过样本智能管理系统，在仓储预览界面可以直观地查看各库位的即时信息（如库存数、预警信息、空间使用率等），使操作人员的工作更加简便。

4. 库位管理　在入库、出库过程中，操作人员需要人工记录样本入库与出库的位置、样本条形码、出入库时间等信息，工作量繁重，并且需要仔细核对，不能出现错写、漏写等问题。

通过使用样本智能管理系统，由扫码枪扫码入库、扫码出库，并可通过条形码信息快速获得样本的基本数据（条形码、患者姓名、出入库日期、样本编号、样本日期、仪器组、样本类型、检测名称、检验目的等），且支持批量入库操作，大大减少了人工记录时间，且避免了很多常规失误，从而帮助医院更好地进行相关管理。

5. 库存样本　传统操作中，医护工作者从库位（冰箱）中查找样本进行复查或了解即将过期样本信息时，需要通过查阅纸质文档或者记录，增加了医护工作者的工作量。此外，由于客观原因未及时处理过期样本时，容易导致库位不足。

由于上述原因，需要通过样本智能管理系统来管理在库样本的各类信息。对到期或即将到期的样本进行预警，及时告知操作人员样本现在的状态。也可以通过快速定位找到需要出库的样本，填写出库信息，快速出库。不仅可以对样本的状态进行实时监控，还可以提高在库样本的查询和出库速度，大大提升了样本管理的效率。

6. 库存日志 传统操作中，医护人员从库位中放入、拿出样本的管理不是很严格，当需要样本放入、拿出时，仅进行简单的登记，不会记录得非常详细，若后续发生问题，则无法进行追责。

利用样本智能管理系统，通过库存日志可以清楚了解某个样本在具体时间、具体库位上被谁拿取，每一次都会被详细记录下来，并支持通过查询条件进行关键字查询，快速查询具体样本的存取信息。

7. 权限控制 对于样本的存取、保存等操作，由专人负责，防止样本管理混乱，出现误拿、错拿的情况。

通过样本智能管理系统，合理地根据每个角色来分配权限。每个角色可以进行灵活的权限操作，优化管理模式，做到专人专责。

（二）应用效果

以往，该检验所对样本的管理都由人工完成，通过医护人员手工记录对样本的采集、运输、保存等进行简单的录入，工作烦琐，容易出错，给医护人员带来了无形的压力。

样本智能管理系统通过自动化建设和实施可保证样本在高效管理的同时确保信息的绝对可追溯性，尽可能地杜绝人为差错。自动化使得样本存取准确率、储存环境的质量和流程的科学性都得到显著的提高，可极大地促进医院的科学管理和资源共享，见图4-12。

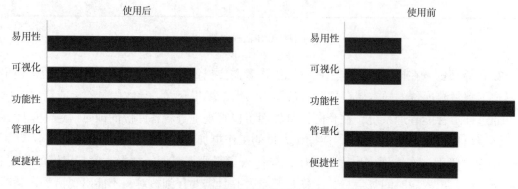

图4-12 样本智能管理系统使用前后管理性能对比图

（濮 阳）

第五节 人工智能在样本前处理中的应用

一、智能化样本前处理系统概述

随着医学检验技术的飞速发展，检验结果在临床中的作用愈发重要。临床实验室提供的客观、准确、可靠的检测结果是疾病诊断、治疗和预后判断的重要依据。实验结果的准确无误与检验样本分析前、分析中和分析后全过程质量控制密不可分。其中，样本前处理是检验质量管理中最重要的组成部分，从实验室角度出发，以样本接收为临界点。传统检验分析操作流程中，样本前处理阶段（分选、离心、开盖等）需要检验人员手工作业，这些环节不仅耗时长、过程烦琐、容易出现差错，而且有职业暴露风险。智能化样本前处理系统的应用有助于减少繁杂的工作量，节省人力劳动成本，提高工作效率，避免差错，降低风险，有效提升实验室运行质量，从而为临床和患者提供更及时、更准确的检测结果。

20世纪90年代初，智能化样本前处理系统雏形建立，它将机械化集成模式与计算机技术、网络技术、通信技术等紧密结合，实现样本前处理自动化和智能化的管理。该系统将检验人员从手工分选、离心开盖等繁重工作中解放出来，缩短了样本前期处理时间，减少了人工操作失误导致的不可逆转错误，更好地提高了实验室生物安全管理水平，同时为临床实验室质量管理搭建了良好平台。目前，我国文献在人工智能（AI）医学装备技术领域的研究与报道聚焦于医学图像中的医学影像学、临床病理学、放射治疗图像配准与靶区勾画等方面，医学检验技术的开发与应用相对薄弱。但人工智能应用于医疗健康领域是大势所趋，将全方位推动检验医学的变革。

二、智能化样本前处理系统模块设计

（一）基本原理

智能化样本前处理系统是计算机技术、机械设计原理、自动化控制系统原理、RFID技术、传感器技术、图像识别技术等相结合的实用转化。

（二）模块组成

智能化样本前处理系统主要包括但不局限于以下模块。

（1）智能信息管理软件：通过LIS接收样本信息数据、记录样本周转流程详情、实时追踪节点信息、智能调控硬件设备。

（2）分选/进样模块：分选不同类型样本，将其转移至样本前处理系统后续功能模块中。

（3）离心模块：对需要离心处理的样本自动配平、离心。

（4）样本质量监测模块：通过识别样本图像，监测血清/血浆质量。

（5）开盖模块：离心合格样本，自动移除样本盖。

（6）分杯贴标模块：从母杯中分离血清至子杯，自动生成条形码并粘贴。

（7）装载/出样模块：样本自动装载、分类出样。

（8）运输系统：将样本转运至前处理系统各个功能模块。样本运输系统主要有轨道和智能机器人两种方式。轨道运输系统，按照既定轨道方向连续传送，而智能机器人运输路线更灵活多变。智能机器人配备高精度定位导航系统与感知避障系统，能够安全高效地完成运送样本、对接智能化样本前处理系统等工作，支持无线局域网络连接，通过主控系统调度，保障日常运行。

（三）设计理念

在全部检验过程的时间分配中，分析前阶段约占65%，样本运输占2%，分析中占15%，分析后占18%。传统的样本前处理环节包含大量手工操作，不仅容易出现差错，还增加了人工成本。智能化样本前处理系统的出现解决了人力资源匮乏与临床样本持续增长之间的矛盾。样本前处理系统一般包含分选/进样、离心、开盖、分杯贴标、装载/出样等硬件模块及样本运送装置。智能信息管理软件通过与LIS完成数据交互，调度样本前处理系统各功能模块正常运行。临床实验室可根据需求，灵活选择适合的功能模块及数量。分选/进样模块通过RFID技术区分样本类型及检测项目，快速上载样本至前处理系统中；离心模块具有自动配平功能，可自定义离心力和离心时间，离心机工作期间，制冷设备运行，避免离心过程中温度过高，影响样本质量；样本质量监测模块采用高清摄像技术对血清/血浆图像进行识别，判断样本是否合格；开盖模块利用机械装置，对离心合格的血液样本进行旋转，平稳开盖，自动回收样本盖，避免操作人员与样本接触；分杯贴标模块根据检测项目的不同或分属专业组别的不同，将母杯中的血清分至子杯中，同时自动生成条形码并粘贴；装载/出样模块将样本自动装载、分类出样，实现样本条形码自动定位，自动对照，双向通信，直接上机检验。目前，临床实验室拥有细分专业组别及各品牌自动化分析仪，最新的原机试管架提篮技术恰好能满足多种不同仪器的装载要求；智能机器人运送系统无须实验室改造，节省空间，满足布局需求。相对于轨道运送，智能机器人适应更加复杂的医用场地环境，减少了检验人员运送样本的行走路程和往返次数。急诊样本可通过急诊样本投入口进行优先处理；现阶段实验室分析仪器完成了全自动化操作，需要样本前处理系统与之相匹配。智能化样本前处理系统可代替烦琐的手工操作，减少检验人员接触样本的概率，降低了生物暴露风险、提高了工作效率。

（四）安装要求

为保证样本前处理系统发挥最大效能，临床实验室需要满足一定的安装要求。信息化方面，需要实验室有LIS的支持。空间布局方面，样本前处理系统应选择通风良好、地面平整、避免阳光直射、远离强电磁干扰并具备一定承重需求的接地环境。对于大面积平层实验室，如果分析仪摆放不集中，可采用智能机器人或轨道布局连接方式；对于小空间多个实验室，则可采用原机试管架提篮装载方式。实验室除电源功率满足样本前处理设备需求外，还要预留上限空间，如采用地面电插，需有防水保护功能。临床实验室根据各厂商样本前处理机器使用说明书，通过空调系统调节达到温度和湿度的要求。噪声控制方面，样本前处理仪器安装时不要紧靠墙壁，保证平稳放置，可减少噪声输出。

三、智能化样本前处理系统功能实现

（一）智能化样本前处理系统工作流程

智能化样本前处理一体机工作流程见图4-13。

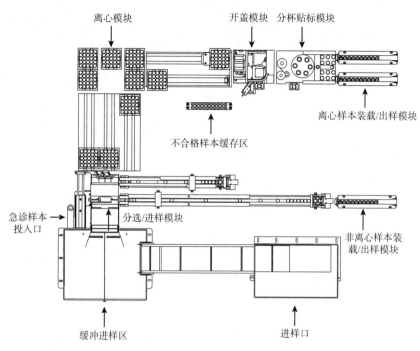

图4-13　智能化样本前处理一体机工作流程示意图

（1）样本前处理智能信息管理软件通过LIS获取检验样本信息。

（2）检验人员/智能机器人将血液样本送入样本前处理一体机进样口。

（3）不需要离心的样本由非离心通道输送到装载/出样模块。

（4）同时将需要离心的样本由离心通道输送到离心模块，样本批量上机自动配平离心。

（5）离心合格的样本自动旋转开盖，不合格血液样本（溶血、脂血、黄疸样本）提前筛选，或根据检测需要进行分杯贴标，然后将样本运送到装载/出样模块。

（6）急诊样本可置于急诊样本投入口，优先处理。

（7）如采用最先进的原机试管架提篮装载方式，可不受空间环境限制，方便快捷地运送样本（图4-14）。

（二）智能化样本前处理系统主要功能

规范的分析前流程是实施临床实验室全面质量管理的前提，样本前处理系统将繁杂的手工操作标准化，减少人为误差，加强了检验质量管理。智能化样本前处理系统可实现样本自动分选/进样、自动离心、自动判读不合格血清/血浆、自动开盖、自动分杯贴标、自动装载/出样等功能。同时，智能机器人可以无差错完成繁重的样本运送与对接工作，避免操作人员因近距离接触含病原微生物的样本而造成交叉感染风险，这大大提升了实验室处理样本的能力，在提高工作效率的同时，生物暴露风险也得到了有效控制。

（三）智能化样本前处理系统作用意义

（1）改善实验室工作流程，缩短样本周转时间。

（2）极大降低手工处理错误和人工流程延误，保证分析前质量管理。

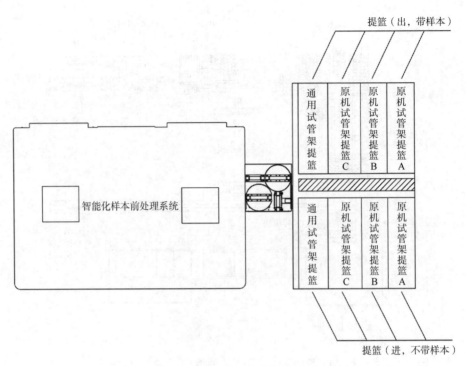

图4-14 原机试管架提篮装载方式

（3）减少生物暴露危险，保护环境及操作人员，提高实验室生物安全。

（4）防止样本丢失，保证实验室样本运转溯源。

（5）减少检验人员重复性劳动损伤（repetitive strain injury，RSI）。

（6）解放实验室人员，让他们去做更有创造力的工作。

（7）提高医院经营管理质量，减少医患纠纷。

四、智能化样本前处理系统典型案例应用介绍

黑龙江某三级甲等综合医院检验科每天检测的血液样本量约为1000管，目前绝大部分时间用于样本手工前处理阶段，无法满足临床报告及时发送的需求。应用BIM Automation样本前处理一体机后，临床实验室优化了样本前处理工作流程、提高了工作效率、切实保障了医学检验人员的安全（图4-15）。

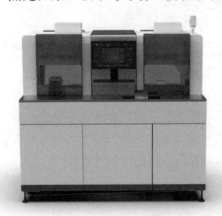

图4-15 BIM Automation样本前处理一体机

（一）优化样本前处理工作流程

用智能化设备代替实验室烦琐的手工操作，样本前处理工作流程优化后，减少了人工环节的差错与延误，保证样本运转溯源，

同时缩短了样本周转时间（图4-16）。

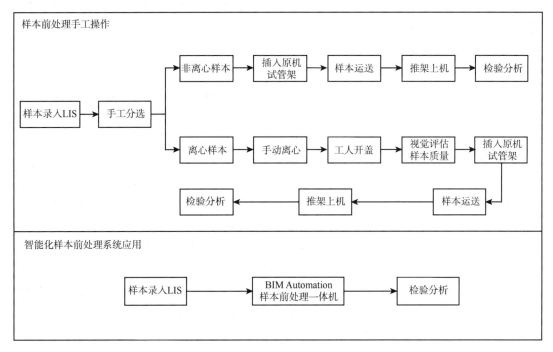

图4-16　优化样本前处理工作流程

（二）智能机器人

将智能机器人与BIM Automation样本前处理一体机硬件、软件进行对接，智能机器人接收到主控指令进行分析，自动执行样本的取放、运送、对接等任务，其封闭箱体托盘区内可装载大量血液样本，配备的视觉摄像头能记忆扫描实验室布局地形图，雷达系统能识别科室环境内的物体，自主避障、自动导航、自由行走，平稳对接到达指定的样本前处理系统设备接口，实现"免接触运送"，感染风险可控，解放了紧缺人力，节省了防护物资（图4-17）。

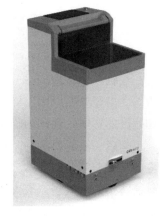

图4-17　智能机器人

（三）提高实验室生物安全

2019年底我国暴发新冠疫情，陆续有文章报道临床实验室人员通过气溶胶传播发生感染事件，因此，检验人员的职业危害问题引起了全社会高度关注。气溶胶是固态或液态微粒悬浮在气体介质中的分散体系，其粒子直径为$0.001\sim100\mu m$。检验人员长期接触含病原体的样本，存在因离心意外或暴力开盖产生的气溶胶吸入风险，当病原微生物蓄积达到一定量时，会使机体发生感染。BIM Automation样本前处理一体机首创安装高效空气过滤器（high efficiency particulate air filter，HEPA filter）核心元件，对>0.3μm粒子的捕获率达99.99%，有效吸附因离心、开盖等操作产生的气溶胶。样本前处理系统中的离心机增加顶盖设计，对气溶胶的污染起到了隔离作用。机器臂旋转平稳开盖，最大限度地减少了气溶胶的产生。前处理系统由有机玻璃罩封闭，保证样本与外界的隔离，阻断气溶胶扩散风险。

传统的检验分析流程中，样本的前处理需要检验人员手工操作，这些流程多为机械性重复步骤，不仅增加了操作人员的工作强度，而且人为错误还可能产生医疗纠纷。以往检验人员只重视业务能力的提升，缺乏生物安全意识，忽视自我防护，可能导致在检验过程中出现感染事故。智能化样本前处理系统的应用可减少检验人员无意义的工作量，简化繁杂的工作流程，提高实验室工作效率，有效提升临床检验的准确性，确保实验室生物安全。近年来，国家相继发布一系列重要政策文件，如《中国制造2025》《机器人产业发展规划（2016-2020年）》《新一代人工智能发展规划（2017）》等，其中重点鼓励发展医用机器人在智慧医院建设中的创新和应用落地。智能机器人与样本前处理系统搭配应用，通过主控系统调度，对整个检验工作流程进行优化改善，全面提升医学实验室智能化管理的综合水平。智能化实验室发展到今天，仪器设备小型化、集成化是未来的发展方向，同时样本前处理系统也要保证与自动化分析仪对接的灵活性、对接方式的多样性、系统的开放兼容性，保证实验室的生物安全尤为重要。随着临床实验室步入智能化时代，对于样本前处理系统新功能的需求也在不断增加，国内已有厂商打破技术壁垒，如最新的原机试管架提篮装载技术、高效空气过滤器滤除气溶胶技术等，为填补国产实验室智能化建设空缺持续创新。

（吴　镝）

第六节　血清指数智能管理系统

在临床生化检测中，最常以血清样本为检测样本，测定其所含物质的浓度或酶类的活力等。由于某些原因，样本会出现溶血、脂血、黄疸，它们对分析结果的准确性会产生不同程度的影响。在国内临床生化检测中，血清外观并没有一个准确的衡量标准或体系，检验工作者一直靠目测判断这些指标，主观性强，偏差大且其判断程度也无法一致，并且不方便全面监测血清样本。有部分实验室使用生化分析仪的血清指数测定功能实现了自动进行血清指数的检测。该方法与肉眼识别的传统方法相比，统一了标准，降低了偏差。其缺陷是只能在生化仪上进行检测，对于非生化检测项目受血清指数影响的样本，无法实现监测，除非所有样本全部先在生化分析仪上进行血清指数监测，但这在实际工作中无法实现。随着近年流水线智能化的发展，目前在样本前处理阶段即可实现样本血清质量的定性检查。提升了血清质量管理的智能化水平，既可对所有样本的血清质量进行监管，又可提前预判样本的血清质量。

一、血清指数智能管理系统概述

利用血清指数可对样本的溶血、脂血、黄疸程度进行分级，判断血清指数的意义在于排除血清指数对受血清指数影响的检测项目结果的干扰。例如，轻微溶血会造成K^+、LDH、ALP、AST、P（羟丁酸脱氢酶）等检验项目的结果升高；脂血将导致ALB、UA、TP等检验项目的结果偏高；黄疸会导致HDL、P等检验项目的结果明显偏低。最近有研究指出，溶血样本对ALT、AST、TBIL、LDH、K^+等项目显示正干扰影响，对TG和CREA等项目显示负干扰影响。黄疸样本对ALT、AST、TBIL、GGT、ALP、GLU、TG等项目显示正干扰影响，对TP、ALB、CHE、UREA、UA、PHOS、CHOL、HDL-C、LDL-C、CREA等项目显示负干扰影响。脂血样本对ALT、AST、GGT、ALP、CHE、UREA、GLU、UA、PHOS、CHOL、TG、LDL-C、CREA等项目显示正干扰影响，对ALB、TBIL、HDL-C、Apo AⅠ、LP（a）等项目显示负干扰影响。血清指数分层设置见表4-1，对结果的影响见表4-2。

表4-1　血清指数分层设置

干扰物	梯度	干扰物浓度（mg/dl）	干扰物血清指数测定均值	分层判断
溶血样本	H0	0	25	0
	H1	10	78	1+
	H2	50	136	2+
	H3	100	187	3+
	H4	250	241	4+
	H5	500	305	5+
黄疸样本	I0	0	14	0
	I1	2	107	1+
	I2	5	221	2+
	I3	10	325	3+
	I4	20	429	4+
	I5	30	533	5+
脂血样本	L0	0	6	0
	L1	150	36	1+
	L2	750	74	2+
	L3	1500	110	3+
	L4	2250	149	4+
	L5	3000	183	5+

表4-2　血清指数分层设置对结果的影响

项目	方法	溶血指数（H）（偏倚，%）	黄疸指数（I）（偏倚，%）	脂血指数（L）（偏倚，%）	TEA（%）
ALT	速率法	2+（16.67）	1+（55.56）	1+（80.00）	16.00
TP	双缩脲终点法	4+（6.45）	2-（11.76）	△	5.00
ALB	溴甲酚绿法	△	1-（6.67）	2-（10.87）	6.00
TBIL	重氮法	2+（26.09）	—	2-（23.40）	15.00
GGT	速率法（γ-谷氨酰-3-羧基-4-硝基苯胺法）	△	1+（50.00）	1+（42.86）	11.00
ALP	速率法（AMP缓冲液）	△	1+（58.82）	1+（24.07）	18.00

续表

项目	方法	溶血指数（H）（偏倚，%）	黄疸指数（I）（偏倚，%）	脂血指数（L）（偏倚，%）	TEA（%）
AST	速率法	2+（27.50）	1+（87.50）	1+（41.67）	15.00
LDH	速率法（乳酸-丙酮酸，L-P）	1+（25.00）	△	3+（11.51）	11.00
CHE	速率法	△	2-（22.73）	1+（33.80）	10.00
K⁺	离子选择性电极（间接法）	1+（9.76）	2-（9.52）	△	6.00
Na⁺	离子选择性电极（间接法）	△	4-（4.20）	△	4.00
Cl⁻	离子选择性电极（间接法）	△	4-（5.61）	△	4.00
Ca²⁺	比色法	△	△	5+（5.22）	5.00
UREA	脲酶紫外速率法	△	1-（8.52）	1+（30.80）	8.00
GLU	己糖激酶法	5-（7.84）	2+（9.62）	1+（67.39）	7.00
UA	尿酸酶紫外法	△	2-（22.46）	4+（17.67）	12.00
PHOS	磷钼酸紫外终点法	△	2-（15.71）	3+（13.89）	10.00
CHOL	胆固醇氧化酶法	△	3-（13.39）	1+（14.33）	9.00
TG	酶法：GPO-POD（紫外）	2-（14.68）	1+（39.82）	—	14.00
HDL-C	PEG修饰酶法（PEGME法）	△	2-（37.04）	3-（31.90）	30.00
LDL-C	过氧化氢酶清除法（CAT法）	△	2-（36.05）	△	30.00
Apo A I	免疫比浊法	△	2-（34.64）	△	30.00
Apo B	免疫比浊法	△	2+（43.00）	2+（32.86）	30.00
LP（a）	乳胶增强免疫比浊法	△	2-（48.39）	2-（32.37）	30.00
CREA	酶法	4-（13.79）	2-（15.15）	3+（16.36）	12.00

△代表本次实验患者浓度干扰物质对结果的影响在临床可接受允许总误差范围内。

注：ALT，谷丙转氨酶；TP，总蛋白；ALB，白蛋白；TBIL，总胆红素；GGT，谷氨酰转移酶；ALP，碱性磷酸酶；AST，谷草转氨酶；LDH，乳酸脱氢酶；CHE，胆碱酯酶；K⁺，钾离子；Na⁺，钠离子；Cl⁻，氯离子；Ca²⁺，钙离子；UREA，血尿素氮；GLU，葡萄糖；UA，血尿酸；PHOS，血清无机磷；CHOL，总胆固醇；TG，甘油三酯；HDL-C，高密度脂蛋白胆固醇；LDL-C，低密度脂蛋白胆固醇；Apo A I，载脂蛋白 A I；Apo B，载脂蛋白B；LP（a），脂蛋白（a）；CREA，肌酐。

　　尽管血清指数可以提示溶血、脂血、黄疸对检测结果的干扰程度，指数数值的大小与影响程度具有相关性，但这并不意味着能找到一个通用的函数关系，对检测结果直接进行数学处理，从而排除干扰。因此，血清指数报警的样本通常需要重新采集样本再进行检测，而不能通过数学方法处理其干扰。通常各大试剂生产商会在其试剂说明书中标示血清指数的阈值，以生化项目AST为例，在其说明书"干扰因素"中，标明其在30U/L浓度水平下判断标准为±10%，其溶血指数的阈值为40，其含义如下：在AST为30U/L浓度下，当溶血指数大于40时，对结果回收率的影响将超过10%。ALT项目的血清指数判断标准与AST相同，但溶血指数阈值为200，说明其对溶血的耐受能力更强。

　　血清指数智能管理系统就是对样本的血清指数进行智能化管理，帮助工作人员在样本检测前、检测中、检测后对样本的血清指数进行跟踪，主动识别样本的血清质量，并进行智能分级，通过分级结果和样本请求的检测项目综合判断，再进行自动化的样本分类，避免对血清质量明显不合格的样本进行无效检测；对潜在风险样本进行全程跟踪，并对存在风险样本的结果进行标注及智能加做血清指数检测，提醒审核人员注意风险，及时发现血清质量有问题的样本并采取智能化血清指数整体解决方案。

血清指数智能管理方案的意义是帮助实验室实现了血清指数的智能化管理，减少了大量的人工核对、跟踪、记录等工作，并降低了血清指数对报告质量的影响，大大提高了自动化、智能化的程度，节省了人力，提高了报告的质量。

二、血清指数智能管理系统模块设计

（一）基本原理

血清指数智能管理系统利用样本前处理系统的拍照功能，对血清图片进行计算机视觉处理，代替人眼进行初步判断，并对其进行跟踪及智能加做血清指数，利用血清指数对基于血清图片判断的结果进行矫正，直到报告的准确发布，实现检测前、检测中、检测后的全流程血清质量智能监控。该方案与其他方案的对比见表4-3。

表4-3　智能血清质量方案与其他方案的对比

	智能血清质量方案	检测血清指数	肉眼查看
优点	全流程血清质量监控，可以实现完美的质量与成本的平衡	金标准	节省成本
缺点	无	发现问题较晚，会产生试剂浪费及TAT的延长	标准不统一，工作量大

（二）模块组成

为实现对血清指数样本检测的全流程跟踪，血清指数智能管理系统模块至少应包含血清指数定性判断模块、智能分类模块、检测监控模块、大屏提示模块、检测后结果备注模块。涉及的相应设备有样本前处理系统、检验分析仪器、样本后处理系统，或者是自动化检验流水线系统及相应的中间件软件或者LIS。

1. 血清指数定性判断模块　该模块负责样本检测前的血清指数判断，对血清指数的等级进行定性，目的是指导样本分类。该模块通常由前处理仪器组成。

2. 智能分类模块　该模块以血清指数定性判断模块的输出结果为触发条件，经过综合判断后智能地向前处理系统发送分类指令，前处理系统收到指令后根据智能分类模块发送的指令进行样本智能分类。该模块通过对样本的分类进行干预，可以自动屏蔽血清指数问题样本，避免对血清质量存在严重问题的样本进行无效检测，可帮助科室节省试剂并对TAT有一定的影响；对中度和轻度疑有血清指数问题的样本智能加做血清指数，通过血清指数结果进行定量血清指数确认，指导工作人员对检测结果进行审核，降低错误报告的风险，在提高审核报告效率的同时，也提高了报告的质量。

3. 检测监控模块　主要由检验分析仪器完成，血清指数智能管理系统可以自动接收分析仪检测的血清指数结果，并对血清指数结果进行展示。其目的是对样本的血清指数进行定量确认及跟踪。

4. 大屏提示模块　该模块采用拉动系统的原理，对血清指数定性结果异常的样本及血清指数定量结果大于阈值的样本集中进行大屏显示，便于工作人员知晓和发现异常样本及其结果。界面通常由三部分组成，包括溶血区域、黄疸区域、脂血区域。大屏显示的内容包括样本条形码号、患者姓名、样本位置、血清指数定量结果、受影响的检测项目及其结果，提示受影响的类型（升高或者降低），便于工作人员进行复查时的样本定位和判断对哪些检测项目进行复查，辅助工作人员进行报告审核，提高工作人员的效率。

5. 检测后结果备注模块　当样本完成检测后，该模块自动将血清指数的定量结果及样本的检测前血清图片传输给报告系统，以便报告系统界面可以同时显示样本的检测结果、血清指数定量结果及血清图片，便于审核人员审核报告时可以看到全面的血清指数信息，辅助审核人员进行报告审核，提高审核人员的工作效率。血清指数的定量结果可作为报告项目也可作为非报告项目，科室可根据所属医院的实际情况进行调整。

三、血清指数智能管理系统功能实现

血清指数智能管理系统功能实现的要素分析：前处理系统具有拍照功能，并可通过人工智能或者其他算法对血清图片进行分析，得出定性的血清质量分类。其优点是能在样本检测前获得血清质量结果，并影响前处理系统对样本的分类。只针对部分样本加做血清指数。对特定的血清质量结果的样本进行拦截，避免无效的样本检测，帮助实验室节省部分试剂，减少工作人员对问题样本的处理时间，提高工作效率。其缺点是只能知晓该样本属于血清指数的某一类问题，无法评估血清指数对结果的影响程度。而通过分析仪检测血清指数方式的优点是可同时获得溶血、黄疸、脂血的血清指数结果并且是定量结果，可得知对样本检测结果的影响程度；缺点是血清指数检测结果必须在样本检测完成后才能得知，不能提前预判血清质量的性质，对部分不适合检测的样本不能有效地拦截，会产生无效检测，同时必须对所有样本加做血清指数。该方案不能帮助免疫组解决血清指数的问题，原因是免疫分析仪设备不能进行血清指数检测。

（1）实现方式一：通过检测血清指数进行血清质量管理（图4-18）。

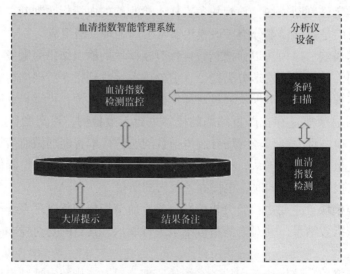

图4-18　通过检测血清指数进行血清质量管理的流程

当样本到达分析仪器，扫描样本条形码申请检测项目时，中间件软件接收到申请，触发血清指数检测监控模块，对所有含有生化项目检测申请的样本增加血清指数检测申请，同时将血清指数检测项目申请和样本包含的申请检测项目一同返回分析仪器，分析仪器进行血清指数检测及结果检测。待检测结果出来后，将结果返回血清指数检测监控模块。血清指数检测监控模块将数据存储到后台，大屏提示模块自动提取阈值样本信息，并进行大屏显示。结果备注模块自动在中间件将结果发送给LIS前进行结果备注，提示工作人员异常结果或者异常样本信息。

（2）实现方式二：通过前处理系统拍摄的照片进行血清指数管理（图4-19）。

当样本到达前处理系统时，前处理系统进行血清窗口拍照，留存血清图片。血清质量定性判定模块进行样本血清质量的定性判断，并将判断结果传给智能分类引擎。智能分类引擎根据样本的申请项目及血清质量的定性结果综合判断是否加做血清指数（如科室有受血清质量影响的项目便加做血清指数、科室在样本血清质量有问题时再加做血清指数、科室可根据实际情况进行选择）。血清指数检测监控系统检测到样本达到分析仪器时，将向分析仪器发送血清指数检测请求指令。分析仪器接到指令后进行血清指数检测，并将血清指数结果传输给血清指数监控模块。血清指数监控模块收到结果后将其存入后台，触发大屏提示模块提取相应的样本信息及血清指数结果并进行大屏显示。同时结果备注模块对样本的检测结果进行备注提示，并将信息同检测结果一起发送给LIS，实现了血清指数全程自动化处理及监控，从而帮助工作人员快速定位问题样本，及时发现，及时处理，节省人力，降低TAT，提高了检测效率。

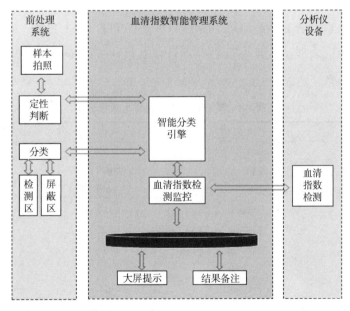

图4-19　通过前处理系统拍摄的照片进行血清指数管理的流程

四、血清质量智能管理系统典型案例应用介绍

血清质量智能管理系统与前处理仪器进行通信前样本血清质量的识别情况，对重度血

清质量问题及疑似血清质量问题进行定性判断，然后发送分类指令，对重度血清质量问题样本进行特殊分类，为后续样本退回做准备；对疑似血清质量问题的样本进行标记，并将标记结果及血清原始图片传回LIS及移动端。

血清质量智能管理系统与分析仪之间做通信交互，针对血清质量智能管理系统标记过血清质量的问题样本进行技术判断，当发现样本含有受血清质量影响的检测项目时，发送血清指数项目指令到生化分析仪，加做血清指数，进行血清质量定量判断。同时，将该部分信息汇总到移动端，进行大屏提示，并进行样本跟踪。工作人员可实时查看当天血清质量问题样本的位置、数量、受影响的检测项目及血清质量定性和定量结果，为报告审核及复查提供信息。

血清质量的智能预警对实验室的其他智能化功能也可起辅助作用，如自动审核。样本质量是自动审核判别条件之一。利用前处理进行初筛，而后对疑似样本加做血清指数检测，根据血清指数的检测结果进行自动审核规则的设置将极大提高自动审核的安全性，对自动审核规则优化、自动审核通过率的提高都会有积极作用。这主要体现在有针对性地对疑似样本进行血清指数检测，从而排除部分样本的检测申请，这些检测项目不包含受血清指数影响的情况。因此，这部分样本的报告将不受血清指数结果的影响，从而提升了自动审核通过率。如假定自动审核通过率为80%，有研究表明样本的平均溶血率为0.44%，乳糜血为门诊人群中最常见的干扰，发生率高达7.4%，结合某三级甲等医院样本数据（表4-4）推算自动审核通过率可提升5%左右。参考规则如下：血清指数审核通过范围为I（黄疸指数）0～200，L（脂血指数）0～200，H（溶血指数）0～80；历史结果比对范围设置，I为−47～88；L为−69～188；H为−92～492。参数获得方法：通过对血清指数历史结果进行大数据分布分析，获得分布曲线后取中间的90%分位可得出以上参数。血清质量智能管理系统基于cobas p612实现，其前处理系统独特的拍照功能为实现血清质量智能管理方案奠定了硬件基础。

表4-4 某三级甲等医院样本数据表

类别	子类	数量	占总样本量的比例（%）
所有样本	总数	657 770	100
检测血清指数的样本	总数	78 477	12.30
	正常	58 073	8.83
	轻度脂血	5 356	0.81
	中度脂血	1 835	0.27
	重度脂血	701	0.11
	轻度溶血	6 434	0.98
	中度溶血	2 018	0.31
	重度溶血	1 587	0.24
	严重溶血	295	0.04
	黄疸血	2 178	0.33

（陈锦添　王　嘉）

第七节　临床实验室内智能机器人样本运送系统

一、智能机器人样本运送系统概述

智能机器人样本运送系统是继气动物流传送系统和轨道式物流传送系统后出现的一种新型、灵活、智能、高效的物流运送系统，又称医院物流机器人（hospital transmission robot，HTR）或自动导航运输车（automatic guided vehicle，AGV）。智能机器人样本运送系统是指高度集成机电一体化、多维传感、人工智能、数字通信及仿生学等高新技术的系统，在计算机和无线局域网络控制下经磁、激光等导向装置引导，可沿程序设定路径运行、停靠到指定地点，完成一系列物品移载、搬运等作业。

智能机器人运送系统具有以下主要特点：以电池为动力，可实现无人驾驶的运送作业，运行路径和目的地可以由管理程序控制，机动能力强，定位精度高；导引车的载物平台可以采用不同的安装结构和装卸方式，可根据各种不同的传输用途进行设计制作；可装备多种声光报警系统，具有避免相互碰撞的自控能力；无须铺设轨道等固定装置，不受场地、道路和空间的限制。

目前，智能机器人运送系统主要应用于工业生产和物流行业。发达国家医院较早应用这种运送机器人，主要用于代替劳动密集型的手推车，运送患者餐食、衣物、医院垃圾、供应室消毒物品等，能实现楼宇间和楼层间的传送。近年来，随着智能化与自动化的快速发展，国内已成立了多家研究机器人与医院物流系统的企业，这种智能设备在国内的应用逐渐增多，其承担的功能也由最初的物资运送扩展到检验样本运送，服务的范围也由楼宇间、楼层间的远距离运送扩展到实验室内部样本、物资运送。

实验室内部传统的样本传递一般由人工搬运，这种方式不仅效率较低，而且需要消耗人力，对于一些TAT比较短、有频繁的样本传送要求及空间比较大的临床实验室，应用智能机器人运送系统能有效解决这类问题，有利于提高工作效率，保证TAT符合实验室要求。

二、智能机器人样本运送系统模块设计

（一）基本原理

智能机器人样本运送系统集成了传感器、移动、操作控制、人工智能等技术，相当于具有人的眼、耳、皮肤的视觉传感器、听觉传感器和触觉传感器，通过这些系统感知环境、进行动态决策与规划、实施行为控制与任务执行。

（二）模块组成

智能机器人样本运送系统主要由以下几个模块组成。

1. 导航模块　在机器人运送系统的相关技术中，自主导航技术是其核心。自主导航是

指机器人通过传感器感知环境和自身状态，实现在有障碍物的环境中面向目标的自主运动。自主导航系统可通过一定的检测手段获取机器人的位置、方向及所处环境的信息，再用一定的算法对所获信息进行处理并建立环境模型，最后寻找一条最优或近似最优的无碰撞路径，实现机器人安全移动的路径规划。目前常用的自主导航方式有激光定位导航、视觉定位导航、红外线定位导航、超声波定位导航、磁导航等。

（1）磁导航：指在路面上贴磁条替代在地面下埋设金属线，通过磁感应信号实现导航，其灵活性较差，改变或扩充路径不方便。

（2）激光定位导航：是通过激光测距建立小车的整套行驶路径地图，不需要任何辅助材料，柔性化程度高，适用于全局部署。这种导航方式最大的优点是定位精确，地面无须其他定位设施，行驶路径可灵活多变，适合多种现场环境。

（3）视觉定位导航：包含摄像机（CCD图像传感器）、视频信号数字化设备、基于DSP（数字信号处理器）的快速信号处理器、计算机及其外部设备等。简单来说，其工作原理就是对机器人周边的环境进行光学处理，先用摄像头进行图像信息采集，将采集的信息进行压缩，然后将压缩后的信息反馈到一个由神经网络和统计学方法构成的学习子系统，再由学习子系统将采集的图像信息和机器人的实际位置联系起来，完成机器人的自主导航定位功能。但该技术图像处理量巨大，一般计算机无法完成运算，实时性比较差，且容易受光线条件限制，无法在黑暗环境中工作。

（4）超声波定位导航：由超声波传感器发射探头发射超声波，超声波在介质中遇到障碍物而返回接收装置，通过接收自身发射的超声波反射信号，根据超声波发出与返回波接收的时间差及传播速度，计算传播距离，就能得到障碍物到机器人的距离。但是这种定位导航技术容易受周围环境、障碍物阴影、表面粗糙度等外界环境的影响，适用范围较小、导航精度较差。

2. 行走与避障模块　在机器人运送系统的相关技术中，安全行走的关键技术是避障。避障是指机器人根据采集的障碍物的状态信息，在行走过程中通过传感器感知妨碍其通行的静态和动态物体时，按照一定的方法进行有效避障，最后到达目标点。实现避障与导航的必要条件是环境感知，在未知或者是部分未知的环境下，避障需要通过传感器获取周围环境信息，包括障碍物的尺寸、形状和位置等信息，因此传感器技术在移动机器人避障中起着十分重要的作用。避障使用的传感器主要有超声传感器、视觉传感器、红外传感器、激光传感器等。

常见的机器人大部分采用二维激光雷达导航。二维激光雷达采用360°水平视场角的距离测量，其量程范围内的多数障碍物都能因为对激光的反射而被测量到，但是激光雷达无法检测雷达扫描平面以下的物体，机器人无法根据雷达扫描测量障碍物距离的数据而实现准确避障。所以在实际应用中，散落在地上的物体、凸起的台阶、桌子和椅子等都会对激光雷达避障形成挑战。在一些复杂的场所，二维激光雷达无法胜任立体避障的工作，必须为机器人配备额外的传感器作为补充，如超声波传感器，其成本低，实施简单，可识别透明物体，缺点是检测距离近，三维轮廓识别精度低，对桌腿等复杂轮廓的物体识别能力较差，但是它可以识别玻璃、镜面等物体。也可为机器人配备深度相机，其具备三维距离测量能力（同时具备水平和垂直视场角），因此可以直接检测到立体的障碍物，为移动机器人提供三维的保护能力。

在机器人运送系统中，通常采用激光雷达实现自主导航，用深度相机实现立体避障，再用超声波防护激光雷达和深度相机的检测盲点，实现机器人的智能移动。

3. 载物模块　可根据目标运载物的体积、重量、运输要求灵活设计。对于以临床实验室为使用场景的运输机器人，一般设计为开放的平台式载物台，加设围栏防止掉落。根据实际需要，载物模块也可以设计成封闭式，甚至带有温控设备的模块，可实现运输过程全程封闭，并且实时监控温度。可根据临床实验室的具体需求选择不同的模式，在实验室内部一般使用开放的平台式载物台，而全封闭的载物箱主要应用于实验室外部不同部门之间的物品运送。

4. 充电模块　运输机器人均采用电池作为动力，当其处于非工作状态时或电量降至设定充电值时，可自动回到充电桩并自动充电。

5. 控制单元　每个运输机器人均有一个主控计算机及软件系统，用来控制其导航、行走、避障等功能。

（三）设计理念

目前，检验样本从临床科室传送到临床实验室的物流系统的性能已经有了很大提高，采用了气动传送系统和轨道物流系统，但是当检验样本送达临床实验室后，经样本接收处分拣处理后进一步送到各个专业小组进行测定的工作则基本停留在人工传送模式。这种传统的人工传送模式不但效率低，且消耗一定的人力成本。为解决这些问题，有些临床实验室建造了室内轨道传送系统运送样本，但这种方式成本比较高，且灵活性差，不适合普遍推广。应用智能机器人样本运送系统可以灵活设计路线，不需要建造特殊的轨道，并且可不间断工作，大大提高了实验室内样本运送效率，尤其适用于人力短缺、TAT要求较短的实验室。

（四）安装要求

智能机器人样本运送系统对安装的要求较低，要求运行路线中不能有太陡的斜坡且通道要略宽于机器人最长宽度，需要布置无线网络，有安装充电桩的位置。

三、智能机器人样本运送系统功能实现

（一）工作流程

（1）开机后机器人在初始位置等待，工作人员操作控制平板电脑，选择指定目标位置，点击确认，机器人即按照预设的路线行走。

（2）行进途中若遇到人或其他障碍物，机器人可自动停止，变换方向绕过障碍物继续前进，若无法绕过，则在原地等待或重新设置返回原位。

（3）到达指定位置后，机器人可继续前行或等待下一个命令。

（4）任何一个站点的工作人员可随时在控制平板电脑上点击召唤机器人到达该站点或去往某一站点。

（5）充电：机器人在空闲时或电量下降到设定量时自行前往充电桩处进行充电。

（二）主要功能

（1）智能导航：无须对工作场所做任何改动，适应性强，无场地限制要求，可随意去任何一个目的地搬运物品。

（2）自主规划路径：在单任务搬运时，可自主规划最佳路径，以最快的速度完成任务。在多任务搬运时，可根据任务的优先级别、路程、任务量的多少等规划最优搬运路线。

（3）多重避障功能，具有多个避障开关，对行走路线中的非固定障碍及时进行判断，并绕行通过。

（4）无线控制：可接入无线网络，使用平板电脑等终端控制器无线远距离指派任务。

（5）自动归航充电：当小车电量低或空闲时，可自动归航充电。

（三）主要优点

通过使用智能机器人运输系统，可帮助优化实验室内样本转送过程，提高样本传送效率，减少人力运输，降低人力成本，提升自动化和智能化水平，提高实验室的管理能力。

四、智能机器人样本运送系统典型案例应用介绍

某医院检验科平面图分布如图4-20所示。该区域每日接收和处理各类样本数量为10 000份左右。样本在前处理组（图4-20A点）接收处理后转送到急诊生化免疫检测区（图4-20B点）、肿瘤标志物检测区（图4-20C点）、电泳室（图4-20D点）、分子生物学实验室（图4-20E点）。急诊样本频繁送达，且TAT要求高，因此从前处理组接收的样本需要立即转送，导致工作人员频繁往返于前处理组和急诊区，劳动强度较大，但效率低下。为解决这个问题，实验室考虑了轨道传送和智能机器人运送两种方案。由于空间限制，轨道传送无法安装，因此实验室采用智能机器人样本运送系统。其实施步骤如下。

（1）现场评估运送站点，确定路线。

（2）架设无线网络。

（3）连接机器人，手动遥控运行，建立运行平面地图。

（4）定位起始点坐标（图4-20A点），定位各个运输位点（图4-20B～E点）。

（5）让机器人自主导航，运行设定路线，检查运行是否顺畅，是否会有撞击，避让是否及时。

（6）细节修复，将不规则物体的大小框出，建立禁区，修正地图，避免机器人盲区导致的避让不及。

（7）至少重复测定50个来回，无异常后方可正式使用。

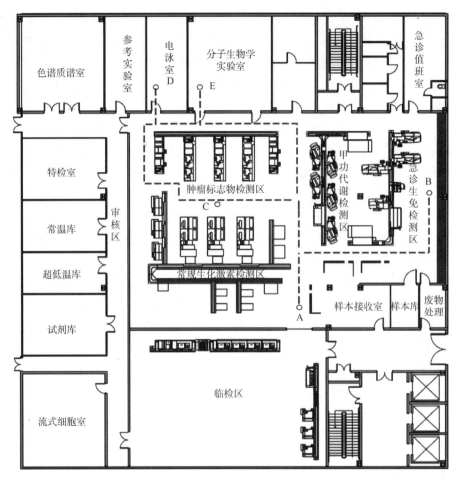

图4-20　智能机器人样本运送系统在实验室的应用示例

实际工作过程中，该机器人运行加速度可达到1.5m/s，平均运行速度设置为1m/s，每日在A、B点间往返50～100次。该机器人可按照指定命令或远端呼叫的模式，遵照设定的路线，进行自主导航平稳运行，在设定点之间往复运送样本。在运行途中可自动转弯，自主避开静止或移动的障碍物。当其电量小于设定值时，可自主寻找充电器并进行充电。通过应用智能机器人样本运送系统，有效地解决了实验室工作人员频繁在各实验区域间运送样本，尤其是高频率转送急诊样本的问题。

（夏良裕）

第八节　临床实验室试剂耗材智能管理系统

一、试剂耗材智能管理系统概述

近年来，临床实验室在质量、成本、管理模式创新及学科发展等方面均面临全新的挑战。临床实验室试剂耗材的质量管理是检验结果准确性和及时性的重要保障，而成本管理是实验室经营管理的重要内容。国际认可准则ISO 15189在各专业领域的试剂耗材使用及质量管理方面有着非常严格的要求，此外，2019年由国家卫生健康委员会新出台的《医疗机构医用耗材管理办法（试行）》要求以患者为中心，对医用耗材的采购、运送、储存、使用、追溯、监测、评价、监督等过程进行有效组织和管理，耗材管理信息系统应具备质量安全事件报告、重点监控、超常预警等环节，实现每一件医用耗材的全生命周期可溯源。医学实验室有3000多种试剂耗材，但目前全国实验室仍处于人工管理、手工记录或试剂信息系统简单出入库管理的模式，无法实现对试剂耗材的全程追踪，更难以符合国内和（或）国际的各种要求和准则。由于试剂耗材的特殊性，如果缺乏完善的冷链管理、效期管理和批号管理，将可能导致大量的浪费。因此，试剂耗材管理面临着失误多、劳动强度大、质量管理疏漏大、成本控制精算难等诸多问题。在信息集成化和智能化发展的新时期，如何创新地发展临床实验室试剂耗材质量管理模式，在适应国家医改政策、国内外各种要求准则的同时控制成本，已成为国内外研究者和实践者关注的焦点。

RIMS试剂耗材智能管理系统是依据ISO 15189及国家卫生健康委员会相关要求开发的智能管理平台，用数字化流程代替人工流程，实现试剂耗材实验室、医院及供应商之间全流程闭环管理、实时监控质量指标与经济指标，实现试剂耗材使用与管理的精益化、标准化、规范化、可视化、安全化与智能化，建立健全试剂耗材质量管理及生命周期智能追溯体系，降低医疗耗材安全风险与成本。

二、试剂耗材智能管理系统模块设计

（一）基本原理

RIMS试剂耗材智能管理系统依据ISO 15189、《医疗机构医用耗材管理办法（试行）》要求及医院等级评审要求设计，采用了智能语音、智能算法等人工智能技术、互联网及物联网技术。该系统连接临床实验室、医院采购方、供应商等RIMS主机计算机或手持终端设备，同步实现试剂耗材的盘点、申购、订购、发运、接收、储存、验收试验、性能评价、成本管理及库存管理的全过程闭环应用与管理。

（二）模块组成

RIMS试剂耗材智能管理系统包括申报管理、配送管理、入库管理、出库管理、领用管理、库存管理、质量管理、成本管理、统计报表、系统设置等10个模块。采用数字化的流程代替人工流程管理，由检验科、医院和供应商组合而成的试剂供应链平台取代了以往常规的邮件、电话申购试剂的模式，避免了业务数据断层，实现了试剂耗材从实验室、医院到供应商，全流程的智能监控、智能预警及智能管理，上下游高效协同，见图4-21。

试剂耗材智能管理系统人工智能体系主要由基础层、感知层、平台层和应用层四层体系框架构成。基础层包括人工智能算法、大数据和云算法等关键技术；感知层包括语音识别、数据分析、AR/VR等关键技术；平台层为试剂耗材智能管理平台；应用层包括智能终端、智能推算和语音查询等板块（图4-22）。

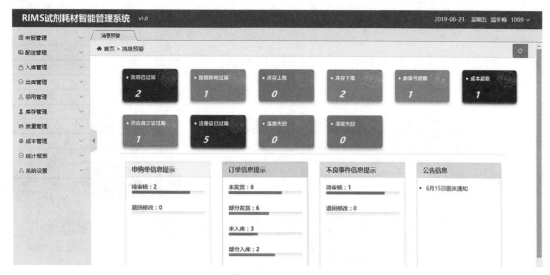

图4-21 RIMS功能模块及智能预警应用效果

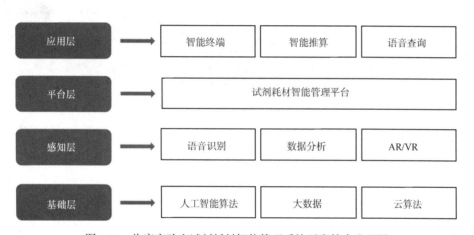

图4-22 临床实验室试剂耗材智能管理系统开发技术流程图

（三）设计理念

我国各级医院检验科缺乏统一规范的试剂耗材智能管理系统，而基于人工的管理方法容易出现问题。依据国际行业标准ISO 15189：2012《医学实验室质量和能力认可准则》中的要求进行设计开发，实现试剂与耗材管理的规范化、标准化；利用人工智能、互联网、物联网等创新技术，通过实时数据追踪、预警、分析、预测来实现智慧管理，包括绩效管理、精细化运营等。使用技术精准，可减少人力成本，简化运营方式，建立健全的追溯体系，降低医疗耗材安全风险，提高透明度，给检验科工作人员及管理者带来智能化体验，保证结果的准确性和时效性，同时也为患者带来更好的医疗体验。

三、试剂耗材智能管理系统功能实现

(一)工作流程

试剂耗材智能管理系统具体工作流程见图4-23。

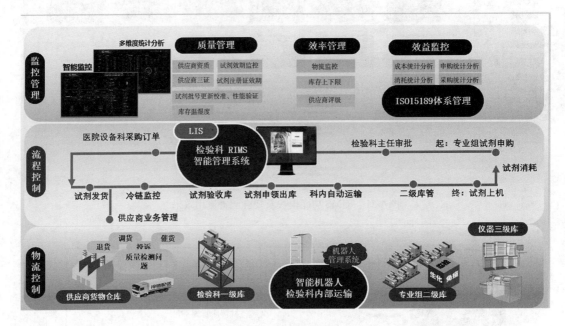

图4-23　试剂耗材智能管理系统工作流程

(二)智慧特色功能及临床应用价值

为满足相关准则中质量安全事件报告、重点监控、超常预警等特殊要求,解决试剂耗材人工记录模式的众多痛点问题,RIMS设计了特色智慧管理功能。

1. 智能移动终端应用与管理　实现PC端、智能移动终端(如平板电脑、手机)与试剂耗材供应链云平台三方的同步应用及管理,通过短信、邮件、APP、微信程序等多种方式进行智能预警;使用者及管理者可使用PDA、智能平板等移动设备完成试剂出入库、查询、盘点、订购、申购、审批等工作,减少试剂耗材使用与管理的空间限制,使其更高效便捷。

2. 智能语音查询　用户可通过智能语音查询系统,一语直达应用节点,快速完成试剂库存、试剂效期、成本分析等查询,极大地提升了工作效率,带来智能化的工作体验。

3. 智慧管家　系统可实时智能监控试剂耗材管理的质量指标与经济指标。通过短信、邮件、APP、微信等多种方式智能推送预警与失控信息。推送信息包括供应商三证效期、试剂注册证效期、试剂批号效期过期预警、试剂库存超限预警、专业组成本超限预警、新批号试剂校准提醒、试剂性能验证失控提醒、温湿度失控等10种提醒信息,实现了工作流程的闭环管理,并实现了质量与经济管理的智能化,保证了实时性、可视性和可控性。

4. 国际标准化与规范化设计　　系统模块功能依据ISO 15189：2012《医学实验室质量和能力认可准则》对供应商、试剂与耗材管理的要求进行设计开发，包括供应商资质管理、试剂新批号校准、验证，质量管理、温控管理等质量管理模块，实现试剂耗材使用与管理的标准化和规范化。

5. 温湿度智能监控　　系统可灵活地与试剂耗材物流系统的温控模块、实验室环境温控系统对接，对试剂耗材保存条件进行实时监控，可通过手机 APP 或者微信小程序进行温湿度失控提醒，保证试剂耗材的质量。

6. 成本多维度统计分析与智能提醒　　成本统计模块关联了时间、专业组、仪器、试剂品牌、项目等信息，实时多维度地统计收入、成本支出、收支结余、试剂耗损，精细化成本监控。临床实验室管理层可通过智能手机等手持终端实时、远程掌握业务指标走向，避免数据盲区的出现。

7. PDA智能应用功能　　传统手动管理试剂耗材效率低、劳动强度大，使用PDA则可以精确完成盘点、出库、入库，省时省力。减轻检验人员的劳动强度，极大地简化流程、提高效率，可有效且快速地处理不断增大的物料流量。

8. 智能推送试剂订购功能　　依据试剂耗材库存上下限、出入库数据及库存状况，智能生成并推送采购订单和重复申购提醒，避免试剂订购量不足或者订购量过多的情况。

9. 试剂追踪　　通过智能手机扫描条形码可实现追踪试剂从申购到使用的完整生命周期。

四、智能试剂耗材智能管理系统典型案例应用介绍

广东省某三级甲等医院检验科多年来注重质量管理体系的建设与改进，之前一直采用手工管理或者基于LIS的试剂耗材管理，方法较为原始，面临着诸多困扰。该实验室引进试剂耗材智能管理系统进行试剂耗材的使用管理、质量管理及成本管理，尝试通过实时数据追踪、预警、分析、预测来实现管理的智能化，包括试剂耗材国际质量管理体系建立、绩效管理、精细化运营等，取得了显著效果。

（一）试剂规范化出入库及盘点管理

严格遵守规范化试剂耗材管理相关准则，使用PDA对试剂耗材进行盘点及出入库的便捷管理（图4-24）。简化了操作，保证了流程的规范和管理的质量。

（二）多维度成本管理

利用RIMS试剂耗材智能管理系统对实验室项目进行实时多维度统计。解决以往对收入、成本支出、收支结余、试剂耗损等情况的监控难、查询复杂的问题，更明确了业务指标走向，避免造成数据盲区。

（三）智慧管理功能

RIMS试剂耗材智能管理系统采用数字化流程代替人工流程管理，进行风险管控。同时具备智慧管家的功能，可实时监控各种质量指标与经济指标。

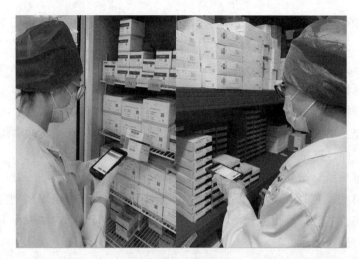

图4-24　采用基于RIMS试剂耗材智能管理系统手持PDA进行试剂库存盘点

（四）建立健全试剂耗材质量管理追溯体系

通过RIMS试剂耗材智能管理系统降低医疗耗材安全风险，实现全流程管理质量目标和经济目标可控、过程可视、数据可用的目的，为检验科工作人员及管理者带来智能化体验，保证结果的准确性及时效性，见图4-25。

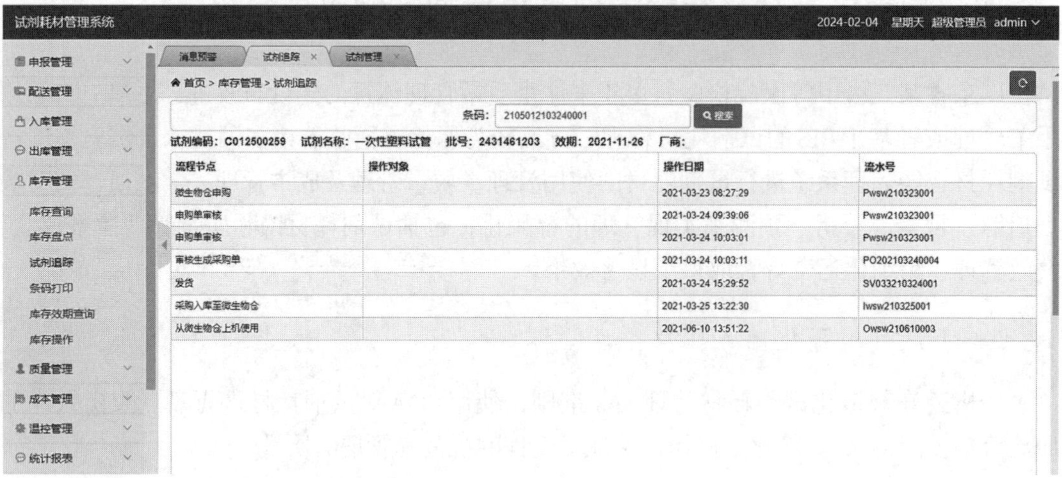

图4-25　试剂耗材质量管理追溯体系

（五）智能移动终端应用效果

使用智能移动终端进行管理，方便快捷，打破了地域限制，提供了更多的可能性，见图4-26；通过移动终端可实时监测温湿度，接收失控提醒，保证试剂耗材的稳定性与质量，见图4-27。

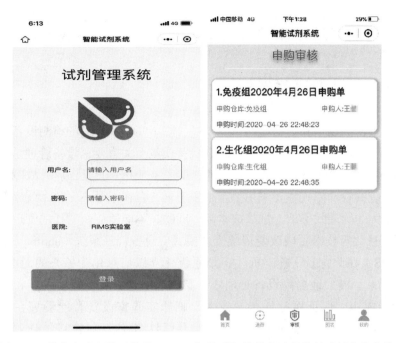

图4-26　临床实验室管理者基于RIMS智能手机端程序远程进行试剂申购审核

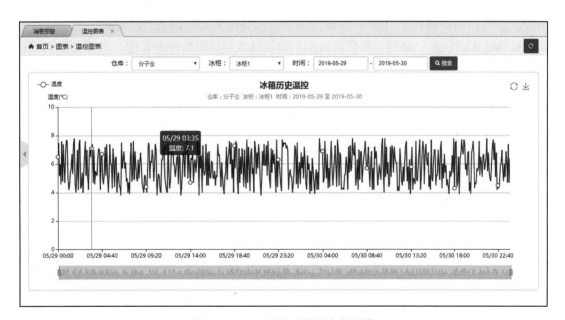

图4-27　RIMS温度监控及智能预警

　　综上所述，RIMS在ISO 15189质量管理体系试剂耗材管理、成本管理、新冠病毒检测试剂的质量指标监控及性能评价等方面发挥了重大作用。这引领了医学实验室试剂耗材管理的模式创新，帮助实验室提质增效、降本增益，为临床实验室精益化智能管理提供了有效工具。

（徐建华　李启欣　李　琳　马婉珍　钟翠雯）

第九节　临床实验室设备智能管理系统

一、设备智能管理系统概述

随着实验室检测技术和自动化的不断发展，临床实验室引进的检测设备越来越多。如何有效管理设备对临床实验室的正常运转及检验质量至关重要，设备管理是临床实验室管理的重点内容之一，设备管理主要包括采购、验收、使用、日常保养、故障维修及报废等多个环节。传统的管理模式主要采用手工纸质记录，存在记录不完整、效率低下、管理混乱、劳动强度大、管理效率低、维护成本高等问题，不能适应新时代的管理要求，因此迫切需要利用信息化等技术手段改变传统管理模式。设备管理系统（equipment management system，EQMS）在此背景下应运而生，该系统建立以信息化为核心的无纸化管理方式，采用电子化记录，极大地提高设备管理效率和管理质量，减轻管理人员和使用人员的负担，降低管理成本，保证医疗质量及安全。临床实验室设备智能管理系统（laboratory equipment intelligence management system）是专门针对临床实验室设计开发，结合ISO 15189：2022《医学实验室质量和能力认可准则》《医疗器械监督管理条例》《实验室仪器设备管理办法》等对临床实验室设备的管理要求，进一步完善EQMS的基础功能，运用计算机技术、物联网、RFID技术和传感器技术开发的临床实验室设备智能管理系统，适用于医疗机构临床实验室、高校、科研实验室、检验机构等场所的设备管理，本节主要介绍的是临床实验室设备智能管理系统。RFID是自动识别技术的一种，它通过无线射频方式进行非接触双向数据通信，利用无线射频方式对记录媒体（电子标签或射频卡）进行读写，以达到识别目标和数据交换的目的，被认为是21世纪最具发展潜力的信息技术之一。在临床实验室设备管理系统中采用RFID技术以实现设备的快速读取识别等智能化管理，可进一步提升设备管理水平。

二、设备智能管理系统模块设计

（一）基本原理

依据ISO 15189：2022《医学实验室质量和能力认可准则》等对实验室设备规范化管理的要求，重点从质量保证、安全、效率的角度出发，梳理临床实验室日常工作中的设备管理流程，综合运用计算机技术、物联网技术、RFID技术和传感器技术，开发临床实验室设备智能管理系统。

（二）模块搭建

临床实验室设备智能管理系统主要包括但不局限于以下模块。

1. 设备资产档案模块　用于设备档案的管理，包括设备基本信息、资产情况和三证文件（主要指医疗器械注册证、医疗器械生产许可证、医疗器械经营许可证）等内容，方便使用人员快速全面了解设备情况，系统可对设备的使用效期和三证效期进行智能提示，及时进行更换；同时，生成条形码或二维码设备卡，可贴在设备表面，二维码相较于原先的条形码在信息存储量、抗破损、安全性等方面具有明显优势，逐步取代了过去的条形码。根据不同人员的级别、岗位、考核情况设置对应的权限，包括档案管理权限、日常使用登记权限、统计分析权限、后台管理权限等，权责清晰，方便管理。

2. 使用记录管理模块　用于记录设备日常使用过程，包括维护保养、故障维修、定期校准和计量管理等记录。

（1）维护保养：用于设备日常使用中的保养登记，对于未按要求进行保养的设备进行提醒，及时进行相应的维护保养，有利于保障设备性能和延长设备使用寿命。

（2）故障维修：当设备发生故障时用于故障登记，同时给实验室管理层及维修人员发送报修通知；当故障维修完毕时发送故障处理完毕的通知。对故障设备未做记录者进行报警提示，敦促工作人员及时处理。对于可能影响检验质量的维护保养，如更换灯泡、维护液路等，需要进行质量监控，可从LIS中获取质控结果或上传相关的质控记录。

（3）定期校准：用于设备的周期性校准计划或维护保养计划，当临近设置的维护校准日期时自动提示，提醒工作人员及时对设备进行校准维护。

（4）计量管理：对于精确度高的或需要强制检定的计量设备如血细胞计数器、分光光度计等，按管理要求需要定期进行溯源校准。当临近设备的溯源校准日期时自动提示，并进行计量检定的记录管理。

3. 全生命周期管理模块　包括设备的采购、验收、调拨、租赁、使用、不良事件、报废等记录，实现设备全生命周期管理，同时与医院运营管理系统实现业务数据对接。

4. 统计分析模块　用于设备的效益、折旧、使用报告分析。与HRP（人力资源管理系统）、LIS、临床实验室试剂管理系统（laboratory reagent management system，LRMS）对接，可实时快捷统计分析，方便清晰了解设备整体运行情况，提高设备的使用效率，降低管理成本。

5. 文档模块　用于管理设备程序文件、用户手册、维修手册、相关证件等资料。将所有材料文件统一进行目录化管理，方便工作人员快速查阅。文件信息包括文档、上传者、上传日期、废止日期等。

6. 移动终端模块　使用人员可采用PDA、手机、平板等移动终端扫描二维码或使用微信小程序、APP等工具获取设备档案信息，除此之外，还可在移动终端上进行设备操作学习、故障报修、维护保养、全生命周期管理等，相较于在计算机上操作更便捷。

7. 无线温湿度智能监控模块　主要由传感器、接收模块（包括终端模块、协调器模块）等组成。传感器也称探头，包括温度传感器和湿度传感器，分别用于测量接触点的温度和湿度。接收模块用于接收各无线温度传感器、湿度传感器测量的数据并将数据上传至计算机，响应管理软件命令，一旦触发所设阈值，即进行报警提示，提醒工作人员进行处理，保证设备处于正常运行环境。

8. RFID模块　主要由电子标签、读写器、天线、报警器等组成。电子标签作为信息的载体，存储被识别物体的相关信息，一般附于被识别物体表面或内部，由耦合元件、芯片等组成，具有唯一的电子编码。读写器又称阅读器，是利用射频技术对电子标签进行读写的设备，达到从电子标签获取或向电子标签写入信息的目的，可分为手持式或固定式。天线用于在电子标签和读写器间传递信号。报警器用于当被识别物体未经授权离开监控区域时发出声音报警。利用RFID技术、物联网技术及可视化技术，实现设备的联网管理，在系统中利用仿真的可视化技术将设备以3D方式展示，客观反映设备在现实环境中的情况，实现设备的快速识别和自动盘点；对便携式的小型设备可追踪定位，方便查找；同时对未经授权离开实验室或相应区域的设备进行报警提示，避免设备丢失。

三、设备智能管理系统典型案例应用介绍

广州某三级甲等医院检验医学科以前的设备管理模式为手工纸质登记，导致记录不完整、效率低下、管理混乱。例如，设备的保养登记，需每月为每台设备打印登记表，然后每天进行手工填写，既费纸张，又增加医务人员的工作负担。每次实验室检查评审时，由于纸质文件保存混乱，经常出现资料不全、统计不准、影响评审的情况，迫切需要利用信息化的手段来解决这些问题，因此自主开发了临床实验室设备智能管理系统。

新系统基于实验室设备管理需求设计开发，经过多次改版升级，从功能仅为设备档案和维护保养的第一版发展为包括设备档案、维护保养、故障记录、业务管理等功能齐全的第五版，将以前的手工管理模式发展为如今的无纸化、信息化、智能化管理模式，实验室的设备管理水平不断提升。下文将做详细介绍。

（一）临床实验室设备智能管理系统流程

临床实验室设备智能管理系统流程见图4-28。

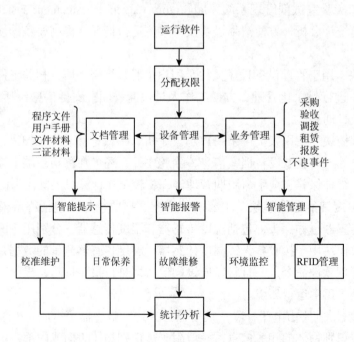

图4-28　临床实验室设备智能管理系统流程图

（二）临床实验室设备智能管理系统主要功能模块

1. 设备档案管理　包括基本信息、相关文件和相关记录三个方面，同时可生成设备一览表，对即将报废的设备和过期的三证进行报警提示。基本信息主要包括设备的名称、品牌型号、编号、设备状态、责任人、供应商、使用日期、使用部门、联系人、设备价格、使用年限、折旧率、出厂信息和到货信息等内容。相关文件主要包括设备三证、验收报告、使用资料、程序文件等资料。相关记录主要包括设备周期性维护记录、故障维修记录、校准记录、计量学溯源记录、人员授权记录、业务管理记录等。新设备验收后即可建立档案，完善资料和上传材料（图4-29）。

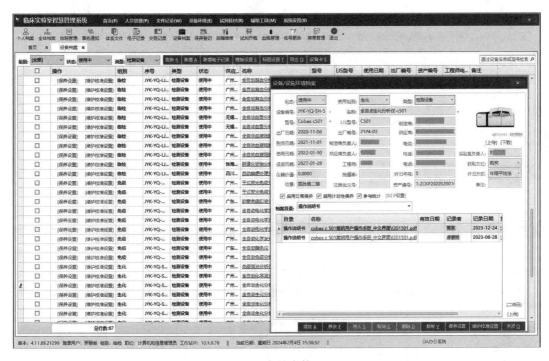

图4-29　设备档案管理界面

2. 日常维护保养智能管理　用于设备日常使用中的保养登记，根据设备使用手册及使用情况，可将保养分为每日保养、每周保养、每月保养、季度保养、年度保养、临时保养等不同类型，并且根据不同设备对应不同的保养内容，工作人员根据相应的保养内容进行保养和登记。保养记录包括保养内容、保养者、保养日期等信息，保养内容包括设备的状态（正常、异常、停机）、保养具体措施（清洗加样针、倾倒废液废物等）。对于未按时按要求进行保养的设备进行提示，提醒工作人员及时进行相应的维护保养（图4-30）。

3. 环境智能监控界面　通过传感器自动采集设备运行环境、冰箱的温湿度等数据，自动将数据上传至对应的设备，同时登记设备的运行状态。针对不同设备的温湿度参数设置对应的上下限，检测值一旦触发了阈值，系统会在PC端和移动端间隔报警，提醒工作人员处理，直至故障处理完毕；同时在系统记录相关的信息，包括报警原因、处理措施、处理人员、处理结果等内容（图4-31）。

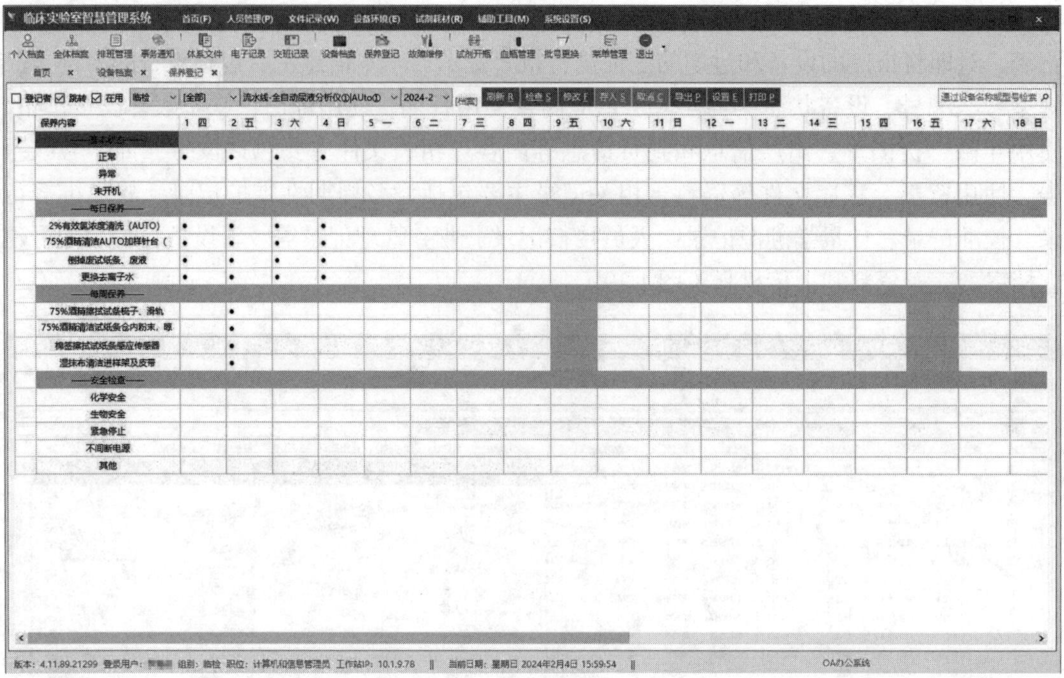

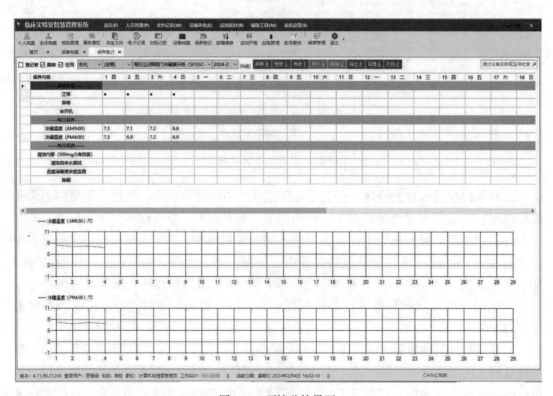

图4-30 维护保养界面

图4-31 环境监控界面

4. 故障维修智能管理 用于设备故障和交班记录登记。当设备发生故障时，工作人员进行系统登记，记录信息包括故障设备、故障时间、故障原因、是否停机等。当设备故障导致停机时，系统可向科室管理层、设备管理员和前台工作人员智能发送故障报警，提醒及时进行故障处理并通知临床延迟发放报告。当故障处理完毕后进行登记，记录信息包括维修内容、维修者、维修费用等，同时系统发送故障处理完毕通知，自动解除报警，设备恢复正常。对于发生故障但未被处理的设备智能提示，提醒及时进行故障维修。当设备运行不稳定出现小故障但不影响使用时，可进行交班登记，记录设备运行情况及注意事项，有利于其他工作人员知晓并及时处理，避免小问题积累成大问题而导致设备故障停机（图4-32）。

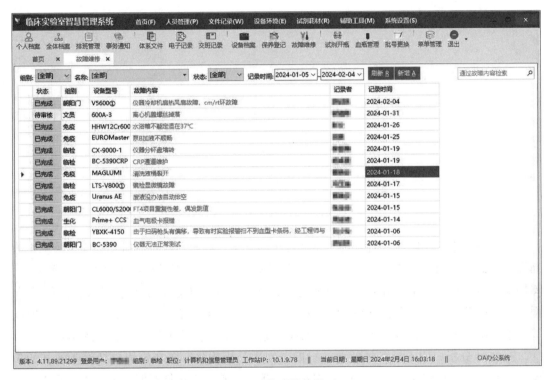

图4-32 故障维修界面

5. 周期性维护校准智能管理 用于设备的周期性校准计划或维护保养计划。周期性计划不同于常规的维护保养，一般为半年一次或一年一次，因此在设备建档时应设置相应的校准内容、下一次校准日期、校准周期；当临近校准日期时预先进行智能提醒，以便工作人员提前联系厂商进行设备校准。校准完毕后进行登记，记录信息包括校准内容、校准机构、费用等，同时可上传本次校准报告并自动更新下一次校准日期（图4-33）。

6. 无线射频智能管理 利用RFID技术，可以实现仪器定位和防丢失报警功能。对于小型便携式设备，如果未按预设位置放置，在规定位置查找不到时，可以在系统中通过定位识别，查找设备所处的实时区域；还可选择查找的区域，缩短定位的时间。当设备未授权离开设置区域时，门禁系统发出报警提示，避免设备丢失。管理员可在系统中取消设备区域限制，同时记录操作者、操作时间、原因等内容，设备离开相应区域时门禁系统自动记录离开时间并上传至服务器。

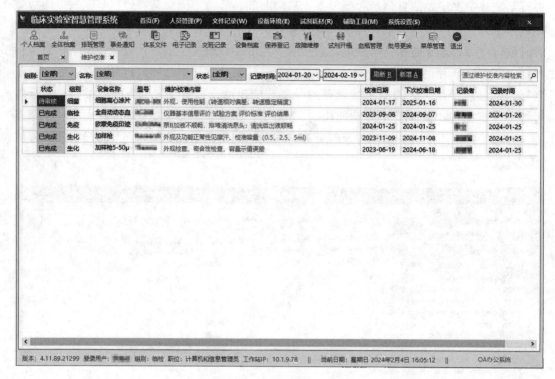

图4-33 校准维护计划界面

7. 业务管理 医院的设备管理表格内容可能不定期修改，因此为避免因医院表格更改而导致系统经常修改，选择由管理员自定义表格模板后上传至系统中供所有人下载使用，不用更改系统即可满足业务需求。记录内容应包括相关的申购者/验收者/调拨者/租赁者/报废者，以及对应的内容、时间、附件材料等，还有相关的审核者、审核意见和审核时间等。不良报告还应该包括事件的起因、影响、处理结果、改进措施等内容（图4-34）。

8. 统计分析 用于设备的效益、折旧、使用分析报告。资产价值包括设备的初始价值、折旧方式、折旧率、折旧年限和现有价值等；成本内容包括折旧支出、维修支出、耗材支出、水电及人力支出等；其中耗材支出与LRMS对接，水电及人力支出与HRP系统对接；收入内容包括工作量、业务收入等，与LIS对接；使用内容包括开机天数、故障次数等；通过资产价值、使用、成本、收入等计算设备的效益情况，进行实时统计分析，方便清晰了解设备整体运行情况，帮助管理层做出科学决策（图4-35）。

（三）临床实验室设备智能管理系统应用效果

临床实验室设备智能管理系统的使用替代了原有落后的手工登记和纸质管理模式，上线使用后，设备档案管理由原来的30min缩短至2min，记录查阅和文件查找由原来的15min减少为30s，保养登记和故障记录等漏登率减少了70%。提高了工作效率，降低了科室管理成本，实现了设备无纸化、信息化和智能化管理。同时，系统设计时考虑到临床实验室人员的工作习惯，尤其是日常保养模块，设计科学、界面简洁，贴近工作人员日常工作流程，易学易用，实验室人员乐于接受，员工满意度由原来的62%提升至90%，设备管理高效、便捷，便于临床实验室设备的规范使用及管理。

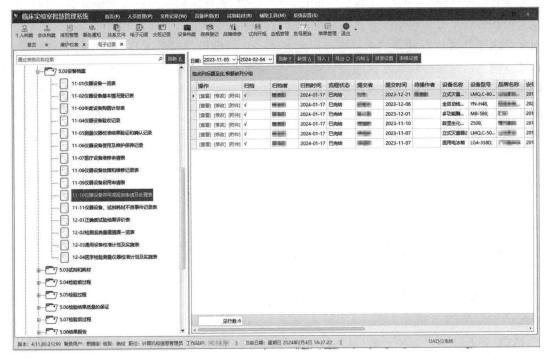

图4-34 业务管理界面

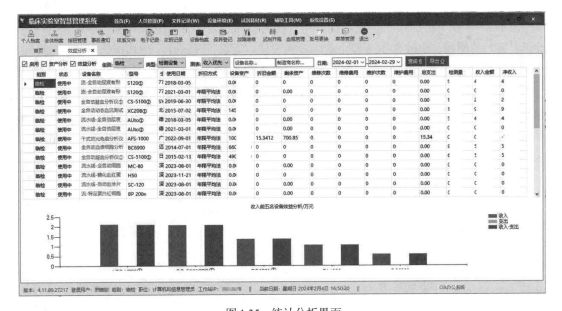

图4-35 统计分析界面

（四）小结与展望

虽然利用RFID技术和物联网技术可以实现设备的智能联网功能，通过无线温湿度监控采集环境数据，但设备的日常保养仍需人工在信息系统上登记。不论是以往的手工登记还是现在的信息系统登记，都存在漏登记或补登记甚至是没有保养就进行登记的问题，不能完全真实地反映设备的使用情况。而目前绝大多数临床实验室是通过规范人员操作、加强监督和管理来更客观地反映真实情况。一方面需要大量的人力成本和时间成本，另一方面又要求工作人员有较高的依从性。因此，下一步的设想是将系统和设备进行无缝对接，实现双向通信，除了获取常规的检测项目、结果数据外，还可以获取设备的保养记录、故障信息等运行记录，从而实现日常保养后系统自动登记保养内容，出现故障后系统自动记录并发送报警消息。通过系统自动记录设备所有的运行情况，无须耗费大量的人力成本和时间成本进行监督；工作重心更多地转变为设备的日常保养和正常使用，从而真正提高智能化管理水平。

（曾方银　李小燕　罗嘉俊）

第十节　人工智能在检验设备监控管理中的应用

一、检验设备的人工智能系统概述

IVD企业处于产业的上游，借助"互联网+"实现整个"互联网+医疗"在医疗机构的产业化，把线下的试剂、仪器线上电子化，借助人工智能和大数据的互联网新技术给医疗机构带来便利，能够更便捷地服务用户和患者，这就是"IVD+"。同样，搭上互联网检测的"快车"，产业下游的诊所、大数据公司、药店、保险公司、养老机构和互联网医疗平台得到了极大的便利，也改善了下游企业的短板，使"互联网+医疗"闭环成为可能。

医学检验报告从最初的手工填写到实现电子化报告，检验数据从单机结果输出到通过建立LIS和HIS，实现检验指令从医生工作站的传送、实验室接收、采样、检测到最后检测结果输出的全过程无纸化内部网络连接，以上均为信息技术在医疗机构的应用情况（图4-36）。这些看似流程上的变化，背后却是信息和网络科技带来的时代性变革，由此也

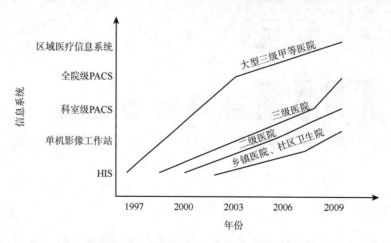

图4-36　信息系统在医疗机构的应用

开始带动IVD行业在理念上的全面升级。现在的医疗机构检验结果通过LIS和HIS形成，是基于一家医疗机构的、一个规模小的和缺乏多维度的协同数据库，是孤岛数据，缺乏医疗仪器方面的质量控制维度，更不能反映多维度和跨地域的人工智能和全面大数据特质。而检验设备的监控管理应用可把检验设备运行中的各维度数据整合到医疗机构的质量控制体系中，重视数据、投资数据成为一个极有前景的发展新路径。因此，促进"精准医学、智慧医疗及大健康"发展成为未来IVD行业的发展趋势。

二、检验设备的人工智能系统基本概念

检验设备监控管理是持续性、全天候的整体性应用，是实现厂商、代理商和医疗机构之间高效运行的桥梁。其集成了生物化学、免疫学、光电子学、机械、信息科学、云计算、大数据、人工智能等各领域前沿技术，把物联网非接触式射频感应技术、嵌入式平台的并行处理算法、云计算、区块链技术融合在一个大数据平台，实现多样本复杂条件下的同时处理、模式识别技术、自适应滤波降噪算法、基于深度学习的人工智能算法、神经网络算法，将创新核心理念"精准化、自动化、云端化、共享化、人工智能化"有效融合到产品中，实现了基于互联网、大数据、云技术和人工智能在检验设备监控中的深度应用，同时降低了医疗成本、提高了疾病诊断效率，有利于疾病早发现、早治疗。针对医疗服务业中的临床辅助决策、医疗质量监管、疾病预测模型、临床试验分析、个性化治疗等的应用都将发挥巨大的作用。检验设备监控还可以利用云技术把需要大量人力物力处理的硬件设备条件降到最低，提供一个建立快速恢复能力和有效反应能力的框架，从而以最优的环境确保云计算关键业务能力。

可以预测，未来的"互联网+"医疗行业将有巨大的发展空间。在"互联网+"的大环境下，未来的诊断产品将不断升级换代为拥有精准化、自动化、云端化、共享化、人工智能化等特点的产品。IVD行业的发展之路也将"从诊断到数据"，随着人工智能、云计算、大数据等新技术不断渗透到IVD行业，IVD行业将会用大数据服务于诊断。同样，在"互联网+IVD"的不断发展下，未来IVD企业的舞台将从诊断试剂产品的竞争不断升级为基于大数据深度服务的人工智能在检验设备监控中的强大应用。

三、检验设备的人工智能系统简介

（一）开发目的

目前已有部分厂商在尝试此类应用的发展，从整体运行中降低医疗机构服务差错率，从而免去了以往半自动或手工操作造成的误差，提高测定精准度，保证临床检验结果，快速定位和查找检验设备的故障，从根本上解决检验设备质量问题的困扰，同时实现了医疗系统大数据有机生态的建立。利用人工智能做好医疗设备维修和维护的管理、加强医疗设备的科学化管理成为许多大型三级甲等医院的要求之一，这也就使得IVD行业的检验设备厂商纷纷开发具有人工智能监控管理的仪器，使分散在各科的设备能通过网络联系起来，

可更准确及时地掌握每个设备的使用情况，从而进一步提高设备管理这个系统的智能化水平，使之更趋于科学化。

（二）应用领域和范围

近几年检验设备的智慧化发展方面也取得了一些进展。无论是厂商内部的ERP系统，还是物流方面的数据对接，抑或是医疗机构内部系统的数据打通，都离不开数据的流通。一是基于信息的感知层面，这就需要升级检验设备自动化、精准化的途径，iPOCT（智慧即时检测）仪器应运而生；二是通过多维度数据的整合，打通仪器与云端的通信和处理机制；三是进行深层次的加工处理，面向多类型用户的数据应用，多医疗点、多仪器之间的网络建设、数据融合应用等方面，都将成为现实。这些检验设备基础性的建设和人工智能的应用，也成为从单医疗点和独立的检验设备向网络化、智慧医疗进一步迈进发展的主要推动方向。

检验设备监控作为检验科数据化的核心基础领域，是保障检验项目结果质量、安全、效率的基础，检验设备监控管理系统将会有更广阔的发展空间。

（三）发展现状

在我国智慧医疗的实现进程中，医疗信息化一直是医疗行业改革持续稳定推进的主要手段。但是传统的医疗机构信息系统如LIS、PACS、HIS、RIS、EMR系统等之间的人工智能集成度较低，系统支持综合性临床诊断和决策的能力低下，导致进一步提升医疗机构运行效率和专业技能的潜力有限。检验设备监控管理系统在它独特的"自动化、智能化、云端化、人工智能化"理念助推下，不占用医疗机构的系统资源，但可给予医疗机构全方位、专业的检验设备质量管理和使用便捷保障，有利于患者快速就诊、快速诊断和快速治疗。

四、检验设备的人工智能系统模块设计

（一）基本原理及构成

检验设备监控管理系统为了更好地满足不同用户的需求，运用互联网技术和架构，将检验设备作为信息感知、收集、获取的核心节点，从设备端的数据采集中获取多个检验设备的数据，通过有线或无线的方式传输到云端存储器中，形成大数据源。云端经过数据清洗后进行数据库的分表处理，或对人工智能和大数据联合计算加工后的数据进行存储，如触发某类判断规则，将数据分析处理结果根据不同用户的需求定制化推送到使用端的计算机或手机APP中（图4-37）。

（二）硬件软件支持

检验设备监控管理系统集成了生物化学、免疫学、光电子学、机械、信息科学、云计算、大数据、人工智能等各领域前沿技术，把RFID（电子标签或射频卡）、物联网、嵌入式平台的并行处理、云计算、区块链技术融合在一个大数据平台，实现多样本复杂条件下的同时处理、模式识别技术、自适应滤波降噪算法、基于深度学习的人工智能算法、神经网络算法。

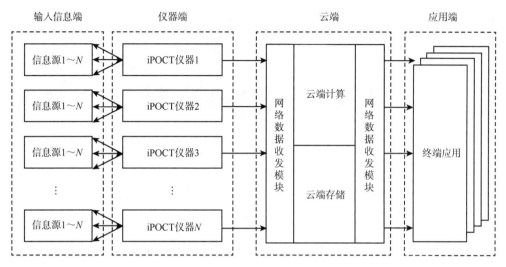

图4-37　检验设备监控管理系统原理示意图

检验设备监控管理系统硬件主要包含上位机、下位机、第三级控制子模块、有线或无线传输模块、云服务器等硬件控制器；软件主要包含仪器底层软件控制系统、人机交互软件系统、数据库存储系统和应用规则算法模块等。

（三）设计理念

以全自动化的检验设备为基础，为医疗机构提供快速、高通量的产品解决方案，同时可结合移动互联网技术，通过多项目联合检测、全自动高通量进样控制、全血样本直接上机等方式利用人工智能算法并结合大数据分析技术，对检测结果、仪器健康状态、试剂质量监控和预警进行分析，在第一时间将获取的设备测试数据、质控数据、定标数据、仪器运行状态、识别信息、质量跟踪回溯等数据信息上传到云端并进行整合分析，实现设备健康状况的预测、远程故障预警和维护解决、诊断数据的分析，提高了售后服务维护的效率，降低了维护成本，为医疗机构的诊断数据判断和提高检测效率等情况提供有效的支持；通过获得的大规模应用数据，提交更具深度的临床示范应用情况报告，进行流行病学预测预防并提出改进产品质量的方案。

（四）安装要求

类似"IVD+"的新概念、新模式的崛起要求检验设备监控管理系统向便捷化、自动化、信息化、智能化发展，因此检验设备监控管理系统在用户体验感上突出了轻模块、轻程序的优势，便于用户快速上手和使用，而且为了突出便捷化，在移动互联网的手机模式下进行创新，即可在计算机浏览器端、APP端进行监控管理，降低了数据共享的使用门槛，降低了交易成本，提高了医疗效率。

五、检验设备的人工智能系统功能实现

（一）工作流程

人工智能在检验设备监控管理中的工作流程见图4-38。

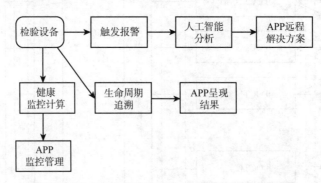

图4-38　人工智能在检验设备监控管理中的工作流程

（二）主要功能

1. 自动识别仪器和定位　仪器的软件自动获取仪器序列号，并通过仪器内置的移动模块发送数据进行仪器识别和定位。

2. 数据不间断传输　通过移动模块数据传输，源源不断地把检测的信息和仪器状态发送到云端。

3. 在线报警　当仪器出现某个故障时，通过移动模块将数据传输至云端，云端数据下发进行报警，并提醒工程师及时处理故障及分析出用户的使用习惯，以对用户进行培训和指导。

4. 在线订货及冷链物流监控　当用户通过系统进行订货时，数据发送到云端，云端即时发送到厂商ERP系统进行对接，处理订单。当物流部门冷链物流发货时，物流公司的车载信息系统及时把温度情况传到云端，用户即可及时查看订购货物到达地点和运输中的温度监控。

5. 质控的统计分析　通过每台仪器每日上传的质控情况，分析当日某仪器是否处在最佳状态，以及每批试剂的质量监控，并将数据上传到云端。

6. 定标的反应曲线统计分析　通过每个批号试剂定标的情况来分析仪器是否处在最佳状态，并将数据及试剂的储存情况、质量监控上传到云端。

7. 分区域、分项目的样本用量分析　通过分析某个省份每个区域的使用情况，进行生产预测、仪器的提前保养、流行病学的趋势等分析。

8. 行业动态推送　跟踪IVD行业发展趋势，推送行业内的新产品，让用户了解更多行业内信息。

9. 对用户仪器的售后维护工作安排及周期保养　通过报警信息的上传，能够精准预测仪器状态，厂商提前预判，通过电话、远程指导或上门服务的形式解决问题，并对每台仪

器提供半年和一年的保养，让每台仪器处于最佳工作状态，服务于用户。

（三）功能实施效果

有诊断、治疗需求的患者从进入医疗机构开始到完成检测诊断，在接入iPOCT网络的场景下完成的整个流程作为检验设备监控管理系统的应用体验（图4-39）。

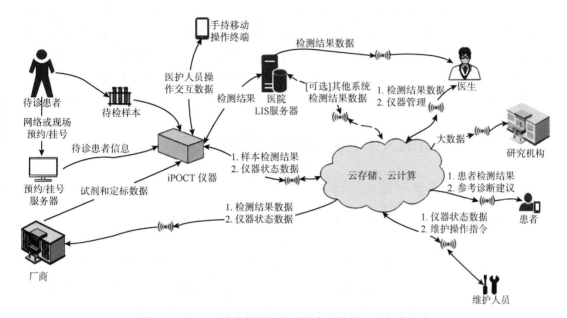

图4-39　基于云端大数据的检验设备监控管理的解决方案

从图4-47的流程可以看出，整个过程在预约/挂号、样本采集环节（目前已有自助挂号和智能化自动采血装置，但还未普及）可能需要人工的参与。医护操作人员需要将检测样本放到仪器的进样装置上，剩余的操作全部由检测仪器自动完成。

当样本检测完成后，检验设备会自动将检测结果数据、其他相关数据分别上传到医疗机构的LIS服务器和云端存储器。LIS未来也可和云端存储器连接，将来可扩展为上传其他检测项目或检测仪器的其他数据，为进一步实现医疗大数据及其应用提供技术支持。

医生可通过连接到云端的各维度数据查看人工智能分析检测结果，对所在医疗机构的检测仪器数据进行读取和分析，便于统一建立医疗机构检测仪器的质量管理。云端大数据平台可以为卫生健康相关的研究机构提供研究用途的医疗大数据。接受检测、治疗的患者也可以在第一时间通过网络看到检测结果，并可接收人工智能辅助诊断或基础医学健康知识信息。

（四）优点

检验设备监控系统需要应用人工智能、大数据采集分析和云计算技术，为仪器各维度的大数据分析提供基础，实现"连云端、接终端"功能，利用先进的云端技术和终端APP实现检验设备的"管家式服务"。将试剂质量管理的实时监控、检验设备的系统状态正常与否、检验设备故障时的原因分析等反馈给医疗机构实验室，通过及时发现设备运行中的问题，系统报警反馈给线上云端运行维护小组，通过人工智能系统将异常问题的原因和解决方案推送给线下各地区的厂商设备维修工程师，提高快速响应的机制，持续保持检验设备的良好工作状态。同时还可通过大数据进行检验设备的故障预测，减少突发故障的发生，实现高效运营和用户便捷使用。

检验设备监控管理系统的发展将为医疗服务领域带来四大便利：一是把现有的医疗监护设备无线化，进而大大减轻公众医疗负担；二是通过人工智能化、信息化手段实现快速解决医疗机构设备的相关问题，有利于缓解医疗资源紧缺的压力；三是信息在医疗卫生领域各参与主体间共享互通，将有利于医疗信息充分共享，提高检测数据的质量；四是有利于我国医疗服务的现代化发展，有利于提升医疗服务水平。检验设备监控管理系统的全生命周期过程、以用户为中心的健康信息及各类医疗资源，可为患者健康保驾护航。

六、检验设备的人工智能系统典型案例应用

（一）检验设备监控系统设计

全自动特定蛋白即时检测分析仪、全自动特定蛋白即时检测分析仪mini+和"腾云管家"移动互联网大数据腾云人工智能系统构成了医疗机构检验设备监控管理的闭环。通过检验设备的自动检测，检测完成后会把检测时产生的报警、传感器数据、仪器状态、所装试剂生产日期、标准曲线、识别信息，以及厂商的售后维修保养情况等数据通过内置的4G移动模块传输至云端。云端将医疗机构检测过程中产生的数据通过数据库分表的形式智能分类，再通过应用规则和智能算法计算，把分析后的数据推送至计算机终端、智能手机APP。医疗机构和厂商可以在第一时间掌握仪器运行情况、设备的维修记录、保养记录、耗材的质量管理等。

（二）检验设备监控系统主要功能

1. 仪器健康分析　从检验设备在医疗机构装机使用开始，检验设备监控系统即对仪器进行全程监控管理，当某项数据发生异常后，通过计算规则得出该检验设备的"健康"状态及进行后续的预测，使得医疗机构对检验设备的运行状态不再处于盲区，实时快速获取故障预警和维护解决方案。

2. 每月状态报告　每月计算耗材和设备的运行状况，对保养、维修、耗材更换、样本阳性率、中位数和趋势进行统计，厂商的相关售后维护人员及时为设备提供有效的技术服务，对其进行远程故障诊断和维护，或者通过网络上传设备最新的程序固件，修复软件层面的故障。尤其是售后服务，不再单纯地依赖电话或信息沟通。

3. 电子监管码追溯　在试剂盒外贴有条形码，通过扫描可查询生产、冷链运输、验收入库和使用方面的全程管理追溯，以此保证医疗机构使用的试剂质量与性能，不受或不因运转方的不规范操作而影响或降低产品质效，让医疗机构对试剂产品的使用、来源放心。

4. 定标、质控管理　每个批号的试剂定标和质控都会影响患者检验结果的准确性，该

系统的功能不仅仅是存储定标和质控数据，而且是按照ISO 15189的要求，根据标准的 Westgard 多规则控制从医疗机构对该批号试剂的使用开始进行严密质量管理，对质控结果出现的失控进行分析并找出解决方案，最大限度地提高临床实验室的智能化管理水平。

（三）某厂商的检验设备监控系统应用效果

检验设备监控改变的不仅是检验方式，还将数据进行共享，降低了临床实验室人员的工作强度，尽可能利用各维度数据算法分析综合判断，在设备发生故障时或还未感知设备故障的情况下，通过大数据平台推送分析诊断报警，让检验设备的监控管理更高效、系统化，查询更快捷，使用更简便，便于检验设备的长期规范使用及管理。

未来的检验设备监控系统将通过现代物联网技术＋大数据＋人工智能算法，以大健康数据平台为基础，为卫生健康医疗体系提供更系统的解决方案，将全面实现未来互联网时代医学诊疗新模式，新医学理念的对接将对医学的发展产生重大且深远的影响。

（徐国祥）

第十一节　检测系统分析性能智能评价系统

一、检测系统分析性能智能评价系统概述

临床实验室在开展新项目之前，都应进行方法学评价，以证明所选用方法的分析性能符合要求。美国CLSI从20世纪80年代开始陆续提出了针对临床化学设备分析性能指标的方法学评价方案。近年来，我国检验医学快速发展，临床实验室检测设备日益自动化、系统化，对检测系统分析性能进行评估也成为各临床实验室保证检测质量的重要环节。

检测系统分析性能包括精密度、正确度、分析测量范围、临床可报告范围、生物参考区间、实验室间或内部比对等。目前各临床实验室对检测系统分析性能评价这部分内容还处于人工模式，即人工查找实验所需的样本浓度，手工抄录样本号进行样本查找，而后编号上机，手工录入数据，人工统计分析实验数据。该工作模式初期在筛选样本时耗费大量人力和时间，在中期单机检测时，耗费大量精力手工录入结果并分析，后期在结果数据报告溯源性方面不便利。不仅工作强度大，费时费力，而且受人员的影响较大，易造成所查找样本的浓度不够好、样本的血清指数不合格、数据输错、核对有误等情况。而随着临床实验室的自动化程度越来越高、信息网络技术的不断发展，如何实现检测系统分析性能评价的自动化和智能化，成为临床实验室目前迫切需要解决的问题。

检测系统分析性能智能评价系统可根据临床实验室制订不同的实验方案，自动查找样本、自动检测、自动分析评价数据并可导出数据进行归档。该系统可以节省更多的时间，替代以往烦琐的人工操作，减轻工作强度，使性能评价更简单。更重要的是提高了数据的可溯源性，临床人员只需要专注于数据分析、查找原因等。检测系统分析性能智能评价系

统可大大提高临床实验室的管理效率与质量。

二、检测系统分析性能智能评价系统模块设计

（一）基本原理

根据需求选择需要使用的评估方案后，通过计算机自动筛选评估样本，发送检测指令，自动检测样本，自动收集结果，自动出具评估报告，达到自动完成评价的目的。

（二）模块组成

1. 方案设计模块　根据不同的评价目的设计不同的适合临床实验室的评估方案。

2. 样本筛选模块　筛选符合评估方案的样本。

3. 指令发送模块　发送需要检测的样本指令。

4. 样本检测模块　检测筛选的样本。

5. 结果收集模块　对检测结果进行自动收集。

6. 报告评估模块　对检测结果进行整体评价，得出评价结论。

（三）设计理念

检测系统分析性能评估是一项烦琐耗时却无法避免的工作。传统评估方法需要实验室工作人员手工筛选及收集样本，手工上机检测，并统计及计算结果。传统评估方法中有许多低附加值的重复工作，这些工作不仅效率低，而且极易出错，严重影响评价结果。通过计算机将这些工作自动化，大大减轻了实验室工作人员的劳动强度，从而能将工作重心转移至方案选择和评价、结果分析等工作中。

（四）安装要求

建议提供一台独立计算机用于部署该功能，必要时还需医院LIS支持，具体见图4-40。

三、检测系统分析性能智能评价系统功能实现

（一）主要功能

1. 项目管理

（1）新建项目：选择所做的方案，填写必要的参数，如所参与评价的测试项目，并形成方案。

（2）项目管理：实现了每次评价项目的数据管理，支持用户查看每个项目的明细与完成情况、自动识别与标记不合格的结果；支持样本的动作指令，如通过流水线让样本去指定仪器完成比对；支持分析仪结果的管理，如与分析仪结果接口对接、数据同步等支持在线查看报告；支持Excel导出电子归档。

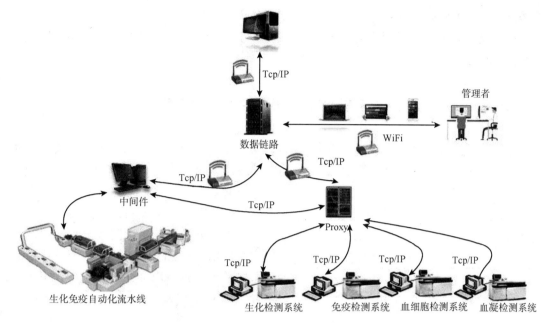

图4-40　检测系统分析性能智能评价系统部署图

（3）项目列表：支持用户按多种条件（日期、项目、仪器等关键字）定位历史性能评价项目；支持用户通过项目列表直接进入项目管理查看明细；支持报告打印、重发工单等辅助功能。

（4）统计：支持用户按照各种评价方案需求统计每个项目的方差、标准差等关键信息。

（5）数据接口。

（6）支持离线导入仪器原始数据，完成结果对接。

2. 数据维护

（1）参数设置：支持对性能评价系统基础数据进行维护，如项目方案、样本类型、测试项目、仪器、校准品、质控品、试剂、通道号、浓度等。

（2）用户设置：支持系统级用户的信息维护。

（二）工作流程

1. 选定方案　选择需要进行性能评价的方案，方案的选取决定了每个项目的参数要求与标准。

2. 制定合适的项目范围　参照标准选择合适浓度范围的样本，浓度范围的设定直接决定了后期查找合适样本的难易度。必要时可给出缺失样本的替代查找方案。浓度范围在评价实施期间也有可能需要进行二次调整。

3. 筛选合适的样本　根据之前制定的项目范围查找合适的样本，样本质量应符合性能评价质量要求标准，如无脂血、溶血等。

4. 发送工单　向分析仪发送所做项目的指令。

5. 上机检测　对每台分析仪都需要进行性能评价检测。

6. 分析结果　对分析后的结果进行自动收集汇总，由评价系统自动分析，评价系统会根据预先的内置标准进行判定。

7. 出具报告及归档　评价结果在确认无误后，进行审核签名并出具报告打印，报告与原始数据将以电子文件的形式进行归档，以便后期溯源。

四、检测系统分析性能智能评价系统典型案例应用介绍

中山市某大型三级甲等医院检验中心是集医疗、教学、科研、社会服务于一体的高度自动化、标准化实验室，拥有符合国际标准的质量管理体系、技术设备及技术能力，是国内首批通过ISO 15189认可的医学实验室。根据ISO 15189《实验室认可准则》要求，临床实验室使用两套及以上检测系统检测同一项目时，应有比对数据表明其检测结果的一致性，即实验室每年至少进行一次比对。该院检验中心原创性设计了检测系统智能比对分析方案，该系统可以根据用户需求进行定制，同时使用了teamplay云技术平台及多种加密技术保障数据的安全性及合法访问。该系统实现了智能查找样本、智能检测、智能统计分析等功能，并取得了很好的实施效果，是国内外检测系统/方法学比对实验的首创创新模式。

该系统主要由生化免疫自动化流水线、中间件软件Atellica Data Manager（ADM）、实验室信息系统和实验室性能验证报告软件系统（performance verification report software system，PV软件）构成。通过PV软件和自动化流水线解决了大量手工筛选样本、单机检测与结果录入等问题，实现了自动查找样本、自动检测、检测后自动保存样本、自动分析数据等功能。流水线上连接有3台化学发光分析仪、3台生化分析仪及1台后处理冰箱模块。其中常规化学项目还涉及线下3台其他品牌生化分析仪，共有6台生化分析仪需进行仪器间比对，仪器间比对采用CLSI EP15-A2文件中的方案。

（一）智能比对系统的功能设置要求

1. 比对样本的检索时间　由创建工作菜单开始，搜索72h之前的样本。还可根据不同的项目设置不同的时间，如血糖项目搜索时间为1天。

2. 比对样本的搜索　首先按设置组别（5个组别，A、B、C、D、E）的浓度和数量以平均分布方式查找：①如果按以上方式查找不到足够数量的样本，则在该组别浓度范围内查找任意浓度样本填充。②如果按以上方式仍查找不到足够数量的样本，则在前一个组别搜索任意浓度样本填充。例如，高浓度样本，E组找不到则在D组中查找，D组找不到则在C组中查找；低浓度样本，A组找不到则在B组中查找，B组找不到则在C组中查找。③保证一次性检索足够20个样本。

3. 比对样本的保存

（1）工作菜单创建后，将该20个样本锁定，并且在比对实验完成后方可丢弃样本。

（2）流水线上仪器比对实验完成后，搜索出的样本要求：常规化学项目样本按前期设定的位置自动定位和发送线外仪器的项目指令；化学发光项目比对完成后，自动返回冰箱保存。

4. 数据统计

（1）线上样本检测后，数据自动统计、自动评价，对于超出质量目标的项目，系统自动提示（如弹出小对话框）或者用红色字体标识。

（2）线下样本检测后，数据自动传输至线上比对统计软件，统计方式同线上样本。

（二）智能比对系统的主要功能模块

（1）智能比对系统登录后有"项目管理"和"数据维护"两个子菜单。进入"数据维护"界面，可进行参数设置（图4-41），根据仪器比对方案设置样本类型、测试项目、测试仪器、校准品、质控品、试剂、通道号、浓度等（图4-42）。

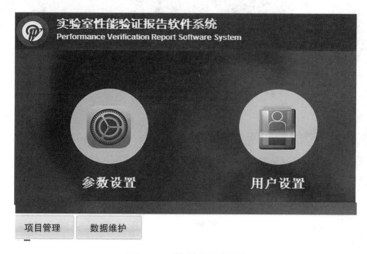

图4-41 数据维护界面

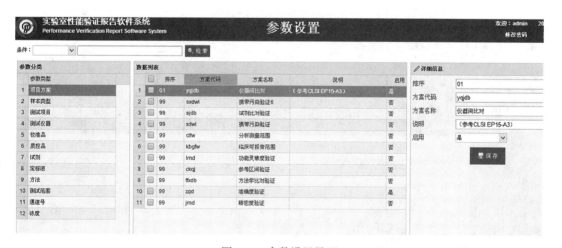

图4-42 参数设置界面

（2）智能比对系统登录后有"项目管理"和"数据维护"两个子菜单。进入"项目管理"界面（图4-43），选择"新建项目"则可创建新的工作菜单，选择"项目列表"则可查看之前创建的工作菜单。

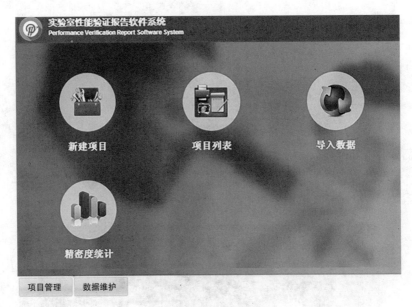

图4-43　项目管理界面

（3）新工作菜单的创建：首先选择新建项目，选择仪器间比对（图4-44），其次选择靶仪器和比对靶仪器（图4-45），再在右侧录入相应信息如时间、项目等（图4-46），点击"提交"，即创建了新的工作菜单。

（4）新工作菜单的执行：可随意选择需要分析的项目，点击"查询条形码"，自动搜索符合条件的20个样本，并将该20个样本锁定，在比对实验完成后方可丢弃样本。每天随机选择5个样本检测（图4-47），连续检测4天完成。

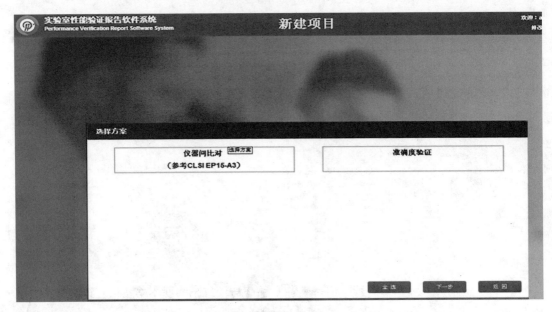

图4-44　新建项目界面

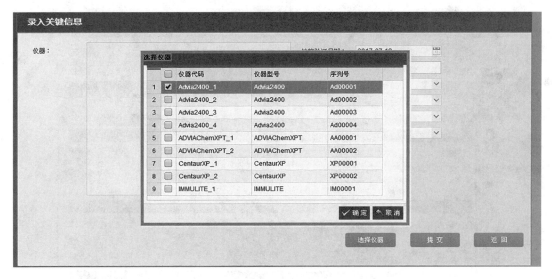

图4-45　选择仪器界面

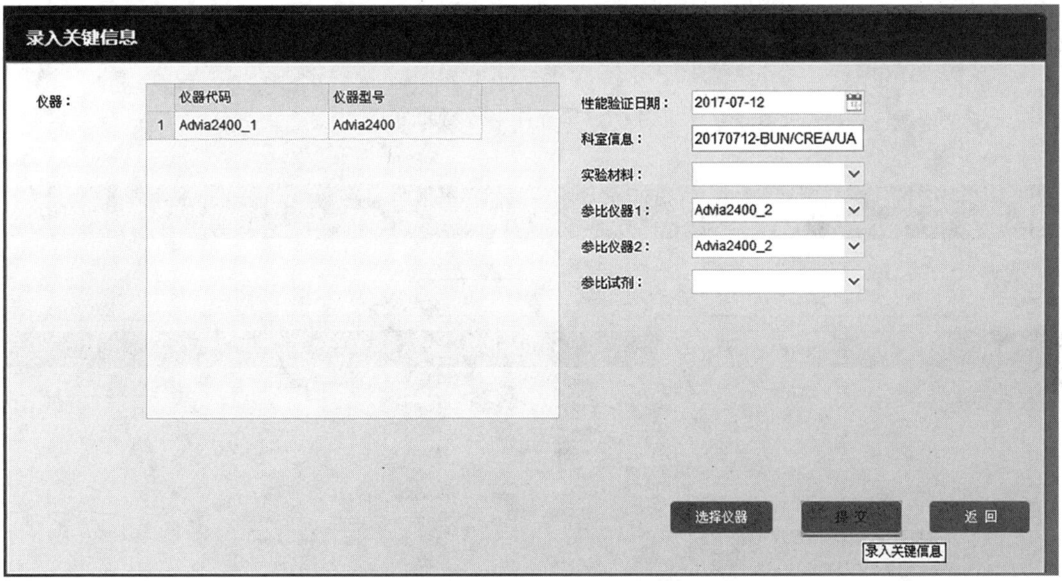

图4-46　录入关键信息页面

（5）数据分析：样本检测后，刷新数据，数据自动统计、自动评价，对于超出质量目标的项目，自动提示红色字体标识，此外，还可导出Excel表便于保存归档（图4-48）。

智能比对系统的开发与应用使方法学比对更简便，切实解决了临床实验室实际工作中的问题。该系统结合自带后处理冰箱的流水线使用时，工作人员只需在计算机前进行操作，整个比对过程就可以实现智能化。例如，临床实验室的化学发光项目在3台化学发光分析仪间进行方法学比对时，人员只需操作该软件，而后自动查找样本、自动检测、检测后自动保存样本、自动分析数据，能有效提高工作效率，且全程无须接触检测样本，降低了风险。

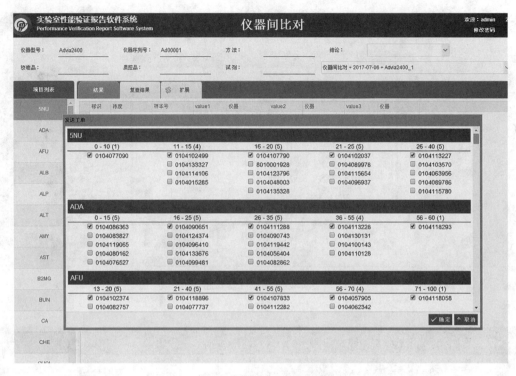

图 4-47　选择样本检测页面

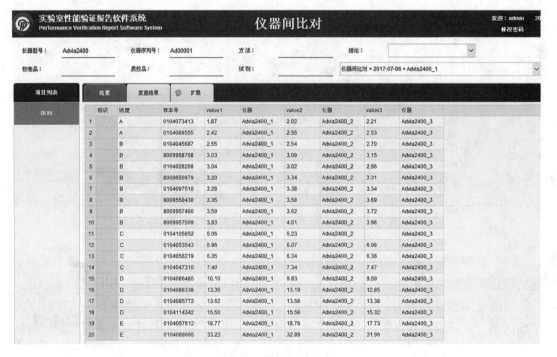

图 4-48　数据汇总页面

（胡　婷　温冬梅　林日升　李　汉）

第十二节　临床实验室室内质控智能检测系统

一、室内质控智能检测系统概述

室内质量控制（IQC，简称室内质控）是临床实验室日常质量管理工作中最基础、最重要的内容，其功能是监控实验室常规工作的精密度及准确度，以提高样本检测的一致性，从而保证检验报告准确发出。良好的室内质控是人员、质控品选择和保存、操作流程、检测系统分析性能、实验方法、质控方法等因素持续改进的综合体现。

（一）国内外指南文件对室内质控检测的要求

WS/T 641—2018《临床检验定量测定室内质量控制》和 CLSI C24-A3《定量测定统计质量控制：原理和定义》（批准指南，第三版）对IQC检测和质量控制程序的设计提出了具体要求和指导。指南规定，所有的检测项目均要经IQC检测，每个分析批都必须进行质控品的检测以评估其性能，且每批必须进行至少一次测定；一般规定使用正常和异常两个水平，实验次序为样本检测开始、结束、中途和间隔。ISO 15189：2012《医学实验室质量和能力认可准则》中规定，实验室应制定程序以防止在质控失控时发出患者结果，且失控后需对前批次患者样本检测结果的有效性进行评估。随着室内质控管理要求的不断提高，IQC检测和管理的工作量及劳动强度日益增加。

（二）国内外室内质控检测的常规模式

目前国内外LAS样本检测实现了自动化，但室内质控品检测的常规模式仍停留在手工单机检测阶段，包括每天的室内质控品复融准备、分杯、单机检测、人工判读质控结果、人工分析失控规则和原因等。

（三）国内外室内质控检测的现状和存在的问题

1. 工作强度大、人为误差　根据医院规模及业务量，临床实验室TLA配置的检测系统个数不一，人工单机检测室内质控品的传统模式不仅给工作人员带来高强度的工作任务，还容易引发质控品复融时间不够、位置放错、分装浪费等问题。

2. 耗费人力　大部分临床实验室选择在完成质控检测并纠正失控后再进行患者样本检测，即分析批长度为1天。许多实验室为了提高检验报告周期，安排人员每日清晨提前30min至1h到实验室进行室内质控检测，耗费人力。

3. 质控方法不合理　许多实验室未根据定量检测项目的实际分析性能制定质控规则，仍采用Westgard最为常用的 1_{2s}、1_{3s}、2_{2s}、R_{4s}、4_{1s}、10_X 等6个规则进行质控。对于检测分析性能水平较高的项目，因质控规则繁多，可能出现假失控，造成资源浪费；对于检测分析性能水平较低的项目，6个质控规则相对较少，因而存在失控检出率不足的情况。

4. 人员质量技术能力差异大　每个实验室都存在由人员质量技术能力差异而导致的质控规则判断错误、纠正失控耗时长短不一，从而影响质量控制水平和检验报告TAT的现象。

（四）室内质控智能检测系统简介

室内质控智能检测系统基于流水线中间件构建，引入物联网技术、人工智能技术，具备自动化流水线上多台检测系统室内质控的自动检测、失控判断、质控品自动保存、误差重测、自动预警和通信等功能，管理者和工作人员可通过智能手表、手机等手持终端进行实时远程监控和失控重测，实现了室内质控的智能检测及管理。

二、室内质控智能检测系统模块设计

（一）基本原理

室内质控智能检测系统基于流水线中间件开发，质控样本在流水线上会被分配到每一台分析仪执行工单询问、吸样，结果回传到中间件软件后，需要中间件软件进行质控结果规则判断，如果质控失控，还需要警告用户进行失控记录与处理。

（二）模块组成

1. 质控工单设定模块　预先设定自动化流水线上各分析仪的质控工单。

2. 质控工单定时发送模块　从LIS或中间件定时向流水线控制计算机发送已经预先配置好的质控工单。

3. 质控样本量检测模块　检测质控样本量是否满足需要，如果样本量不足，则发出警告，并通过流水线将质控样本运送至特定区域进行质控样本添加。

4. 质控检测模块　从中间件软件获取工单后进行质控样本检测。

5. 质控结果接收模块　接收各分析仪检测后的质控结果。

6. 质控结果上传模块　将质控结果上传至质控管理模块。

7. 质控管理模块　记录及分析质控结果，如果失控，则下发质控失控处理指令，由流水线执行后续操作。

8. 质控检测失败处理模块　基于各种可预测但无法避免的因素所导致的质控检测失败而设计出的处理流程与配套设施。

（三）设计理念

随着国内经济的发展，各地不断新建大型的医疗机构，现存医疗机构检验科室中的样本量也逐年增长，在科室中，人力资源也越来越紧张。这种情况给科室负责人造成了很大的困扰，科室需要一种高效、快速的解决方案来解决上述问题。自动化流水线的出现基本上解决了这个问题，自动化流水线将样本入口统一，与在单个检验设备上分别进样相比，减少了人工样本的搬运，减少了因检验指令录入等错误导致的试剂浪费。但是采用自动化流水线存在另外一个问题，质控仍需要人工将质控品每天一次或多次放入每个分析仪的进样口中，耗时长，如果仪器过多，甚至需要耗费1h以上。此外，质控品价格不菲，考虑到成本问题，无法同时在多台分析仪上使用多套质控品，故而基于Aptio生化免疫流水线开发了线上质控系统。

（四）安装要求

该系统的安装需要医院有LIS，并且LIS能够配合该系统设计进行相关功能的开发与改造。另外，如果需要具备无人值守的智能质控功能，则需要连接外部网络以实现相关人员的消息推送，完成无人在场时对自动质控的实时监控。

三、室内质控智能检测系统功能实现

（一）工作流程

室内质控智能检测系统工作流程见图4-49。

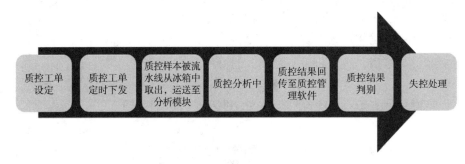

图4-49 室内质控智能检测系统工作流程

（二）主要功能

1. 质控参数设定 设定单机所做质控项目；设定质控批号及条形码号关联；质控条形码打印。

2. 质控定时任务 设置质控执行项目时间间隔；定义质控执行触发条件。

3. 质控统计 显示质控执行情况的统计；显示质控的失控情况；显示质控结果的变异系数变化趋势。

4. 质控管理 质控样本参数设置，如批号、变异系数、标准差；智能质控试管管理；质控失控处理；质控样本批间比对统计。

（三）主要优点

1. 减少人力资源的浪费 以往需要科室人员提早抵达进行质控样本的检测及失控样本的处理，现在只需要在前一天离开前将质控相关参数设定好、补充质控样本即可。

2. 自动化替代手工操作 自动发送质控指令，减少人工的参与，避免因操作失误导致的质控品浪费。

3. 仪器异常预警 厂商可利用内部网络了解仪器的运行情况，并且通过大数据分析，将可能出现的问题自动推送至科室管理者及一线工程师，进而安排人员提前维护保养仪器，减少异常停机时间。

（四）局限性

线上质控系统有其自身的局限性，如果在检测过程中出现因耗材问题等检测失败的情况，质控检测将会中断，此种情况无法避免，且目前为止尚不能妥善解决。

另外一个问题在于质控品本身，一些厂商的质控品稳定性并不好，不能长时间保持质控样本的均一性，需要重新混匀，目前为止还没有好的解决方案来执行线上混匀，故需要科室根据各自所使用的质控品来确定质控样本量，使质控结果不会被长时间放置所导致的质控品分层影响。

（五）发展方向

线上自动质控系统依然存在改进和发展的空间。例如，更精细化的质控管理，依靠试剂信息系统的建设，可实时获取每台分析仪器的试剂使用情况，实现换瓶、换批号自动质控。又如，在检测了若干个患者样本后，可以在分析仪器不暂停的情况下，自动执行在线质控，质控检测完成后，再进行下一批样本的检测。

四、室内质控智能检测系统典型案例应用介绍

室内质控智能检测系统是室内质控智能检测及管理创新技术方案，是临床实验室质量控制迈向自动化、智能化的创新尝试。该方案有效地避免了人为因素对检测质量的干扰，降低了质量管理的劳动强度，提高了管理效能及精细化管理水平。

（一）实验室室内质控检测旧模式

某临床实验室引进Aptio™生化免疫自动化流水线后，线上的仪器增加为6台，每天由4位员工早晨7：30提前到岗负责6台仪器的室内质控检测工作。每台生化分析仪共检测4个类别的质控品，即常规化学质控品、免疫质控品、尿液质控品、自制质控品，化学发光分析仪共有内分泌、肿瘤标志物、甲状腺过氧化物酶抗体/甲状腺球蛋白抗体3个类别的质控品，每个类别的质控品检测高、低2个水平，检测频率每天为1～2次，即每天在流水线上至少检测42管（或杯）质控品。因人员质控技术能力和工作经验不足，导致失控原因查找和纠正耗时过长，会严重影响清晨样本的TAT，上午9：00前签收的样本均无法按报告周期发出报告。

（二）室内质控智能检测系统模块搭建

基于Aptio™生化免疫自动化流水线搭建，Aptio™包括1台多功能进/出样模块（IOM）、1个快速架式进样模块（RIM）、2个离心模块（CM）、1个去盖模块（DCM）、3台全自动生化分析仪、3台化学发光分析仪、1个封膜模块（SM）、1个在线储存冰箱储存模块（SRM，15 000管）、1个去膜模块（DSM）、23m环形双轨道、1套Aptio自动化管理软件及1套Centralink数据管理软件。智能质量管理系统主要由以下四大模块搭建而成：

LAS（Aptio™生化免疫自动化流水线）、中间件软件（Centralink）、LIS（实验室信息系统）、质控管理系统和手持终端系统（如智能手机、智能手表），通过物联网技术和LAS数字化技术实现。

（三）室内质控智能检测系统技术方案设计

基于Aptio™生化免疫自动化流水线中间件，首先通过质控管理系统，结合所有生化免疫定量检测项目的临床允许分析总误差（TEA）和Aptio™自动流水线上6台检测系统的实际分析性能进行室内质控方案设计，运用Westgard σ规则和计算的σ值为检验项目选择合适的室内质控规则和质控品检测次数，制订个性化的质控方案。通过Aptio™中间件Centralink、LIS、质控管理系统和主机计算机互联网界面、手持终端设备等实现室内质控数据的传输、智能判断、自动报警和智能通信。

（四）室内质控智能检测系统的实施效果

自动质控QC on track正式应用后显现了显著成果，减少了手工操作环节，实现IQC检测的自动化和智能化，实现室内质控管理的实时性和可视性，同时提高TAT、提升σ水平和检测质量，降低质控品成本，降低员工劳动强度，提高员工和客户满意度。

1. 室内质控品的智能检测和保存　无工作人员在实验室的情况下，Aptio™在预先设定的时间内（7:10）自动完成室内质控品专用管的去膜、复融（5min）、线上6台检测系统质控的自动检测、质控品专用管的自动封膜和保存。

2. 室内质控数据传输、智能判断、自动报警和智能通信功能　通过各大模块的连接，操作人员或管理者可以通过手持终端设备接收失控报警信息（如失控项目、检测系统、质控品批号、分析结果和失控规则等）。实验室工作人员可以在家中或者实验室通过智能手机、智能手表接收来自流水线检测系统的失控信息，包括质控批号及失控规则，实现了室内质控管理的实时性和可视性。

3. σ智能质量管理效果　针对σ水平较低的检测项，通过6σ理论指导制订的多规则质控方案，增加质控频率和质控品浓度，Aptio™根据质控频率进行自动检测，从而实现全方位的监控和管理，提升σ水平，提升检测质量。通过Unity™质控管理系统的Westgard顾问软件进行σ值的计算和室内质控方案设计，结果显示，以Aptio™线上ADVIA24001-1结果为例，28个常规化学检验项目中，ALB、AMY、TBIL等8个检验项目的性能$\sigma > 8$，AST、ALP、GGT、GLU等4个检验项目的性能$6 < \sigma \leqslant 8$，$\sigma \geqslant 6$说明其方法性能已达最佳水平，选择宽松的、单一的质控规则1_{5s}、1_{4s}即可（$N=2$）；TG、Na^+、LDH等5个项目的性能为$5 < \sigma \leqslant 6$，达到优秀水平，选用$1_{3.5s}$、1_{3s}（$N=2$）；ALT、Cr和P等5个项目的性能$4 < \sigma \leqslant 5$，属于良好水平，选用质控规则$1_{3s}|2_{2s}|R_{4s}|4_{1s}$、$1_{3s}|2_{2s}|R_{4s}|4_{1s}|10_X$（$N=2$）；CK和$Cl^-$2个项目的性能为$3.5 < \sigma \leqslant 4$，为合格水平，选用质控规则$1_{3s}|2_{2s}|R_{4s}|4_{1s}|10_X$（$N=2$）；$Cl^-$和$Mg^{2+}$2个项目的性能为$3 < \sigma \leqslant 3.5$，为合格水平，选用质控规则$1_{3s}|2_{2s}|R_{4s}|4_{1s}|12_X$（$N=4$）；$Ca^{2+}$的性能为$\sigma \leqslant 3$，为不合格水平，需选用质控规则$1_{3s}|2_{2s}|R_{4s}|4_{1s}|10_X$（$N=4$），提示$Ca^{2+}$目前的性能不能满足质量规范要求，σ值低的$Ca^{2+}$根据质控方案建议的检测频次设

置不同时段的自动检测（7：15、9：15、11：15和13：15），分析出 Ca^{2+} 低 σ 值的主要原因是精密度性能较差，需要优先改进，以此提升 σ 水平，保证检测质量。应用个性化新规则后，失控率减少，误差检出率及假失控率均达到质量规范要求，人力和质控成本下降。

4. 实验室内TAT中位数的变化 2017年1月正式启用线上室内质控智能检测模式后，与2016年1月单机人工检测IQC模式同期相比，变化如下：人员未增加，常规化学项目工作量增长了25.2%，住院患者样本实验室内TAT（指从样本接收到报告发送的时间）中位数从95min降至69min，缩短37.7%，见图4-50。化学发光项目工作量增长了33.1%，实验室内TAT中位数从69min降至68min，缩短1.47%，住院患者样本实验室内TAT中位数从100min降至82min，缩短22.0%，门诊患者样本实验室内TAT中位数从75min降至67min，缩短11.9%，见图4-51。

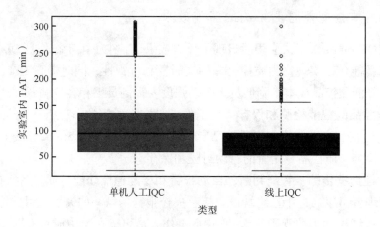

图4-50 单机人工IQC和线上IQC智能检测同期相比常规化学实验室内TAT箱线图分析（常规化学项目）

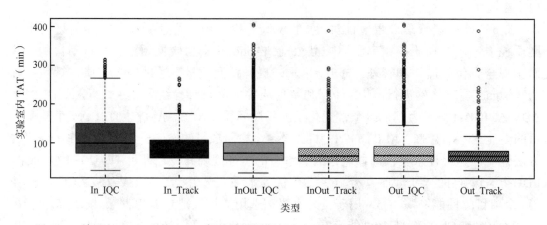

图4-51 单机人工IQC和线上IQC智能检测同期相比实验室内TAT箱线图分析（化学发光项目）

5. 线上TAT中位数、样本签收和检测的分析 见图4-52、图4-53，横坐标为一天的时段（h）、左纵坐标为总项目测试数、右纵坐标为线上TAT（指从样本上线到仪器出结果的时间）中位数、浅灰色柱子为签收样本测试数、深灰色柱子为仪器检测完毕出结果的项目测试数、线条为每个时段的线上TAT中位数。对Aptio™线上ADVIA2400-1生化分析仪两种IQC检测模式单日结果进行比较分析，结果显示，IQC的线上智能检测相比单机人工检测模式，项目总测试量从4429个增加至5384个，工作量增加21.6%，线上TAT中位数从68min降至49.0min，缩短38.8%。对Aptio™线上化学发光样本两种IQC检测模式单日结果进行比较分析，如图4-54、图4-55的TAT综合分析箱线图，横坐标为一天的时段（h）、右纵坐标为项目测试数、左纵坐标为线上TAT中位数、箱线图上黑色方块为每个时段的线上TAT中位数。结果显示，项目总测试量从1163个增加至1548个，工作量增加33.1%，线上TAT中位数从62.1min降至50.4min，缩短23.2%，8∶00～9∶00时段常规化学与化学发光样本的检测效率均明显改善和提升，线上IQC智能检测系统的应用对于住院患者的实验室内TAT改进效果最为明显，因为常规实验室清晨送检的样本均来源于住院患者。

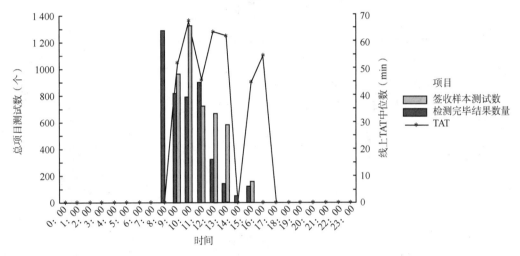

图4-52　单机人工IQC检测模式样本签收及结果线上TAT综合分析图（ADVIA2400-1生化分析仪）

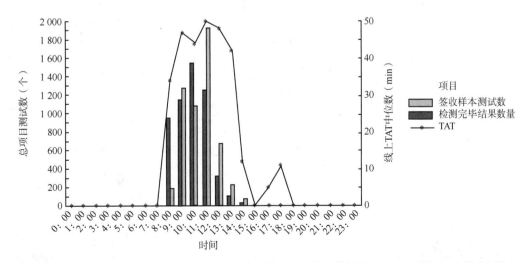

图4-53　线上IQC智能检测模式样本签收及结果线上TAT综合分析图（ADVIA2400-1生化分析仪）

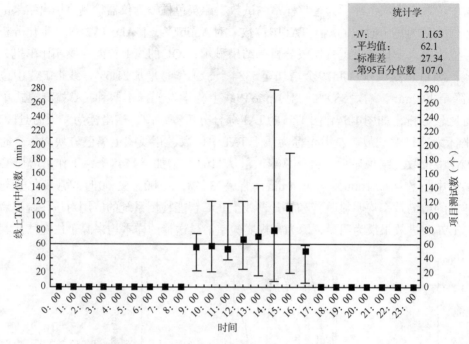

图4-54　IQC单机检测模式化学发光样本线上TAT分析图

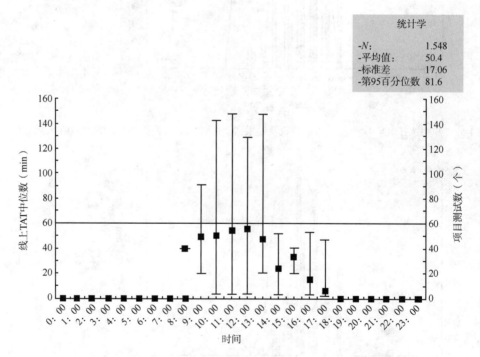

图4-55　线上IQC智能检测模式化学发光样本线上TAT分析图

（温冬梅　林日升　黄子健　戈敏娟　索明环　李　曼　胡耀宗）

第十三节　患者数据实时质量控制智能监控系统

一、患者数据实时质量控制智能监控平台概述

基于患者的实时质量控制（patient based real time quality control，PBRTQC）是一种利用患者临床样本检测结果来实时、连续地监测检测过程分析性能的质控方法。PBRTQC与传统的质控品质控方法相比具有很多优势，包括成本更低、无基质效应问题、可连续实时进行性能监控、对分析前误差的敏感性等，是基于患者风险的质控策略及质控品QC法的有效辅助方法。随着2011年美国CLSI EP23-A《基于风险管理的实验室质量控制指南》的发布，临床实验室质控策略已经更新为基于风险管理的全面质量控制计划（quality control plan，QCP），应注重监测分析前、分析中、分析后所有潜在质量风险并将其控制在可接受范围，以防止因检测过程中试剂、故障、校准、人员、水质和环境等因素造成检测分析性能不稳定及误差结果，从而避免不恰当的临床决策和医疗行为，减少给患者造成伤害的风险。

（一）PBRTQC的研究进展及临床应用价值

国际临床化学和检验医学大会（IFCC）PBRTQC工作组2020年发表的指导文件指出，PBRTQC是一种监测检测过程分析性能的实验室质量管理工具，它包括完善的某种运算程序，如BULL算法、AON法、移动中位数法、移动均值法和指数加权移动平均值法等。采用患者数据进行质控的策略于1965年由Hoffman和Waid提出，是利用临床实验室患者群体均值或者正态均值（average of normals，AON）算法的质控程序，用于监测分析过程的稳定性。随着医学的发展，患者数据质控发展出了多种运算方法，包括BULL算法（XbarB）、移动均值法（MA）、指数加权移动平均法（EWMA）、移动中位数法（movMed）、移动百分位数法（movPercentile）、移动离群值法（movSO）与移动标准差法（movSD）等多种算法，每一种算法都有其特点。

Westgard于2003年就提出临床实验室应形成"最低成本、最大化效益的多阶段质控策略，在前两个阶段设计高Ped（误差检出概率）、低Pfr（假性拒绝概率）的控制物质控方案，在第三阶段采用患者数据质控来持续监测分析系统状态"。Westgard指出实验室通常更喜欢单值或单值控制程序（Levey-Jennings IQC），而不是MA和Cusum算法程序。但在某些情况下，应首选基于患者数据的Cusum和平均值程序。2011年美国CLSI颁布的指南（EP23-A）提出采用患者数据质控法进行风险管理的质量管理计划；2018年颁布的中华人民共和国卫生行业标准WS/T641—2018《临床检验定量测定室内质量控制》指南也增加了应用患者数据的质控方法，包括患者结果均值法（正态均值法和移动均值法）、差值检查法及患者样本双份的极差质控法。IFCC PBRTQC工作组分别于2019年和2020年发表了指导文件，对临床实验室PBRTQC的信息技术开发、临床实施及性能验证提供指导。

利用质控品进行质控是国内外临床实验室最常用的方法，但质控品质控法存在一定的局限性。在常规质控品质控中，质控品通常在预定的时间进行测试，质控程序是回顾性分

析，来源于试剂、校准品、检测系统、人员、环境等的质量误差只能在下次的IQC质控品测量中发现，此外该方法存在基质效应、稳定期短、检测浓度范围窄、无法监测分析前误差、费用高昂、人工判断失控等缺点。国内外研究报道证实，相比之下，使用PBRTQC法具有很多优势，具备连续实时监控检测系统分析性能、可监控分析全过程误差、对分析前误差敏感、无基质效应、无须增加额外成本、可用于无质控品项目或自制质控品的室内质控等优点。

（二）PBRTQC未能广泛应用的原因

患者数据移动平均质量控制法（moving average，MA QC，又称BULL法）被应用于血细胞分析质控已有半个世纪之久，尽管其已被大量的研究和临床实践证明是一种很有应用价值的质控工具，但目前国内外MA QC在其他专业领域仍然没有得到广泛应用。相比传统质控品质控法，PBRTQC在设计、选择、效能评价及实施时复杂程度高。因此，PBRTQC至今为止在国际特别是国内未能广泛应用，主要原因是缺乏相关标准指南和建议、缺乏专业实用的信息化管理软件工具；建立最佳MA方法设置的复杂性、患者人群个体间生物学变异的干扰、数据纳入/剔除标准设定的困难、对同类型数据解释经验的缺乏等多种原因阻碍了PBRTQC在临床实验室的应用与普及。21世纪，随着临床实验室信息技术的快速发展及基于患者风险质量控制方法的发展，PBRTQC日益受到重视，IFCC指出，近几年PBRTQC在复杂实验室的成功实施和价值证明也进一步提高了检验学界对这种技术的信心。

（三）PBRTQC程序的建立、实施与运行的关键点

PBRTQC在临床实验室成功实施与运行的关键是基于专业且实用的软件工具。独立的统计分析软件、中间件和实验室信息系统均可以不同程度地支持PBRTQC的建立、实施与运行。2019年IFCC PBRTQC工作小组提出建议，成功的信息软件工具应该包括成功实施和运行的中间件、信息系统或者独立的统计软件的特征，包括数据采集、数据提取与分析、数据可视化、统计分析、验证测试、实时应用等功能特征。PBRTQC程序的建立、实施与运行，关键在于使用前的数据提取、参数设置、性能验证、效果评估这四个步骤。其中，通过对PBRTQC的性能进行验证并编制文档可以定制适合不同实验室的个性化设置，同时进一步细化PBRTQC参数、优化质控性能，达到最佳的识别风险的效果。建立PBRTQC不同的运算程序的关键点包括纳入/排除标准、运算公式、批次大小/权重因子、控制限、质量目标、失控预警的质控规则等。PBRTQC实施最大的挑战是建立实验室的个性化程序，鉴于各个实验室患者群体、检测系统、分析方法和样本量的不同，每个实验室应确定各自的最佳PBRTQC程序。

（四）PBRTQC的创新研究

基于人工智能的患者数据实时质量控制智能监控平台AI-MA是独立、可移动式、可视化、智能化的且符合IFCC国际建议的PBRTQC专业软件工具。采用患者临床样本检测结果进行分析过程质控的智能管理及质量风险智能监控，通过人工智能学习提高PBRTQC识别潜在的质量风险灵敏度和特异度，将统计过程及控制思维方式从人工决策转变为人工

智能方法。AI-MA基于σ质量管理理论和国际质量控制专业理论知识设计，采用医学大数据挖掘、人工智能学习及智能语音等人工智能技术开发，与传统质控品IQC法结合，为临床实验室提供专业领先的全面质量控制策略（TQC），以及PBRTQC最优方法设计、性能验证、优化、选择、效能评价、实施和运行的整体解决方案。基于人工智能技术的创新PBRTQC智能监控平台在不同检验专业领域进行实时连续质量风险智能监控与管理的临床应用价值，可为PBRTQC在国内临床实验室的认知和实施提供经验借鉴。

二、患者数据实时质量控制智能监控平台模块设计及功能实现

（一）基本原理

基于国际和国家行业标准权威统计方法设计建模；采用医学大数据挖掘和人工智能创新技术；进行PBRTQC在多个专业领域质量风险识别的临床应用价值研究，可提供PBRTQC数据采集、参数设置、性能验证、优化、选择、质控效能评价、实施及运行的整体解决方案；可整合质控品IQC法和PBRTQC，提供全面质控策略智能监控平台；覆盖多个专业领域、国产和进口等不同品牌检测系统和不同检测项目，基于患者临床样本检测结果，多维度进行数据自动采集、实时自动运算、智能判断、智慧分析、智能预警。

（二）模块组成

患者数据实时质量控制智能监控平台AI-MA主要包括质量目标设置、质控规则设置、PBRTQC质控方法验证、PBRTQC控制限设置、PBRTQC图、系统设置6个功能模块。

（三）设计理念

室内质控是临床实验室质控体系的核心内容，是评价检测系统精密度和正确度改变的重要手段。目前临床实验室主要使用市售质控品进行室内质控，但质控品IQC法存在上文分析的一系列缺点。相比之下，患者数据移动均值法（MA）能监测分析中样本因素、分析仪器和试剂的状态。近年来临床实验室在成本及质量管理模式创新方面面临全新的挑战，患者数据实时质量控制智能监控平台AI-MA的开发弥补了传统质控品IQC法的缺陷，与开机质控品IQC法联合使用可监测开机时和分析中的误差情况，智能监控质量风险、智能分析和预警，达到降低成本和全程实时智能监控的效果。

（四）安装要求

1. 软件 支持Windows 2008 Server企业版IIS7.0或者Liunx等平台操作系统，直接解压缩文件、运行程序即可。

2. 服务端 客户端安装谷歌浏览器或者IE8以上版本浏览器，直接访问即可。

3. 硬件 不同品牌的流水线系统或单机系统。

4. 实验室等级要求 适用于不同等级医疗机构的实验室。

（五）患者数据实时质量控制智能监控平台AI-MA解决方案

患者数据实时质量控制智能监控平台AI-MA解决方案如图4-56所示。

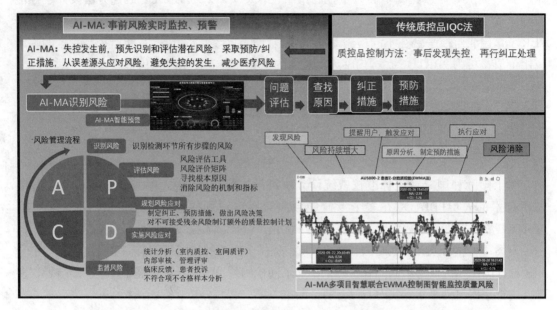

图4-56　AI-MA基于患者风险管理的全面质量控制及质量风险智能监控解决方案

（六）主要优点

（1）AI-MA先进、专业、功能全面，与大数据可视化智慧管理平台、LAS中间件及LIS全程闭环联动，实现基于患者风险管理的智能化全面质量控制策略、数据可视化监控和智慧应用。

（2）基于国际质量控制和国家行业标准权威统计方法设计建模；采用医学大数据挖掘及人工智能学习等创新技术开发。

（3）完全符合IFCC有关PBRTQC专业软件工具的相关要求，可提供PBRTQC数据采集、参数设置、性能验证、优化、选择、质控效能评价、实施及运行整体解决方案。

（4）可整合质控品IQC法和PBRTQC法，提供全面的质控策略智能监控平台。

（5）支持6种PBRTQC运算程序，自动绘制Levey-Jennings、XB、EWMA、MA、CUSUM质控图及Z分数图6种质控图。

（6）可灵活联合不同检测系统、不同项目、不同方法学和不同检测通道等进行多维度智能运算分析，深入查找检测系统潜在的质量风险来源及误差原因。

（7）基于患者临床样本检测结果，多维度数据自动采集，实时、动态自动运算，智能判断，智慧分析，智能预警。

三、患者数据实时质量控制智能监控平台典型案例应用介绍

基于风险管理的质控程序包括风险识别、风险评估、风险控制、风险监测及持续改进

等过程，基于风险管理的质控方法很好地避免了传统质控品控制方法的事后发现再进行纠正和处理的弊端。

上海某大型三级甲等医院和广州某大型三级甲等医院的患者群体复杂，检验科样本量大，两家医院在临床实践中都非常注重质量风险管控，基于人工智能的患者数据实时质量控制智能监控平台 AI-MA 将 PBRTQC 集成到质控品内部质控计划中，在患者大数据验证和检验科现场实时验证的研究成果证实了 AI-MA 平台技术的可靠性及灵敏性，AI-MA 智能监控平台的 PBRTQC 程序可灵敏、准确、动态监测和分析全过程中因校准品、项目校准、样本运送、试剂、仪器故障、人员等改变而造成的分析性能变化，从而甄别误差结果和潜在质量风险，并进行智能预警。从而辅助实验室人员及时进行风险评估、锁定风险来源，再采取预防/纠正措施，消除质量风险，保证结果的准确性，减少医疗风险。室内质控模式从传统的"事后纠正"转变为"实时监控""事前预警"，有利于实验室质量风险管理，大大提高了精益化管理水平和智能化建设水平。这也进一步证实了 PBRTQC 的临床应用价值，其在误差检出能力与质控频率两方面弥补了质控品质控的不足，降低了质控材料和质控活动的成本，成为实验室全新的质量管理工具，现举例如下。

（一）方法

1. PBRTQC 程序建立、性能验证、效果评估与实施运行 实验室患者临床样本检测结果实时从 LIS 对接至 AI-MA；在 AI-MA 进行 PBRTQC 程序建立、性能验证、效果评估与实施运行，包括质量目标设置、数据自动提取、参数设置、智能运算、性能验证、最优 PBRTQC 方法选择、效能评价、实施及实时运行等规范步骤流程。AI-MA 对各检测系统分析进行全过程动态的质量风险识别、监控及智能预警。

2. PBRTQC 统计学方法 主要应用 AI-MA 的 EWMA 及 Z 分数质控图进行质量风险识别与监控，EWMA 质控图的计算模型如下：

$$\widetilde{Z}_{t+1} = \widetilde{Z}_t + \lambda\varepsilon_t = \lambda Z_t + (1-\lambda)\widetilde{Z}_t$$

式中，$\widetilde{Z}_{t+1}$ 为第 $t+1$ 点的估计值，$\widetilde{Z}_t$ 为第 t 点的估计值，Z_t 为第 t 点的实际测量值，λ 为加权系数，$0 < \lambda \leqslant 1$。

3. 质控目标 依据生物学变异质量目标及 WS/T403—2012《临床生物化学检验常规项目分析质量指标》质控标准设置不同项目的精密度及正确度质量目标。

4. PBRTQC 质控效能评价指标 采用误差检出概率（probability for error detection，Ped）、假阳性率（false positive rate，FPR）、假阴性率（false negative rate，FNR）作为患者数据智能监控平台 AI-MA 最优程序 PBRTQC 性能验证的质控效能评价指标，设定 EWMA 的 Ped 可接受范围为 > 90%、FPR < 5%、FNR 可接受范围为 0 时最佳。

5. PBRTQC 程序建立、性能验证、效能评估 在 AI-MA 平台进行 PBRTQC 程序建立、性能验证、效果评估与实施运行，包括质量目标设置、质控规则设置、数据自动提取、参数设置、智能运算、性能验证、最优 PBRTQC 方法选择、效能评价、实施及实时运行等步骤。

（二）PBRTQC智能运算模型建立、性能验证及最优程序的选择

以小而密低密度脂蛋白胆固醇（sdLDL-C）为例，基于AI-MA平台的性能验证系统，选用EWMA，引入总允许误差（TEA），将选定的sdLDL-C的各种PBRTQC参数应用于验证数据集，建立PBRTQC EWMA质控图智能运算模型，为了验证正负两个方向的系统误差识别效能，在原始验证数据集中先后引入两批正偏倚和负偏倚误差结果，重新提交进行智能运算，结合质控图情况进行Ped、FPR和FNR计算和最优EWMA运算程序的选择。表4-5的结果显示，sdLDL-C最优PBRTQC参数结果为截断值选择0.1～1.67mmol/L、加权系数选择0.05时，误差检出率为100%，无假阳性或假阴性报警（表4-5）。在加权系数、截断值范围设置合适的情况下，智能规则的Ped、FPR和FNR等PBRTQC质控性能评价指标明显优于传统质控规则；在时效性和灵敏性方面，智能质控规则于人工引入误差当天（10月31日）即实时反映，传统质控规则在11月9日才出现第一次报警，相对滞后9天；即使利用MA法运算，采用智能质控规则的误差检出率（71.53%）也高于采用传统质控规则的误差检出率（23.22%）（表4-6）。此外，该结果显示，在参数选择合适的情况下，EWMA的Ped、FPR和FNR等PBRTQC质控性能评价指标优于MA法。

表4-5 数据纳入范围及加权系数对sdLDL-C PBRTQC最优程序性能的影响及比较

纳入人群sdLDL-C数据	加权系数	真实正偏倚结果数	模型正偏倚预警数	真实负偏倚结果数	模型负偏倚预警数	Ped（%）	FPR（%）	FNR（%）
总体人群sdLDL-C数据	0.03	85	0	182	254	68.16	26.97	31.83
	0.05	85	0	182	113	42.32	0.00	57.68
	0.1	85	38	182	76	42.70	0.00	57.30
	0.2	85	17	182	33	18.73	0.00	81.27
	0.4	85	18	182	59	28.84	0.00	71.16
截断值范围（0.1～1.67mmol/L）	0.03	85	0	182	0	0.00	0.00	100.00
	0.05	85	85	182	182	100.00	0.00	0.00
	0.1	85	0	182	93	34.83	0.00	65.17
	0.2	85	5	182	5	3.75	0.00	96.25
	0.4	85	5	182	13	6.74	0.00	93.26

表4-6 传统Westgard规则与智能质控规则对PBRTQC最优程序性能的比较

截断值范围	PBRTQC算法	质控规则	EWMA加权系数/MA分析批	真实正偏倚结果数	模型正偏倚预警数	真实负偏倚结果数	模型负偏倚预警数	Ped（%）	FPR（%）	FNR（%）
1.0～1.67（mmol/L）	EWMA	智能规则	0.05	85	85	182	182	100	0	0
		Westgard规则[a]	0.05	85	4	182	5	3.37	0	96.63
	MA	智能规则	20	85	48	182	143	71.53	0	28.47
		Westgard规则[a]	20	85	20	182	42	23.22	0	76.78

a. Westgard规则包括失控，1_{3s}，2_{2s}；警告，1_{2s}。

四、PBRTQC智能监控平台在临床实验室不同专业领域质量风险及分析性能变化方面的应用

（一）各专业领域最优PBRTQC程序质量风险预警率及原因分析

基于AI-MA性能验证模块进行最佳EWMA质控运算程序设置、性能验证和选择，以凝血、甲状腺功能、血脂及免疫球蛋白等项目检测为例，最佳EWMA质控参数在进行临床实验室实际真实世界患者数据环境中实时应用的6个月内，上述项目发生潜在质量风险预警率为0～2.29‰，但均在可允许的误差范围内，实际累积CV（%）均小于精密度质量目标；经现场查询质量记录、仪器校准等相关信息及室内质控重测均能验证并确认发生分析性能变化预警的原因、变化趋势和时间节点，确定AI-MA在分析全过程出现分析性能变化预警的主要原因包括试剂批号变更、试剂变质、因校准品问题执行校准等造成的分析性能变化而产生的潜在质量风险，其中TG项目有一次假阳性报警，其原因为当天有大批量职工体检导致患者群体构成比发生变化导致数据偏倚，具体结果见表4-7。此外，AI-MA可灵活联合相关项目临床样本的患者数据进行实时质量控制及质量风险识别、实时运算、智能判断及智能预警，监控平台的相关项目患者数据EWMA Z分数质检图在分析性能稳定的情况下呈正态分布、趋势一致，AI-MA系统智能预警出现分析性能变化的结果见图4-57。

表4-7　临床实验室不同专业领域最优PBRTQC的EWMA程序质量风险预警率及原因分析

项目	控制限设置		性能验证		总预警（次）	确定原因	预警率（‰）	假阳性数（次）
	时间（月）	数据量（个）	时间（月）	数据量（个）				
T_3	12	22 879	5	10 073	3	试剂批号变更 试剂质量问题	0.298	0
T_4	12	22 879	5	10 073	4	试剂批号变更 试剂运输问题 试剂质量问题	0.397	0
FT_3	12	24 598	5	11 375	2	试剂批号变更	0.176	0
FT_4	12	24 598	5	11 120	0	—	0.000	0
TSH	12	25 370	5	12 685	4	试剂批号变更	0.315	0
IgM	12	2 660	5	1 747	4	试剂临近效期 试剂校准	2.290	0
IgG	12	2 660	5	1 747	0	—	0.000	0
IgA	12	2 660	5	1 747	0	—	0.000	0
sdLDL-C	12	1 475	5	1 064	0	—	0.000	0
CHOL	12	48 516	5	26 684	5	试剂校准 批号变更	0.187	0
TG	12	48 516	5	26 684	3	试剂批号变更 患者群体构成比变化	0.112	1

续表

| 项目 | 控制限设置 | | 性能验证 | | 总预警 | 确定原因 | 预警率 | 假阳性数 |
	时间（月）	数据量（个）	时间（月）	数据量（个）	（次）		（‰）	（次）
HDL	12	48 516	5	26 684	8	试剂校准 批号变更	0.300	0
LDL-C	12	48 516	5	26 684	1	试剂批号变更	0.037	0
ApoA	12	2 689	5	1 479	0	—	0.000	0
ApoB	12	2 689	5	1 479	0	—	0.000	0
ApoE	12	2 689	5	1 479	3	试剂批号变更	2.028	0
PT	12	29 926	5	17 208	0	—	0.000	0
APTT	12	29 926	5	17 208	1	试剂批号变更、计算系数调整	0.058	0
TT	12	35 784	5	20 217	2	试剂批号变更、计算系数调整	0.643	0
Fbg C	12	27 036	5	16 223	1	试剂批号变更	0.062	0

注：T_3，三碘甲状腺原氨酸；T_4，甲状腺素；FT_3，游离三碘甲状腺原氨酸；FT_4，游离甲状腺素；TSH，促甲状腺激素；IgM，免疫球蛋白M；IgG，免疫球蛋白G；IgA，免疫球蛋白A，sdLDL-C，小而密低密度脂蛋白胆固醇；CHOL，总胆固醇；TG，甘油三酯；HDL，高密度脂蛋白；LDL-C，低密度脂蛋白胆固醇；ApoA，载脂蛋白A；ApoB，载脂蛋白B；ApoE，载脂蛋白E；PT，凝血酶原时间；APTT，活化部分凝血活酶时间；TT，凝血酶时间。

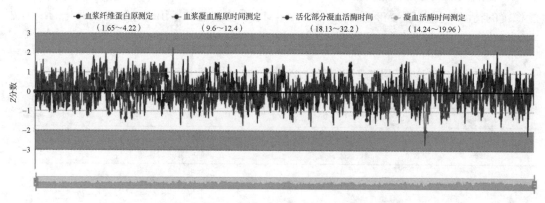

图4-57 PT、APTT、Fbg联合分析的EWMA Z分数质控图

（二）临床应用效果

1. AI-MA多项目智慧联合分析灵敏识别潜在仪器故障质量风险 AI-MA可灵活联合相关项目临床样本的患者数据进行实时质量控制及智能预警，监控平台的血清钠/氯（Na^+/Cl^-）数据EWMA Z分数质控图在分析性能稳定的情况下呈正态分布、趋势一致，如图4-58所示，自2020年5月22日晚开始发生正确度性能变化，呈负偏移，2020年5月26～27日更明显，2020年5月28日纠正，AI-MA可实时识别性能变化并通过智能语音发出预警。核对电解质（ISE）校准的斜率记录，斜率变化趋势及时间节点完全一致，确定是出现ISE管道微堵塞导致性能变化，之后执行管道冲洗等维护保养措施纠正。

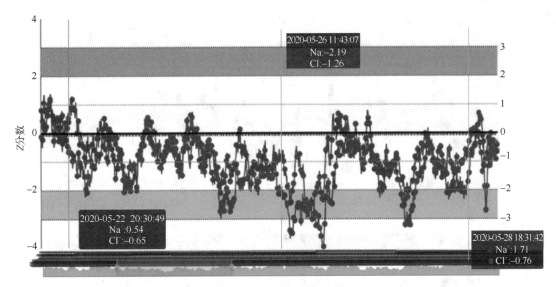

图4-58 AI-MA多项目智慧联合分析灵敏识别潜在仪器故障质量风险

2. PBRTQC在灵敏识别分析前误差方面的智慧应用 糖尿病的诊疗及监控管理主要以血浆（或血清）葡萄糖（GLU）检测为准。在采血后应立即（一般要求在1h内）分离血浆，尽快测定，以防止血细胞对葡萄糖的降解，因为样本采集后血细胞仍在继续酵解葡萄糖，室温下每小时可使血糖浓度降低5%～7%，临床实验室主要依靠样本采集和接收时间进行分析前误差的判断。图4-59和图4-60显示了AI-MA智能监控平台在检验科实时运行过程中发生的案例，2020年9月20日下午，AU5821-1全自动生化分析仪体检人群检测结果EWMA质控图出现实时失控警报，住院患者人群EWMA质控图则未出现相同趋势的警报。查看当天早上室内质控在控、中途未添加试剂，AI-MA智能监控平台显示报警的均为体检中心患者，样本采集到核收时间均超过2.5～3h，后查实是抽血处采集样本后未及时送检分离所致的检测误差。结果表明，AI-MA的PBRTQC可以及时、准确、灵敏地识别血清葡萄糖样本采集后未及时分离所致的分析前误差结果，可以弥补常规质控品QC法无法识别此类误差的不足。

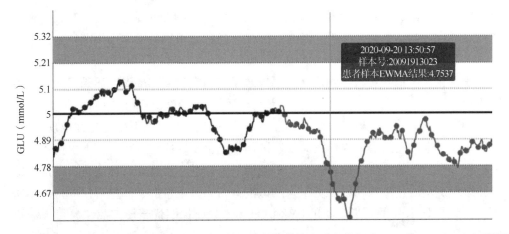

图4-59 AI-MA智能监控平台实时运算及绘制的体检人群患者血清GLU的EWMA动态质控图

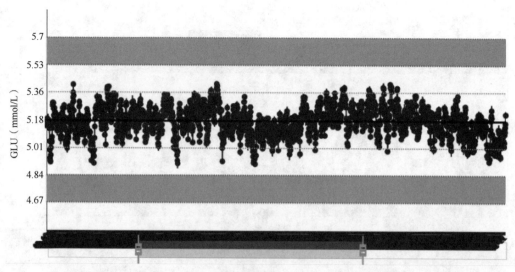

图4-60　AI-MA智能监控平台实时运算及绘制的总体剔除体检人群患者血清GLU的EWMA动态质控图

3. PBRTQC在识别实验室工作人员未按厂家要求规范操作导致检测系统分析性能变化方面的智慧应用　HbA1c（糖化血红蛋白）是红细胞中血红蛋白与葡萄糖的结合产物，可反映检测前2～3个月的平均血糖水平，HbA1c水平与血管并发症发生率呈正相关，HbA1c每增加1%，大血管事件概率增加22%，微血管事件概率增加26%，所以HbA1c结果的准确性至关重要；任何引起红细胞生存周期异常、血红蛋白数量或质量变化的因素都会干扰HbA1c的测定。此外，若IE-HPLC法（离子交换高效液相色谱法）检测系统分离柱未按厂家要求进行更换，也会对结果产生影响。以上原因导致HbA1c测定结果假性增高或降低，容易误导临床诊疗，增加对患者造成伤害的风险。AI-MA智能监控平台在通过患者大数据回顾性能验证时发现，HbA1c和GLU患者数据EWMA图联合应用的Z分数质控图显示，HbA1c和GLU患者数据EWMA图变化趋势一致，显示两个指标相关性良好，GLU检测系统分析性能稳定良好，HbA1c患者数据EWMA图显示Bio-Rad VARIANT Ⅱ Turbo2.0糖化血红蛋白分析仪整体分析性能良好，但在某两天出现正确度性能变化，呈负偏移。后查看仪器分离柱更换记录和HbA1c分析图谱，证实是该时间段的工作人员未严格按厂家要求更换分离柱所致（每2500个样本更换分离柱）。结果表明AI-MA可以跨检测系统，将糖尿病管理的相关项目检测结果联合分析，及时、准确、灵敏地识别由操作不规范所致的误差问题。

4. 灵敏识别化学试剂磁颗粒检测质量问题导致系统精密度变化的潜在质量风险　患者数据实时质控智能监控平台AI-MA在某实验室实时运行时，2020年4月23日上午9:49开始发生智能预警，某品牌全自动化学发光分析仪T4精密度性能突然发生变化并出现预警。当天质控品在控，未触发预警，现场核对仪器试剂状况，发现检测过程中新上机使用的T4试剂磁颗粒难以混匀，易发生沉淀，需人工手动混匀，后进一步追查，可能是由试剂运输过程不当导致的试剂质量出现问题，更换检测试剂盒后当天下午15:11左右仪器检测精密度恢复正常。结果显示基于人工智能的EWMA法Z分数质控图优于质控品法，可灵敏识别试剂的潜在质量风险。

5. 患者数据PBRTQC EWMA联合质控品QC在灵敏识别试剂批号更换导致检测系统正确度变化方面的智慧应用 患者数据实时质控智能监控平台AI-MA APTT EWMA患者大数据回顾性分析显示，2020年11月27日至2021年2月17日出现正偏移情况，但质控品QC显示变化并不明显，前后性能稳定，为排除检测系统的问题，联合分析了PT及Fg项目，患者数据Z分数质控图显示PT项目及Fg项目趋势正常且一致，排除检测系统性能问题。后经现场质量记录查阅发现APTT质控品于2020年11月27日开始换批号，当时室内质控提示新批号试剂检测结果稍偏高，因此工作人员曾多次将该检测结果计算公式（一阶方程式）的系数进行调低，以消除正偏倚趋势，时间节点和发现的问题完全一致。结果显示，相比质控品QC，基于人工智能的患者数据PBRTQC在识别因试剂批间差异大导致的系统误差方面更灵敏、更能真实反映偏倚的严重程度，可帮助实验室及时采取纠正措施。

（温冬梅 王学锋 郑 磊 徐邦牢 姚 婕 陆怡德 董丹凤 李 欣 张 婷）

第十四节 临床实验室检验结果智能审核系统

一、医院全实验室智能审核软件系统概述

随着检验医学的飞速发展，各临床实验室日益重视质量管理和能力建设，而审核报告是临床实验室质量控制的一个核心环节。检验结果的准确性、及时性直接影响临床医疗决策、安全和诊疗效果。目前计算机自动审核（autoverification，AV）逐渐受到重视，自动审核是指通过计算机程序，模拟较为复杂的接近技术人员审核结果的思维自动分析，并发出检验报告，录入医疗档案。计算机系统按照临床实验室预先设置的已通过验证的自动审核运算法则，自动对检验结果潜在的误差进行评估，误差过大的结果可被筛选出来，进行人工评审、重测、原因分析、验证等。许多研究及文献证实，自动审核系统在优化实验室审核流程、识别及减少潜在误差、提高检验结果准确性和及时性、改善运营成本、减轻检验人员审核压力、提高医生满意度和改善患者安全等方面皆有显著效果。

自动审核的实现分为四个阶段。第一阶段为人工审核，由实验室人员根据专业理论知识和实践经验对结果进行审核、发布报告，但由于工作人员资质及经验不同，其审核结果存在一定的差异；第二阶段是遵循规范化的审核标准进行人工审核，在一定程度上提高了实验室审核的整体标准，减小了审核结果的差异；第三阶段为自动标识，计算机程序根据自动审核运算法则对符合标准的结果进行自动标识，帮助工作人员审核报告，再由人工发出报告；第四阶段为自动审核，实现全自动化，即在系统通过自动审核验证后，修改LIS程序，由计算机进行结果自动审核及报告自动发布，无须任何人为干预。目前我国的实验室多数停留于第三阶段，与发达国家存在一定距离，应继续为实现全面自动审核而努力，加大投资。

目前自动审核系统主要有实验室自动化系统（LAS）中间件和实验室信息系统（LIS）两种：LIS的程序框架固定，无法对影响实际检测质量的所有要素进行全面监控，也不具

备自动重测功能；LAS中间件虽然能实现实时监控及自动重测，但实验室审核规则依赖各厂商设置，并且不能应用于LAS线外的单机检测系统。且这两种自动审核系统均存在规则类别少的问题，不能覆盖分析前、分析中、分析后全过程，无法满足各家医院的各种需求。本节主要介绍LIVS临床实验室智能审核系统，其自动审核规则遵循CLSI AUTO-10A《临床检验项目结果自动验证·验收导则》和WS/T 616—2018《临床实验室定量检验结果的自动审核》行业标准推荐的流程，慎重、周全、细致地设计包括检测分析前、分析中、分析后等数据要素在内的自动审核规则，以识别全过程潜在的干扰、异常、误差，保证检测结果的质量。其中的运算法则符合国家相关法规及临床实验室操作程序的要求，运用布尔逻辑对各种数据进行验证，周全的规则及严格的验证流程保证了审核通过率和结果可信度（图4-61、图4-62）。这套医院全实验室智能审核软件系统解决了现有软件技术中审核规则数量有限、设置不灵活、功能单一、适用范围不广的问题。

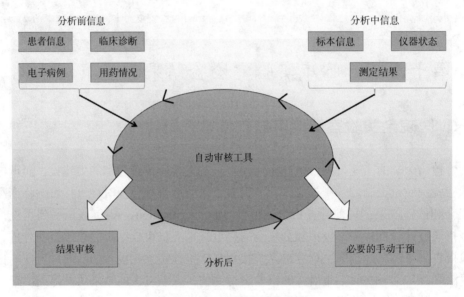

图4-61　自动审核规则的设计

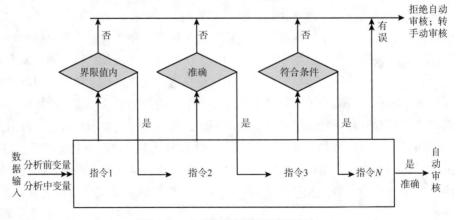

图4-62　自动审核运算法则的设计

二、医院全实验室智能审核软件系统模块设计

（一）基本原理

依据CLSI AUTO-10A、CLSI AUTO-15、CLSI EP33自动审核相关国际指南和WS/T 616—2018国家自动审核行业标准设计开发，整合HIS，搭建检验结果自动审核系统。LIVS临床实验室智能审核系统是一个从智能分析、智能预警、自动审核的开发理念出发，综合运用互联网技术、智能化技术、智能审核规则库、大数据采集单元及分析模块开发的实验室智能审核软件系统。

（二）模块组成

LIVS临床实验室智能审核系统主要由以下10个模块组成：① 功能设置模块；②自动审核规则库模块；③Delta检验大数据分析模块；④患者MA大数据分析模块；⑤审核规则验证模块；⑥智能审核报告模块；⑦智能审核管理模块；⑧智能审核效果分析模块；⑨专家辅助报告模块；⑩云平台运行模块。

（三）设计理念

传统报告审核的常规模式是人工审核，存在工作强度大、资质和经验不足、易疲劳分心等情况，异常的发现和处理不及时都会影响结果的准确性。为解决这些问题，应利用计算机及智能化技术开发LIVS临床实验室智能审核系统，从而均衡不同等级医院、不同专业水平工作人员审核报告的能力，实现报告审核的标准化和规范化，提高检验报告的时效性和检测结果的准确性，提高基层医院的诊疗水平，降低医疗风险。为进一步推动中国实验室自动审核的发展，LIVS临床实验室智能审核系统经过多次升级，目前大数据分析、建立、验证、实施、管理等功能齐全，不再依赖LIS和中间体软件的独立智能审核系统，并可适用于不同等级医疗机构的实验室及不同品牌的流水线系统和单机系统，这是中国自动化审核发展过程中的一次突破性创举。

（四）安装要求

1. 软件 可支持Windows 2008 Server企业版 IIS7.0或者Liunx等平台操作系统，直接解压缩文件运行程序即可。

2. 服务端 客户端安装谷歌浏览器或者IE8以上版本浏览器直接访问即可。

3. 硬件 不同品牌的流水线系统和单机系统。

4. 实验室等级要求 适用于不同等级医疗机构的实验室。

三、医院全实验室智能审核软件系统功能实现

（一）LIVS临床实验室智能审核系统工作流程

LIVS临床实验室智能审核系统工作流程见图4-63。

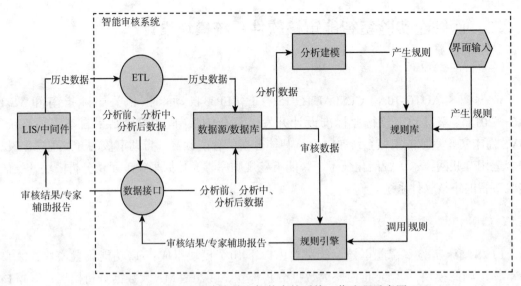

图4-63　LIVS临床实验室智能审核系统工作流程示意图

ETL，一种数据处理工具，用于数据库数据抽取导入和转换

（二）主要功能

LIVS临床实验室智能审核系统具备以下9个功能。

1. 数据源收集单元采集　采集分析前、分析中和分析后的数据。分析前数据包括患者信息、诊断规则、电子病历；分析中数据包括样本信息、仪器状态、检测结果；分析后数据包括患者历史结果、同一样本号其他检测项目结果等。

2. Delta检验大数据分析　Delta检验是根据特定的标准，对同一患者的连续两次检验结果进行比较，进而改进检测质量的方法。Delta 检验可以识别临床分析误差问题，包括患者差错样本、样本污染、样本处理不当、样本溶血、抗凝剂或防腐剂使用不当、试剂问题、测量程序改变或漂移等，此外还可以作为患者状态发生重要变化的"哨兵"。

3. 患者MA大数据分析　基于各个医院患者结果大数据分布特征及生物学变异等进行分析，形成智能审核规则设置。

4. 自动审核规则库建立　审核规则库对各种规则进行分类，形成通用规则库、个性化规则库和品牌规则库供用户选择，便于各大医院的连接选择，包括LIS、中间件或者不同品牌的单机检测系统连接。

5. 审核规则的验证　对被选择的若干审核规则进行验证，确定其是否可行。可以用虚拟的检测结果或者真实的患者样本验证自动审核功能的有效性。当审核规则更新时也需要进行验证，同时也可以做定期验证。

6. 智能审核报告　调用被选择的若干审核规则对数据进行审核，并得到审核结果和报告。

7. 智能审核效果分析　对审核最终数据进行分析，得到自动审核通过率统计表、自动审核规则类别统计表、自动审核结果分析表、自动审核实验室内TAT分析表、危急值报告统计表、浮动均值设置、动态监控图。可以清晰了解实验室质量管理服务的质量和周期性评价。

8. 专家辅助报告　各科专家可以利用审核结果和报告，对疾病进行诊断，出具专家诊断报告，作为辅助诊断。

9. 检测报告同步云平台 将审核结果、审核报告、专家诊断报告同步到云端服务器，便于患者及时查阅。

（三）主要优点

LIVS临床实验室智能审核系统的优点包括6个方面：① 依据CLSI AUTO-10A、AUTO-15自动审核相关国际指南和WS/T 616—2018国家自动审核行业标准设计开发，具有国际化、标准化特征；② 是独立的智能审核系统；③ 具备庞大的自动审核规则库，包括通用规则库、品牌规则库及个性化规则库，覆盖分析前、分析中、分析后全过程要素；④ 适用于不同等级医疗机构的实验室；⑤ 适用于不同品牌的流水线系统和单机系统；⑥ 具备大数据分析、深度学习、智能分析、智能预警及远程报告审核功能，实现智慧检验。

四、医院全实验室智能审核软件系统典型案例应用介绍

广东某三级甲等综合医院检验科过去的报告审核为常规人工审核模式，为规避人工审核的风险，提高实验室的管理水平，迫切需要一种智能软件系统来优化员工的利用率、增加实验室的知识库，进一步提升运营效率，因此使用LIVS进行临床实验室检验结果的智能审核。

（一）LIVS系统依照CLSI AUTO-10A及CLSI AUTO-15自动审核相关国际指南要求

《医学实验室质量和能力认可准则》指出，根据审核报告的原则、结合实验室实际情况编制自动审核规则，按数据要素分为分析前、分析中、分析后共29个大类（临床信息判断规则CS、样本状态判断规则SS、室内质控判断规则QS、仪器状态判断规则IS、结果及范围判断规则NS、差异判断规则DS、逻辑判断规则LS等）近10 000种自动审核规则（部分规则见表4-8），在全实验室智能审核软件系统LIVS进行编程。

表4-8 LIVS临床实验室自动审核规则设置部分示例

数据要素	自动审核规则	决策
分析前		
诊断信息	"首次检测" AND "22.2mmol/L＜GLU＜38.9mmol/L" AND "诊断信息为糖尿病"	自动审核
分析中		
样本状态	血清溶血指数（+++）	在有干扰的项目结果标注溶血信息及干扰情况，回退样本
仪器状态	室内质控失控	纠正失控，失控验证，重测样本
检测结果	检测结果为"负值" AND "带s异常报警符号"	提示吸样量不足，检查样本状态，重复检测
分析后		
Delta检验	前后两次尿液定性分析结果ERY相差≥1+	分析原因，人工审核

注：ERY，隐血。

（二）自动审核系统的验证

在正式发布报告前对自动审核程序涉及的所有规则进行验证。分两个阶段进行验证，首先在LIVS用虚拟的检测结果验证自动审核规则中的逻辑关系和计算过程，其次用真实的患者样本对自动审核功能的有效性进行验证。验证周期的人工审核指检验人员结合设置的规则及报警信息对自动审核报告进行核验，在两者符合率为100%，即假阴性率为0的情况下方可真正启动自动审核直接发布报告的功能。选择生化免疫学专业的专业组长及副高级以上检验专业技术人员共2位，在验证周期每天进行人工审核，统计自动审核与人工审核的一致性、自动审核通过率的变化、未通过自动审核进而触发报警的规则及比例。

（三）数据审核方法

所有自动审核规则预先在LIVS设置，将检测数据直接传输至LIVS，通过七大类审核规则进行自动审核与人工审核报告分类及报警信息标注，并自动执行稀释、重测、添加测试等操作，既可进行临床信息的输送、已分类检测结果及报警信息的接收，也可进行人工审核报告的确认及签发。结果如下。

1. 智能审核系统验证通过率分析　在验证前3个月，生化项目CREA、UA、ALP、GLU、TP自动审核样本的通过率分别为68.60%、65.98%、76.23%、78.18%、70.97%。重新设置调整规则后，在6个月的验证周期期间，自动审核与人工审核符合率为100%。生化项目CREA、UA、ALP、GLU、TP自动审核样本的通过率得到明显提高。自动审核通过率从72.00%提高到89.96%，通过率最高的项目是GLU，通过率为98.49%，未通过自动审核的原因主要为结果及范围判断规则（NS）和差异判断规则（DS）的警报信息，触发的规则占比分别为NS 80.30%、DS 5.86%、SS 2.06%、LS 1.64%、QS 1.24%、IS 0.40%、CS 0.22%、其他8.28%（图4-64）。报告审核的平均TAT从41.9min降至3.4min，缩短了91.9%。通过率的高低与项目的常规类别、设置的限值范围、样本量都有关。

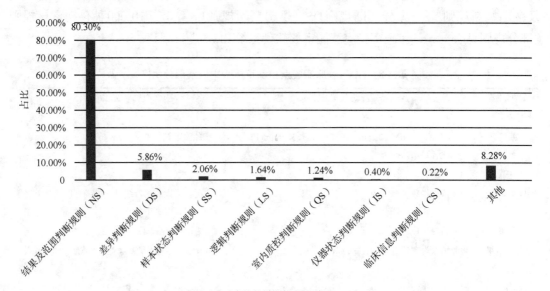

未通过自动审核的样本触发规则

图4-64　未通过自动审核的样本触发规则占比

2. 智能审核系统的实施效果分析 通过自动审核系统正式实施后和往年同期人工审核报告TAT中位数（指从仪器结果传输到报告发送的时间中位数）、实验室内TAT中位数（指从样本接收到报告发送的时间中位数）、实验室内TAT中位数频数分布图、检验报告不正确率、不合格和血清指数异常样本比例、危急值通报及时率、危急值样本实验室内TAT中位数和危急值确认率等指标的变化情况对自动审核系统的实施效果进行分析，结果如下。

（1）实验室内TAT中位数的变化：人员未增加，常规化学项目工作量增长了45.8%，实验室内TAT中位数从112min降至75min，缩短了33.0%，人工审核实验室内TAT中位数110～160min所占比例较多（38.40%），自动审核实验室内TAT中位数0～60min所占比例较多（32.30%），见图4-65。化学发光项目工作量增长了25.6%，实验室内TAT中位数从129min降至81min，缩短37.2%，人工审核实验室内TAT中位数80～110min所占比例较多（31.6%），自动审核实验室内TAT中位数60～80min所占比例较多（33.3%）。

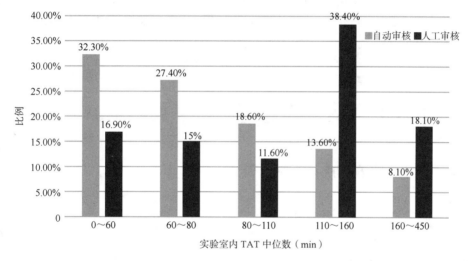

图4-65 常规化学检验人工审核与自动审核实验室内TAT中位数频数分布图

（2）检验报告不正确率的比较：常规化学报告不正确率从0.0039‰下降至0.000‰，化学发光报告不正确率从0.0268‰下降至0.000‰，人工审核差错主要出现在工作经验不足、工作人员粗心或报告审核压力较大这几种情况下，如CK-MB＞CK、异常结果判断及处理能力不足、血清指数情况关注度不够、人工稀释时手工编辑工作指令错项等。

（3）不合格和血清指数异常样本统计：通过数据收集单元模块检测并筛选出黄疸、脂血、溶血等血清指数异常和标识不当、样本量少等不合格样本的比例分别为8.46‰、6.77‰、3.11‰、0.11‰、0.27‰，出现溶血情况时可及时回退样本，出现黄疸和脂血情况时及时在有干扰的检测项目上标注信息，见图4-66。

（4）危急值通报及时率、危急值样本实验室内TAT中位数和危急值确认率变化：危急值通报及时率从70.6%升至100%，危急值样本实验室内TAT中位数从109min降至81.4min，缩短了25.3%，危急值报告确认TAT中位数从13.9min降至1.9min。

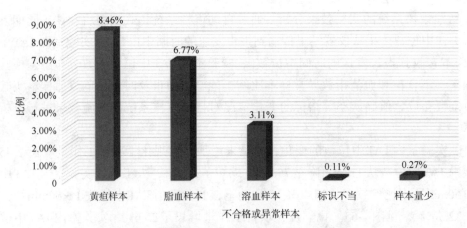

图4-66　筛选的不合格及血清指数异常样本分布情况

（5）员工满意度变化和人力的改变：生化免疫项目实施自动审核后，员工满意度从87%上升至100%，人力减少1.5人，所减少人力可用于其他岗位人力资源的补充。

（温冬梅　陈光辉　陈　慧　姚　婕）

第十五节　临床实验室智能专家辅助解释系统

一、智能专家辅助解释系统概述

临床实验室检查对疾病的预防、诊断、治疗、监测和预后具有重要意义，占临床诊断、治疗等决策信息的60%以上。全面、有效地利用检验结果报告中蕴含的信息，将实验室诊断和治疗信息最大程度地传达给临床，可使检验更好地为临床服务。

通常采用知识库、数据挖掘、人工智能等方法来提高检验结果解释和临床沟通的质量及效率。人工智能技术发展迅速，可用于疾病的诊断或风险预测。目前，人工智能在结果解释中的应用有：①泌尿感染、慢性肾病、泌尿肿瘤等疾病诊断；②急性肾损伤、糖尿病肾病、新型冠状病毒感染等疾病风险预测；③尿液有形成分识别和计数；④检验结果的预测和审核。

现有研究发现，患某种疾病时会出现症状，临床实验室指标存在变化规律且不同指标间存在关联，人工智能技术能识别这些细微的变化和关系并用于结果解释。

人工智能是一项使用机器实现或代替人类实现认知、识别、分析、决策等功能的技术，其机器学习、数据挖掘等技术能够深入探究检验数据可能蕴含的关系及意义。建立智能专家辅助解释系统实现检验解释性报告具有以下意义：将报告从单纯的检测数据转变成分析、解释数据，充分发挥检验项目的临床意义和价值；提高医生结果解读的效率和准确率，减少误诊、漏诊和重复检查；让患者能读懂检验报告，普及患者教育知识。

二、检验报告的现状和不足

目前临床实验室提供的检验报告以数值型为主，报告单主要显示患者、样本和检验过程等相关信息，以及检验项目、结果数值、参考区间。有的检验报告单上有备注内容，大多是关于样本状况是否合格、结果对临床是否可以参考的说明。检验报告单必须与患者的具体临床表现结合才能体现其价值，单纯的数值型检验报告并不能直接体现检验科工作人员对检验结果临床价值的认知及判断，需要临床医生解读其临床价值。

检验诊断报告涉及多个检验亚专业，偏重于临床，缺乏信息技术或人工智能的支撑，目前还难以实施或采用，只停留在形式或极个别检验报告单上。另外，国内检验医师匮乏，技术人员临床专业能力不足，不能向医生或患者很好地解释其结果的临床意义，尤其是多个检验项目的综合判断及与临床结合的分析，难以承担解释和咨询工作。国内检验人员更多是处于"技师"的工作状态，多负责仪器的日常维护和保养、定标和质控、临床样本的预处理、日常检测及结果的发放等，这种工作状态已不能满足现代医疗环境的要求。

本节将以尿液分析（urinalysis，UA）为例，介绍智能检验分析技术。尿液分析技术发展迅速，实现了自动化和流水线检测，新增尿有形成分、尿肌酐、蛋白肌酐比值等众多新项目，是临床检验领域比较复杂的项目之一，有必要进行结果解释。尿液分析具有以下特点：①检验项目众多，包括干化学法、有形成分分析、显微镜检查等；②结果类型多态，包括半定量和定量结果，可包括图片结果；③样本类型多样，有晨尿、随机尿、定时尿等多种；④影响因素复杂，运动、饮食、体位、肾脏病理改变等均会影响结果；⑤仪器方法差异，检测仪器种类繁多且结果报告不一致。此外，尿液分析结果属于碎片化的数据，即不完整的数据。医生不仅需要多次重复检查，而且需要更多的检验、检查、病史、症状等证据支持，才能做出正确的解释或判断。上述因素增加了尿液分析结果的解释难度，且检验医师匮乏，技术人员临床专业能力不足，缺少信息技术支持，难以承担解释和咨询工作，尿液分析报告的关键内涵目前未能体现，仍处于最原始、最简单的检测数据报告模式。

三、尿检数据来源

收集约360万份尿液样本，包括门诊、住院、体检等患者样本。收集信息包括：①患者信息，如年龄、性别、临床诊断；②检测项目信息，如酸碱度（pH）、比重（SG）、白细胞酯酶（LEU）、胆红素（BIL）、蛋白质（PRO）、尿胆原（URO）、葡萄糖（GLU）、颜色、浊度、隐血（ERY）、亚硝酸盐（NIT）、酮体（KET）。

（一）大人群分布和异常结果分级

统计体检人群尿液分析每个项目不同结果数据频数，建立每个项目不同结果的人群分布。生活习惯、年龄结构、流行病学等因素对人群分布都有影响，宜建立适合当地的数据库。根据人群数据分布，各项目的重要程度和结果的异常程度，将结果异常等级分为正常

（0）、轻度异常（1）、中度异常（2）、重度异常（3）、极度异常（4）五级，以蛋白质为例，结果见表4-9。

表4-9　蛋白质结果人群分布和数据转换

蛋白质结果（g/L）	人群分布（%）	异常等级	异常指数	数据转换值
−	0.557 807 808	0	0	0
±（0.1）	0.118 959 900	0	3	1
±（0.2）	0.094 935 845	0	3	2
+（0.3）	0.067 567 568	1	5	3
+（0.5）	0.042 724 543	1	5	5
+（0.7）	0.025 116 025	1	5	7
++（1.0）	0.004 689 958	2	10	10
++（2.0）	0.018 632 269	2	10	20
+++（3.0）	0.001 329 946	3	25	30
+++（6.0）	0.008 804 259	3	25	60
++++（OVER）	0.000 160 268	4	25	80

（二）患者教育

结合诊断结果提供相应患者教育的内容。患者教育包括项目解读、复检建议和个性化建议。宜采用通俗易懂的语言，便于患者理解。项目解读可以缩短医患之间的交流时间，且可避免因口头解释不当引起的医患矛盾。个性化建议的内容对患者的行为有一定的指导意义，有利于疾病防治。蛋白质解释示例：

1. 临床意义　尿蛋白升高代表肾小球和肾小管的功能出现损害，但不一定是肾脏疾病。①肾小球性蛋白尿：见于急性肾小球肾炎、肾盂肾炎、肾病综合征、肾肿瘤等。②肾小管性蛋白尿：见于间质性肾炎、药物性肾损伤等。③混合性蛋白尿：见于慢性肾炎、糖尿病肾病、狼疮肾炎等。

2. 影响因素　检查前应进食均衡，避免单一摄入过多肉类或蔬菜、水果。过量饮水可造成尿蛋白定性试验结果偏低或假阴性。剧烈运动、发热、精神紧张等生理状态时，尿蛋白定性一般不超过1+，定量小于0.5g/24h，多见于青少年。血液、脓液、黏液或生殖系统排泌物等混入尿液可导致尿蛋白定性试验阳性。

（三）健康指数算法模型建立

根据计算结果将健康指数人为划分为正常（96～100）、异常（86～95）、疾病（51～85）、危重（0～50）四个等级。

$$健康指数 = 100 - \sum_{i=1}^{n=12} Q_i \quad (i=1, 2, 3, \cdots, 12)$$

式中，i为项目，Q为异常指数，来源基于单个项目的异常程度和不同权重。蛋白质的异常指数见表4-9。在已有异常指数转换的基础上，利用健康指数公式进行计算得到健康指数。以表4-10为例进行说明。

表4-10 健康指数结果转换示例

项目	1 隐血	2 白细胞酯酶	3 蛋白质	4 胆红素	5 酮体	6 尿胆原	7 亚硝酸盐	8 葡萄糖	9 pH	10 比重	11 浊度	12 颜色	健康 指数
1号	−	−	−	−	−	正常	−	正常	5.50	1.014	清	黄色	100
转化值Q	0	0	0	0	0	0	0	0	0	0	0	0	（正常）
2号	−	−	+ （0.3）	+++ （100）	−	正常	−	+++ （28）	6.00	1.027	清	黄色	77
转化值Q	0	0	5	5	0	0	0	13	0	0	0	0	（疾病）

注：1号样本健康指数=100−（$Q_1+Q_2+\cdots+Q_{12}$）=100−（0+0+0+…）=100，在正常（96～100）范围之内，属于正常。
　　2号样本健康指数=100−（$Q_1+Q_2+\cdots+Q_{12}$）=100−（0+0+5+5+0+0+0+13+0+0+0+0）=77，在疾病（51～85）范围内，属于疾病。

如果异常等级和人群分布显示的是一位患者单项结果的异常程度，那么健康指数反映的就是患者整体的情况。健康指数能算出具体数值，以正常、异常、疾病、危重的形式展示，减少了信息接收者的判断时间。进行程度细分之后，能让患者和医生知晓病情的轻重缓急，减少因不了解病情而导致的诊疗延误的情况。

（四）历史曲线

某些半定量或者定性结果需要先进行数据转换，转换后结果按照时间次序画成曲线。以蛋白质这一项目为例，数据转换值结果见表4-10。

（五）机器学习诊断模型建立

模型数据提取：以肾小球肾炎为例。收集确诊肾小球肾炎的患者3383例，其中男性1537例，女性1846例。收集匹配疾病的性别、年龄等同样数量的健康对照组信息。肾小球肾炎疾病组和健康对照组的一般资料及数据分布结果见表4-11，结果表示方式：中位数（第25百分位数；第75百分位数）。

表4-11 肾小球肾炎组和健康对照组一般结果资料

参数	肾小球肾炎组	健康对照组
性别	男1537例、女1846例，共3383例	男1537例、女1846例，共3383例
pH	6.29±0.61	6.14±0.74
白细胞酯酶	0.00（0.00，1.00）	0.00（0.00，1.00）
比重	1.015±0.06	1.022±0.07
胆红素	0.00（0.00，0.00）	0.00（0.00，0.00）
蛋白质	30.00（20.00，30.00）	0.00（1.00，2.00）
尿胆原	0.00（0.00，0.00）	0.00（0.00，0.00）
葡萄糖	0.00（0.00，0.00）	0.00（0.00，0.00）
正常（例）	3383	3233
±（例）	0	57

续表

参数	肾小球肾炎组	健康对照组
+（例）	0	45
++（例）	0	17
+++（例）	0	23
++++（例）	0	8
酮体	0.00（0.00，0.00）	0.00（0.00，0.00）
亚硝酸盐[a]	0.00（0.00，0.00）	0.00（0.00，0.00）
阴性（例）	3272	3348
+（例）	22	5
++（例）	89	30
颜色	0.00（0.00，0.00）	0.00（0.00，0.00）
隐血[a]	3.00（1.00，7.00）	0.00（0.00，2.00）
−（例）	550	1866
±（例）	503	608
+（例）	405	314
++（例）	1110	489
+++（例）	436	74
++++（例）	379	32
浊度[a]	0.00（0.00，0.00）	0.00（0.00，1.00）
−（例）	2883	2095
+（例）	447	1182
++（例）	53	106

a 该项目偏态分布严重，四分位数不能显示其分布特征，因此须补充数据的具体分布结果。

数据预处理：进行数据转换，把蛋白质、浊度等半定量或定性结果转换为数值定量结果。

建立机器学习算法：利用Python的Sklearn库，将各疾病组数据集按8：2的比例随机分成训练集和测试集。在算法训练过程中，将研究的算法和模型结合深度学习算法，整合在人工智能软件中，通过深度学习自动发现规律或知识，更新算法和模型。利用Python库建立人工神经网络、支持向量机、决策树、梯度提升树、k最近邻域法、随机森林等典型的模型，不同算法的性能评价见表4-12。计算结果取中位数，平衡各种方法的利弊。

表4-12 肾小球肾炎不同算法的性能评价结果

指标	人工神经网络	决策树	梯度提升树	k最近邻域法	随机森林	支持向量机
准确度（%）	99.74	99.78	99.80	99.71	99.72	98.82
敏感度（%）	99.47	100.00	100.00	100.00	99.94	100.00
特异度（%）	99.74	99.57	99.60	99.42	99.49	97.53
ROC曲线下面积	1.000	0.998	0.998	0.997	0.997	0.988

四、智能专家辅助解释系统检验结果展示

智能检验结果报告内容包括检验基本信息、结果摘要、项目解读、历史结果、人群分布。

（一）检验基本信息

患者及结果信息见表4-13。异常的结果用不同颜色标注。

表4-13　尿液检验患者及结果信息

检验基本信息			
姓名：×××　性别：女　年龄：67岁　样本号：20181016URY042			
病区：　病历号：　床号：　样本类型：尿液　诊断：肾病综合征			

检验项目	结果	单位	参考值
隐血	++（2.0）	mg/L	–
白细胞酯酶	±	LEU/μl	–
蛋白质	++（2.0）	g/L	–
胆红素	–	μmol/L	–
酮体	±	mmol/L	–
尿胆原	正常	μmol/L	–
亚硝酸盐	–		–
葡萄糖	+++（28）	mmol/L	–
pH	7.50	–	4.50～8.00
比重	1.013	–	1.003～1.030
浊度	+	–	–
颜色	无色	–	–

（二）结果摘要

异常指数：疾病。请立刻到医院就诊。
结果：蛋白质极度异常，葡萄糖重度异常，隐血中度异常，酮体浊度轻度异常。
可能患的疾病：泌尿系统结石（99.64%），糖尿病（99.50%），肾病综合征（68.18%）。
建议1天后复检。
个性化建议：尿有形成分增多；避免某一种营养素过度摄入；检测血糖浓度；多饮水。可能有肾功能损伤；控制饮食；临床血尿或血红蛋白尿；加强锻炼。

（三）项目解读

对基本信息中异常的结果进行解读，各项目的解释来源于预先建立的检验知识库，包括临床意义及可能的影响因素。

（四）历史结果

若某个患者有历史结果，将其结果进行数据转换后按照时间次序画成曲线显示在历史结果栏目，图4-67为该患者蛋白质项目的历史曲线图。

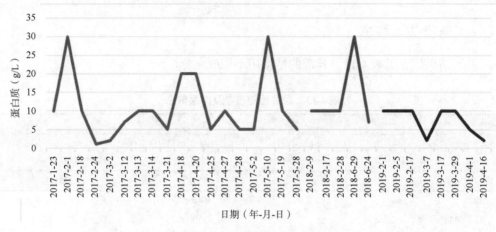

图4-67 蛋白质检测历史结果曲线图

（五）人群分布

对基本信息中异常的几个项目提供人群分布直方图。例如，该患者蛋白质结果的人群分布见图4-68。

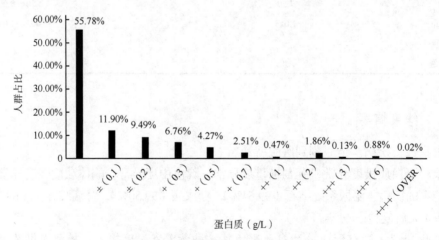

图4-68 蛋白质结果及人群占比分布

（六）系统测试、应用及反馈

该系统完成算法建模、软件开发，经科室内部测试完善后，将功能整合在LIS中。院内通过网页提供解释服务，通过病历号查询结果时提供附加智能解释服务。院外通过微信小程序，在尿液服务窗口张贴宣传材料，患者自愿关注公众号（有免责声明），输入医嘱号和姓名提交查询，需等候1min左右，返回PDF格式的报告单。特别声明：报告由机器自动生成，仅供参考，以临床医生最终解释为准。

通过与近50位患者的面对面访谈可知，患者对免费提供智能解释表示赞同，特别是外地患者，表示智能解释在一定程度上可减少就医次数，但对机器解释的权威性和可信度，特别是结果解释的准确性都表示怀疑。因此，在看到异常或阳性结果时，还是应以咨询医生为主。另外，部分患者表达了对个人隐私的担忧。对此，临床医生会结合自己的经验来解释，必须对患者提供准确的解释，否则临床医生可能需要花费更多的时间与患者沟通。

五、智能专家辅助解释系统展望

尿液检验只提供简单报告，需医生解读。但是人工智能迅速发展，可以将样本分为正常（96～100）、异常（86～95）、疾病（51～85）、危重（0～50）4个等级；项目结果能判断为正常（0）、轻度（1）、中度（2）、重度（3）、极度（4）5个等级和提供人群分布；疾病取多种模型预测概率中位数，不同疾病和算法模型的敏感度和特异度都非常高；还可展示历史结果、患者教育等内容。基于人工智能的技术能实现解释性报告，是检验结果解释的一种新方法。

人工智能在检验医学中的应用应符合《人工智能辅助诊断技术管理规范》《人工智能辅助诊断技术临床应用质量控制指标》《深度学习辅助决策医疗器械软件审评要点》等法规要求，并经人工审核确保医疗质量和伦理问题，应避免过度解释。人工智能带来的检验结果解释性报告应用场景有以下几种。

（1）即时检验应用于个人健康管理、临床检测等，适用于居家检测和慢性病患者。基于人工智能的解释性报告有助于即时了解被检测人员的身体状况，做出合适的后续处理。

（2）互联网医院、手机APP、公众号等极大地方便了患者获取检验报告。结果解释性报告将难懂的专业性符号向患者解释，降低了患者从互联网获取错误的信息的概率，有助于患者正确地做出就医决定。

（3）若将该项研究推广到其他医学检验项目，不仅能解释尿常规，还能解释血常规、生化、免疫等结果，甚至能将多项检验结果联合进行解读，充分挖掘数据背后隐藏的知识。

临床疾病的检验结果表现会涉及许多复杂情况，如疾病的轻重程度、并发症等，每次的检验结果只能提供碎片化的信息。结果诊断模型除需要建立最常见的疾病外，也需要建立一些不典型的情况或少见疾病的算法模型，以免误诊或漏诊。此外，人工智能的应用是会改善医患关系还是促进其侵蚀仍有待观察，潜在的机器算法诱导医源性风险是巨大的。因此，人工智能系统的调试、审计、广泛的模拟和验证变得格外重要。

（杨大干）

第十六节　临床实验室微生物智能专家库系统

一、微生物领域自动化和数字化

在过去的十余年中，大多数临床实验室面临着预算有限、人员短缺且样本量逐渐增加的情况，从而被迫优化其工作流程，以在保持报告质量的同时提高生产率。为了提高临床实验室的生产率和质量，自动化在过去几年内被引入临床化学、血液学和分子生物学等多个诊断学科。

与上述诊断学科相比较，临床微生物实验室工作流的自动化更加困难，其难度主要由以下因素导致：①样本类型的复杂性和可变性；②许多不同的分析过程和方法；③样本量不足等。第一个临床微生物实验室自动化系统于2006年发布，该系统允许临床不断增加样本量，通过提高生产率迅速证明了其价值。

直到最近，微生物学中的第一个自动化应用仍是自动化的样本处理器。目前市面上已经出现多种自动化的接种工具，但目前只有两个商品化的临床细菌学系统可以实现实验室部分或全流程自动化，即Kiestra™微生物实验室自动化流水线和WASP®全自动微生物样本前处理整体解决方案，这两个系统均为可扩展的自动化系统，其模块组成包括样本处理机、传送带、培养箱和数字成像自动化系统。

Kiestra™微生物实验室自动化流水线TLA系统由不同的模块组成，包括SorterA（可存储48种不同培养基类型）、BarcodA（条形码）、InoqulA（样本处理和接种）、ReadA Compact（带有数字成像系统的正常大气和二氧化碳培养箱）和ErgonomicA（工作台）。这些模块通过双向ProceedA跟踪系统链接在一起。每个功能模块的具体数量可以根据实验室要求进行调整。与其他实验室自动化系统相比，TLA的特殊之处在于其可以在大约30s内将培养平板直接传送给工作台的技术人员，随后通过双向ProceedA跟踪系统将其从工作台发送回系统。Kiestra™微生物实验室自动化流水线的WCA系统可以实现部分自动化，由相同的元件组成，但没有集成的ErgonomicA工作台，且ProceedA跟踪系统是单向的。但是，WCA系统包括独立的软件集成站，可用于平板图像读取和后续工作。

最近，Kiestra™微生物实验室自动化流水线尿液培养应用程序使用数字成像和软件算法来确定干净取样的尿液培养板和导尿管中取样的尿液培养板的菌落生长量。使用Kiestra™ ReadA集成培养箱、成像设备及高通量机器人进行时间序列成像，可以将没有显著增长的培养板自动释放以进行处理，并将结果报告给客户的兼容LIS，显著生长的平板会自动进入队列以供临床医生分析，而"显著生长"可以使用患者人口统计信息和实验室指导的规则自定义。这是Kiestra™微生物实验室自动化流水线整体解决方案独有的功能。应用程序生成的自动结果将整个实验室自动化解决方案提升为诊断结果解决方案。

WASPLab®由WASP®DT（用于样本处理和接种的自动样本处理器）和培养箱（正常大气或CO_2）组成，两者通过单向传送带系统相连。与WCA系统相似，培养平板在20s内被传送到输出板架（或圆盘传送带），并被手动转移以进行后续工作。此外，WASPLab®系统还包括用于平板图像读取和后续工作的独立软件集成工作台，包括菌落采集站。与

Kiestra™微生物实验室自动化流水线WCA系统相似，WASPLab®系统可以根据几个参数[如样本类型和（或）下游应用]将培养平板分配到不同的输出板架（或传送带）。与Kiestra™微生物实验室自动化流水线TLA系统一样，WASPLab®样本处理器的数量，以及培养箱的数量和（或）容量都可以适应实验室的需求。

外部培养箱（如厌氧培养物）中培养的培养平板均可以连入Kiestra™微生物实验室自动化流水线或WASPLab®实验室自动化系统，以进行板成像和随后的屏幕读取。同样地，自动样本处理器接种的培养平板也可以转移至输出板架或转盘，进一步做外部培养，如厌氧和（或）真菌培养。

实验室自动化系统正在迅速发展，以提供改进的硬件和软件解决方案，从而提升实验室效率，同时为不断改进和创新该领域的人工智能应用程序提供了基础。临床微生物实验室的自动化、数字化进程经历了由手写检验报告向电子版报告进而接入LIS的发展，预计未来发展方向是全流程的影像记录。

二、临床微生物学专家系统

近年来许多国家和地区都制订了人工智能发展计划。2017年7月20日，国务院印发了《新一代人工智能发展规划》，提出了面向2030年我国新一代人工智能发展的指导思想、战略目标、重点任务和保障措施，为我国人工智能的进一步加速发展奠定了重要基础。临床实验室领域的人工智能最早出现在20世纪90年代，主要是临床微生物学领域的专家系统，主流的药物敏感性试验系统生产商都提供与仪器配套使用的专家系统软件。此外，人工智能与数字微生物学和菌落分析协同工作，可以确定阴性培养物、准确的菌落计数及阳性显色培养基筛选。这些样本的培养结果不需要临床医务工作者处理，而是会自动发布到LIS和患者的病历中，从而使医务工作者可以将精力集中在更困难的实验室任务上。这些人工智能的创新可用于开展常规微生物培养基上菌落的识别和鉴定，进而满足进一步通过二级仪器或方法进行鉴定的需求。人工智能在临床实验室未来的应用发展方向是玻片/培养基智能图像识别、自我学习的遗传编程、生物信息学及大健康数据发展等。

常规临床微生物学测试和临床实验室测试的复杂性、复杂的结果解释、不断出现的耐药性/病原体挑战、病原体的演变/致病性的复杂性，以及从大量的数据动荡到对具有临床证据积累的临床意义的理解，都给检验科和临床医生提出了巨大的挑战。为了确定最佳的治疗选择和方案，医护人员需要从各种复杂的临床微生物学检测结果中寻找最合适的答案，从临床症状找到与可能导致患者感染的病因相关的确切关系。医护人员的专业知识和经验在以下过程中起着非常重要的作用：最合适的解决方案的寻找、确定和决策，分析大量体外诊断测试数据和临床症状的相关性，专业的解释和决策，解决疾病相关问题和治愈疾病。人工智能的介入能帮助医护人员将这些复杂的因素统筹进行考虑和运算，为临床医护人员提供标准化的临床建议。

临床实验室生成的数据为人工智能提供了理想的环境，因为其满足了大数据收集、分析和解释的所有要求。大数据集的可见价值可能有限，但是当在正确的问题中使用正确的探索方法进行挖掘时，大数据集可以揭示以前被有意义且可行的结论所隐藏的信息。对于地方性甚至流行病暴发中出现的新病原体，及时进行大数据收集和解释，使用具有大数据挖掘功能的人工智能数学模型可以准确预测暴发的趋势并进行跟踪，同时提供适当的重要信息、决策、资源分配，以及智能化数据解释。最近，美国的西奈山医院使用人工智能结合影像和临床数据来分析新型冠状病毒感染患者，他们开发了独特的算法，可以根据胸部计算机断层扫描（CT）中肺部疾病的外观，结合症状、年龄、血液检查及可能与感染者的接触等信息，快速检测出新型冠状病毒。这项研究可以帮助世界各地的医院快速检测出新型冠状病毒感染患者，并防止病毒在大流行期间扩散。

越来越多的人工智能技术已被应用于各种临床实验室和不同的专业领域，如病理图像解释、常规临床化学分析和临床微生物学尤其是抗生素敏感性测试（AST）数据分析等。人工智能在临床微生物实验室最主要的应用是专家系统的开发和使用。目前已经有很多开发自动化专家系统的尝试，以从表型数据推论基因型或耐药性机制。类似系统已经由Peyret等（1989年）和Hirtz等（1992年）公开报道。Vedel等阐述了快速AST系统相关的专家系统的评估，该系统可用于β-内酰胺酶耐药表型分析等。

专家系统是一种人工智能系统，它包含三个主要部分：知识库（即已知事实）、推理引擎（即规则）和用户界面。专家系统是将信息库与一系列规则相结合，以帮助临床工作者得出结论的软件。

专家系统允许用户使用软件规则（推理引擎）根据输入信息与资料库预存知识一起做出可付诸实施的结论（输出）。同样的结论也可通过人为获得，使用专家系统的优点是系统能"记住"决策过程中涉及的所有规则，因此它能够快速且一致地针对既定的输入信息产生重复的客观输出。专家系统可以标准化地在决策过程中涉及所有规则，快速且一致地针对既定的输入信息做出重复的客观输出。关于报告结果，专家系统可用于发现并记录异常或不一致的测试结果，防止错误测试结果的发布，促进有效治疗方案的选择，以便后续进行更彻底的调查，这是至关重要的。以院内感染为例，人工智能可以系统地结合知识系统、理论逻辑和院内感染的定义，对临床数据和病原体的微生物学数据进行分析，输出感染控制中央监控方案（图4-69），这将在很大程度上提高院内感染控制的质量和效率，降低临床风险。

目前市面上有许多商品化的全自动抗生素敏感性试验系统可供选择。常见的用于获得微生物AST结果的专家系统都具有相似的系统工作流程和功能，识别耐药表型分类的解释性和基本原理是相似的（图4-70）。对于AST结果的正确报告，除报告MIC（最低抑菌浓度）值外，根据CLSI发表的抗生素折点进行SIR分类解释和专家解释，最终确定AST结果，在报告之前进行纠错。通常在将最终报告输入LIS之前，主管会审查临床实验室报告。同样地，大多数专

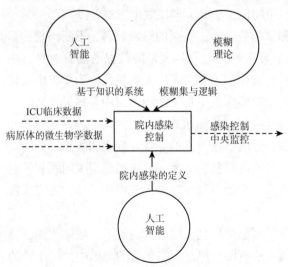

图4-69　人工智能在院内感染控制的信息流

家系统将实施所谓的监督规则，以在最终报告之前检查异常结果。

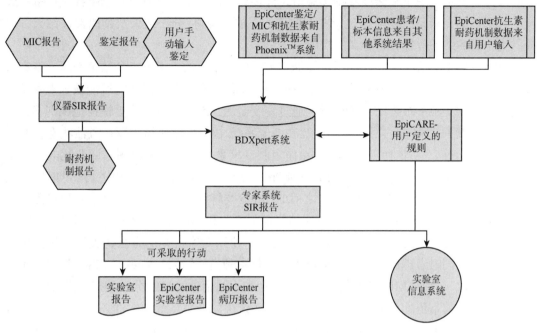

图4-70 专家系统的原理示意图

无论临床实验室是否使用商业化的专家系统，监测到不正常的"耐药"和"敏感"结果非常重要，这需要通过相同或不同的方法验证菌株的鉴定和重复抗生素敏感性试验。例如，大肠杆菌株对哌拉西林-他唑巴坦显示出比对哌拉西林更强的耐药性，即需要立即重复测试，使用专家系统则可以杜绝遗漏和误判的可能。一个天然抗生素耐药性本身对某些抗生素的测试可能会产生"敏感"的结果，专家系统可以识别该情形，将该结果转化为"耐药"。例如，对头孢西丁耐药的金黄色葡萄球菌菌株进行备注，以解释不能用青霉素和头孢菌素进行治疗。专家系统可以产生级联报告，以减少临床医生不适当地选择广谱抗生素的概率，级联报告包括当所测试的浓度对窄谱抗生素敏感时，在报告中隐去对广谱抗生素的结果，如当金黄色葡萄球菌菌株测试对苯唑西林或头孢西丁敏感时，隐去对万古霉素的结果。对于大多数医院，机构药物配方是根据医院的采购政策制定的，而许多商品化AST系统可能无法涵盖医院提供的所有抗生素。因此，如果两种药物具有相似的治疗范围并且在指导文献中有充分记录，则可以从一种抗生素的结果推断为未经测试的抗生素结果。在这种情况下，专家系统可以从一种药物推断出另一种药物的结果。此外，许多抗生素可能在体外表现出活性但缺乏临床功效，结果应报为耐药；样本的类型还可能决定要使用的折点，以及应使用的抗生素报告或不报告；为支持感染控制和预防的相关替代，根据机构的需要，也可以添加其他备注。对于以上情形，专家系统均可以提供报告结果的临床相关解释，也可以添加备注。

最新的CLSI M100和EUCAST（欧盟药敏试验标准委员会）专家规则文件提供了可供参考的表格，以协助解释AST结果。临床微生物检测工作者应了解目前关于检测某微生物采用的抗生素的最新专业建议、方法和解释标准，在检测抗生素结果的情况下推断准确的结果，同时根据感染部位给出抗生素结果解释，以及需要验证的异常结果。随着越来越多的技术和测定可用于临床微生物实验室，许多离线或分子测试可以对结果提供更多的解释。一个好的专家系统还应该包括并考虑这些附加的脱机/分子结果及其他AST结果，以提供更全面的结果解释和有意义的措施。

目前专家系统已经被广泛应用于辅助临床微生物结果的关键审查和结论判断。专家系统可以通过识别需要人类专家关注的结果来推进工作流程，还可以改善可能缺少专家的小型临床微生物实验室报告结果的质量。通过连续监测，专家系统允许更快速地识别不正确的结果和更统一的报告。用户需要清楚在专家系统中哪些规则和注释是激活状态，并与制造商密切合作，为本地临床实验室操作定制专家系统的设置和应用。商业化的全自动AST系统和专家系统，包括BDXpert、LabPro AlertEX及Vitek2 AES在内，均可以实现报告实际的MIC及专家规则改变之前、之后的SIR分类解释。此外，专家系统可以推测菌株对未测试抗生素的敏感性，并检测菌株的鉴定（ID）和AST结果之间的不一致性。例如，BDXpert专家系统遵循并根据完整CLSI的推荐，使用专家规则的方法，关注测试抗生素敏感的结果，同时考虑所检测的其他抗生素和样本种类的结果。Vitek2 AES的特点在于执行"解释读数"，针对MIC结果与已知耐药表型和不同菌种的MIC分布数据库进行比较。

然而，目前市售的商品化自动化药敏测试系统中的专家系统的软件必须经常更新，以反映新的耐药机制的出现和新研发的药敏测试的应用，快速追踪各国家专业组织[如华人抗菌药物敏感性试验委员会（ChiCAST）、EUCAST、CLSI]所推荐的报告指南的变化，以及中国专家共识和国家临床实验室指导政策。随着人工智能的发展，目前已经有许多机器可以通过自主学习来协助临床微生物学家，针对包括细菌感染、寄生虫感染、病毒感染和真菌感染等在内的病原体诊断，其中超过40%专注于微生物的检测、鉴定和定量，评估抗菌药的敏感性，专注于诊断疾病分类和临床结果预测（图4-71）。输入数据包括微生物的基因组数据、通过宏基因组测序获得的微生物群数据、分析的显微图像、光谱数据、靶向基因测序、挥发性有机化合物、细菌菌落的照片、转录组数据、蛋白质结构和临床数据等。但是，评估和实施过程代表了当前系统的主要缺陷，需要重点关注其可解释性及未来将其集成到实际环境中的可行性。

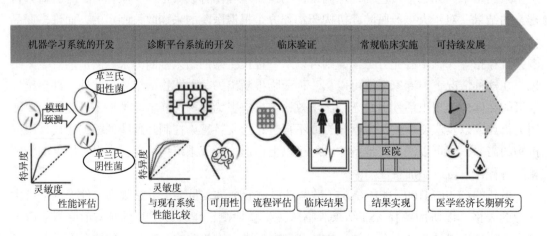

图4-71　人工智能临床应用设计流程

（一）专家系统的设计

专家系统的设计应基于真实世界的数据和真实世界临床实践中的专业经验。首先，应从各种规模/类型的实验室收集临床实验室用户的要求和实际工作流程，甚至考虑并适应不同地区之间存在的差异，以设计功能强大且用户友好的专家系统；应严格遵守重要的国家或国际指导文件，也可以参考其他已知的、可重复和可再现的结果或事实的公认文献；同时应评估最近收集的准确的和（或）经过验证的临床数据或测试结果（包括专业解释）。另外，应考虑并包括当地医院的最佳实践、专家意见和建议、区域/政府要求等，以进行准确的专家化结果报告，因为许多专家系统可能包括开放式规则模块，允许用户自定义专家规则和解释。

（二）专家系统的安装验证和更新

当建立或新获得临床实验室的商业专家系统时，在全面实施之前，临床用户应遵循ISO/CAP/CLSI或类似指南进行设计验证研究，以便在常规用于临床结果报告之前验证系统。许多国家的华人抗菌药物敏感性试验委员会ChiCAST，以及CLSI、EUCAST的相关指南会定期更新，因此市售的专家系统也应提供及时的软件更新，以确保报告的准确性。

三、专家系统在全自动抗生素敏感性试验系统的应用

目前上市的几种药物敏感性试验系统均包括所谓的专家系统软件，根据CLSI或EUCAST标准对药物敏感性试验结果进行判读和解释。商品化系统包括ATB Plus Expert、Wider、Osiris、Shells、Vitek®、Phoenix™、MicroScan WalkAway和AutoScan等，都包含某种专家规则。

（一）Phoenix™系统

Phoenix™系统使用名为BDXpert的专家系统，所基于的规则包含来自当前科学文献及来自各种指南（如CLSI、EUCAST和CA-SFM相关指南）的数据。BDXpert可以为特定测试结果、MIC、总体表型或以上各项组合给出专家建议。在通过推理引擎评估结果之前，根据微量肉汤稀释法的解释折点将MIC解读为临床类别。EpiCenter利用BDXpert和BD EpiCARE这两个专家系统确保快速准确地报告Phoenix ID和AST结果，并监测新出现的耐药性。BDXpert系统是"最佳实践"规则集，可对由Phoenix AST系统产生的2倍稀释MIC结果进行专业化处理。BDXpert系统是基于规则的软件工具，可根据BD Phoenix自动微生物系统产生的病原体ID和微量肉汤稀释法AST结果提供专家建议。BDXpert可以根据所选标准更改某些解释，但MIC结果永远不会更改。对于大多数BDXpert规则，用户可以通过启用或禁用将其设置为自动或手动触发，其余1500个关键规则，如耐药标记相关的关键规则是无法禁用的。此外，可以通过BD EpiCenter对由其他系统获得的ID/AST结果进行专业化处理，通过LIS界面将最终报告传递给临床医生，通过及时沟通，帮助临床医生选择合适的药物疗法。

　　BDXpert系统每年更新2～3次，以整合全球各个委员会倡导的变更。通常，对于每次更新，该系统都将重点放在特定的某个标准上，这个过程遵循标准发布的顺序。从委员会发布该标准到将该标准转换为Phoenix或EpiCenter的软件更新并发布到市场，大约需要6个月的时间。每年的定期更新都包括折点和解释性建议（即专家规则）。因为美国法律要求AST系统的制造商使用FDA折点，故默认情况下，对于CLSI与FDA一致的折点，均会并入BDXpert系统。尽管如此，定制还是可能的并且容易实现的。除了指南中严格包含的内容外，该系统还包括一些规则，以增强对耐药机制和少见表型等复杂性的理解。

（二）Vitek® 系统

　　Vitek®是一种自动化药敏测试系统，带有专家系统AES，可以对MIC进行标准化的解释性读取。AES是基于从不同来源获得的具有各种表型和MIC分布的知识库，对于公认的表型，MIC的范围已经确定，MIC的分布已经定义。对于超出范围的MIC，AES可能会建议更改ID或更改MIC，使其与ID保持一致。另外，AES可能会根据微生物的表型建议重新测试菌株或进行生物学纠正。Vitek®系统至少每年进行一次软件更新。取决于修改的数量及新准则的发布时间，更新后的软件一般于准则更新后1～2年可以发布。

（三）Microscan WalkAway® 系统

　　Microscan WalkAway®系统利用微量肉汤稀释平板确定细菌的ID和药物敏感性。LabPro Alert System软件通过自动检测非典型结果，判断需要感染控制或需要医生复查的情况，对LabPro Information Management系统进行补充。其规则是可自定义的，Alert RuAlert Resolution History会记录实验室为确认和确定典型结果而采取的措施。专家规则随每个软件和面板的更新而更新。当前有四个版本，FDA版本、两个非FDA版本和日语版本，每个版本12～18个月更新一次。

　　在过去的20年中，专家系统的多项评估和研究都集中在AST系统快速检测β-内酰胺抗性表型上。Canton等报道了对Vitek2系统的评估，使用临床分离的86个产ESBL（超广谱β-内酰胺酶）肠杆菌科菌株和6个耐抑制剂的TEM型β-内酰胺酶的肠杆菌科菌株，评估了AES提供解释性读数的能力。Adlassnig等在2009年提出了一种基于模糊和知识的系统，其基于人工智能的医院获得性感染控制系统，定义源自疾病控制与预防控制中心（CDC）标准，根据欧洲监测系统，可以识别并监控重症监护病房的医院获得性感染。该系统已在维也纳综合医院开发并投入运行。Rawson等对抗生素药物管理的临床决策支持系统进行了系统评价。抗生素管理的临床决策支持系统（CDSS）可以支持临床医生优化抗菌治疗。大多数CDSS及其范围的评估都显示出狭窄的关注点，如仅针对抗菌药物的选择，以及使用代理结果测量。临床医生对CDSS的参与度比较低。在设计CDSS干预措施时，必须更多地考虑非专家决策的因素。

　　专家系统受到必须将知识转换为可用形式的限制，以满足不断更新系统的需求（如人工智能中的新技术——神经网络），应对新的耐药机制的不断出现，以及识别生化和临床耐药性之间的差异。此外，一些细菌具有多种耐药机制，包括酶、外排增加和孔蛋白减少。尽管已有许多研究发现专家系统的潜在不足，但很明显的是专家系统的优点多于缺点。专家系统可以提供连续的质量保证，并确保一致性，可以检测到表达较弱的耐药性，可以推论未经测试的抗生素的结果，可以改善结果的解释，可以对本地和全球进行监控，可以解决折点问题，具有教育意义，并且它们可以是通用的。专家系统的使用减少了院内感染的人数，改善了抗生素的使用，降低了相关成本，并稳定了抗生素耐药性病原体的出现。

四、临床微生物人工智能应用展望

人工智能可以应用于不同领域的临床微生物学，如AST的报告和管理。人工智能技术也正在逐步扩展到临床决策支持、医院感染控制等方面。随着图像识别的进步和更快的计算处理速度的出现，人工智能在临床微生物学图像解释中的应用必将实现。但是，当前基于知识和基于规则的专家系统也有其局限性，并且当前人工智能应用程序的范围还不完整。临床微生物学领域的人工智能创新有很多机会，同样，人工智能自主学习能力的开发和应用也有巨大的潜力。

自动化系统的高通量潜力可用于采用不同方法从医学和环境样本中检测及分离多种微生物。样本处理器、具有高分辨率数字成像的智能培养箱及在不久的将来自动进行菌落挑选工具的可用性可以为进行大规模微生物学研究提供必要的基础。从临床微生物学实验室获得的信息和数据，由表征患者感染的病原体到帮助发现全球疾病暴发，所有这些过程和数据都与生物信息学越来越紧密地结合：大数据、人工智能在数据探索中的应用及基于临床证据的专业化有意义的解释和决策。

生物信息学的有效应用和人工智能技术的进步可以提高微生物学测试的准确性、及时性和完整性，同时减少实验室工作量，从而优化实验室工作流程，降低成本。随着临床实验室全面自动化、复杂仪器接口、电子健康记录、临床决策支持工具、微生物基因组测序的临床实施及诸如机器等人工智能的发展，生物信息学和人工智能应用将在临床微生物学中变得越来越重要。在不久的将来，基于云端的中央生物信息系统的使用可能展现出临床实验室在大规模数据收集、处理有意义的临床解释和信息共享方面的其他优势。

（夏良裕　童本福　李　翔）

第十七节　人工智能在医学显微镜检验自动化中的应用

一、医学显微镜检验自动化概述

17世纪晚期，荷兰的列文虎克用自制的显微镜第一次发现了血液中的红细胞，他也是第一个在雨滴中观察到细菌的人。从此，人类开启了观察微观世界的大门。显微镜检验（简称镜检）由于其可确证特性，在医学检验中具有不可替代的地位，血液、尿液和粪便三大常规检验作为检验学中最基本的项目，一直沿用至今。

进入21世纪，随着科学技术的不断发展和进步，医学检验设备和试验方法也越来先进，其检测速度和准确性不断提高，自动化与智能化特征越来越明显，现代化的先进设备和试验方法应用于临床检验科室，大大提高了检验科的工作效率和经济效益，推动了检验医学的学术发展。但在检验设备自动化和智能化发展进程中，镜检设备的智能化发展相对迟缓，这一度给检验医学带来了诸多困惑。一方面，在很多基层科室，尿液、血液、粪便、体液等样本中有形病理成分检验仍依赖于人工镜检。人工镜检不仅工作量大、操作繁杂、工作效率低，而且难以实现标准化和规范化，其结果受操作者技术水平和主观因素的影响较大，具有较大的不确定性，容易造成误诊。另一方面，在一些自动化程度高的医院检验科，对有形成分的形态学检验完全依赖于非镜检类自动化仪器，忽视了经典的镜检在形态学检验中的重要作用，由此导致错误的报告，甚至贻误诊断，发生医疗事故。因此，将人工智能技术引入医学镜检，实现镜检自动化和智能化，是一线检验工作者追求的目标。

近年来，随着有形成分检测金标准重新为医学检测领域所认同，大量的企业投入了形态学检验设备的开发。至今，自动镜检与形态学分析技术发展迅速，大部分体液和人体排泄物检验领域都出现了自动化镜检设备，通过人工智能技术，仪器可模拟人工镜检流程，自动完成镜检全过程，仪器自动识别样本中各种有形成分，自动分类统计和计数，提供人工辅助审核后生成图文并茂的检验报告；镜检自动化解放了人力，提高了医学检验工作效率，保证了结果的准确性；因此将镜检自动化与形态学分析技术相结合，持续深入研究、发展，具有划时代的深远意义。

在已有的镜检自动化仪器中，人工智能技术主要应用在以下几个方面：①有形成分智能识别；②细胞形态学分析；③智能样本前处理；④结果自动审核。未来，通过医院的样本自动传输系统，可自动将样本传输到检测仪器的待检区，仪器通过条形码扫描获取样本的条形码信息，再通过HIS，仪器可以自动获取样本的患者信息和需要检测的项目，自动进行相关检测。检验人员无须接触患者样本，极大地避免了操作者的生物安全风险，也可防止样本与患者不对应导致错误结果的风险。

在众多镜检自动化设备中，AVE-76系列尿液有形成分分析仪是国内最早推出的带有形态学分析功能的仪器，其应用机器视觉与神经网络等人工智能技术实现了尿液镜检的自动化，对尿液中的各种有形成分进行自动识别和分类计数，对尿液中红细胞的形态特征提取了大小、形状、纹理和色度四类特征参数以进行形态学分析，并以曲线图及散点图的方式直观表达，为进一步分析尿液中红细胞的来源提供了参考依据。AVE-562全自动粪便分析仪将人工智能引入粪便分析，实现对人体粪便样本中的病理有形成分、理学指标、化学及免疫学指标的自动检测，为医生防治肠道传染病、判断胰腺外分泌功能、了解消化器官是否有出血或寄生虫感染及筛查消化道肿瘤提供重要的依据。

二、智能显微镜检验系统模块设计

（一）基本原理

智能显微镜检验系统（以下简称智能镜检系统）采用智能控制系统代替人手、机器视觉代替人眼、人工智能图像识别代替人脑，模拟经典人工镜检流程，实现样本的自动前处理与加载、镜检流程的自动化、有形成分的智能识别与分类计数，最后实现检验报告的自动输出。

（1）采用智能控制系统代替人手，实现检测样本前处理、样本加载、进样、调节显微镜光学环境、调焦、采图分析、清洗管路至结果检出全程自动化，分析过程洁净无污染。

（2）采用机器视觉代替人眼，获取样本中各类病理有形成分的清晰图像，既符合人工镜检"金标准"方法学，又解放了检验人员的眼睛，且保存的图像方便复查与确证。

（3）基于深度神经网络的图像识别代替人脑，使仪器具备人脑识别功能。深度神经网络提出了一种让计算机自动学习目标特征的方法，并将特征学习融入建立模型的过程中，从而减少了人为设计特征造成的不完备性。依托于大量的临床样本图片库，基于深度卷积神经网络的有形成分识别算法比传统图像识别算法具有更高的准确率与更强的鲁棒性。

（二）模块组成

智能镜检系统主要由以下几个模块组成。

1. 自动送样模块 完成样本的自动传送和定位，对尿量符合要求的样本进行条形码扫描，根据条形码信息对样本进行区分（区分是否为住院患者，确定需要测试的项目）。采用轨道式送样，可随时加入样本。具有试管架防反和防倒功能，可自动识别试管架上有无试管。具有独立的急诊位，方便急诊样本的优先检测。

2. 样本处理模块

（1）样本预处理模块：通过精密取样泵和机械手对传送到指定取样点的试管中的样本进行稀释（或富集）、针对不同性状的样本进行智能搅拌混匀。

（2）自动进样与清洗模块：吸取一定量的样液注入计数池中进行分析，对已完成分析的样本进行排空，对管道和进样针进行自动清洗。同时配合中央控制单元对管道和计数池进行维护保养。取样泵具有正反向控制功能，正向进样，反向清洗，以少量的清洗液实现了对管路及进样针的充分清洗，避免了样本间的交叉污染。

3. 视觉传输处理模块 该模块是仪器的核心部件，由精密定位控制机构、自动光学传感视觉环境调节机构、智能图像采集单元、系统管理和图像处理识别软件、数据库等组成。其中，精密定位控制机构由显微镜载物台运动控制装置和控制电路组成，用于实现扫描图像过程中的自动控制，采用模糊控制方式实现快速精确的采图视域定位和快速自动聚焦。自动光学传感视觉环境调节机构根据显微镜镜头和样本背景的不同自动调节图像参数，以保证采集到清晰明亮的细胞图像。智能图像采集单元可根据样本的浓度和有形成分复杂程度选择采集的图像区域和采集图像数量，确保采集到足够分析用的图片。

4. 智能图像识别与形态学分析模块 图像识别是实现仪器智能分析的关键技术，系统通过系列自研算法对病理有形成分进行目标定位和分割，采用深度神经网络算法，实现目标有形成分的自动识别与分类计数，通过提取的细胞特征参数进行形态学分析。

5. 中央控制系统模块 该模块是仪器的处理中心。用于整个仪器的控制协调，完成视觉图像的处理、患者资料的录入、样本结果的查询审核、报表打印、远程传输和运维、系统管理和数据库管理等工作。

6. 其他功能模块　包括理学检测模块、化学与免疫检测模块、计算机外围设备等。

（三）设计理念

为了实现镜检自动化，先确认人工镜检的流程，导入人工智能技术，以实现自动镜检。以尿液有形成分分析为例，人工镜检时，将样本充池并放入显微镜载物台后，操作者先在低倍下观察，调节视野，调节背景光线，调节焦距使图像清晰，大范围搜索管型、上皮、大结晶等大目标。若有大目标则进行分类并计数，同时搜索是否存在细胞和小结晶等小目标。如果存在小目标则转换到高倍镜头，切换不同视域搜索小目标（细胞或小结晶等），识别小目标并计数，最后换算结果进行报告。

作为尿液常规检验的金标准，人工镜检时为了得到准确的结果需要解决以下3个问题：第一，当低倍视野（10倍）发现小目标时，进入高倍视野（40倍）后需要逐个视野搜索在低倍视野下发现的目标，由于一个高倍视野只有低倍视野的1/16，当样本浓度低时，这个搜索的过程费时费神，常常由于在高倍视野找不到目标而漏检。为了提高检出率，行业共识要求将样本先离心，留取沉渣进行检验。但离心的方法费时费力，而且可能破坏细胞，沉淀的杂质又对镜检造成干扰，这些都可能对结果造成影响。第二，尿液中成分复杂，人工镜检需要检验者具有丰富的经验，以识别样本中的病理成分，检验结果完全依赖于检验医生的经验和水平，且检验完成的样本丢弃后无法实现溯源，结果的准确性得不到保障。第三，对于血尿样本，临床需要通过分析红细胞的形态学以判别出血来源，这对检验者的经验提出了更高的要求。

为了解决人工镜检的问题，在设计尿液有形成分分析系统时，需引入人工智能技术，采用机器视觉技术来模拟人工镜检的流程，自动完成镜检过程；采用深度神经网络识别算法对尿液中的有形成分进行自动识别，提取形态学参数进行形态学分析。第一，在镜检流程上，设计了低倍定位高倍跟踪功能，当低倍发现小目标时，自动记录目标的位置，转入高倍后仪器自动找到有目标的高倍区域进行高倍镜检，从而避免了人工镜检时需要逐个视野查找的问题，大大节省了高倍镜检所需的时间。通过采用低倍定位与高倍跟踪技术，即使是检测不离心的样本，样本浓度在5个/μl左右时，仪器的检出率也达到了98%以上。第二，在有形成分分析中引入深度神经网络算法，对红细胞、白细胞、管型、上皮、结晶和细菌等各种尿液中的有形成分进行自动识别和分类计数，采用快速自动聚焦技术采集各视野的清晰图像，方便人工复核，既可形成图文并茂的检验报告单，也为临床溯源留下了有力的证据。第三，对于血尿样本，通过建立在神经网络基础上的分类器分离出各红细胞的形态学特征参数，再通过建立在模糊聚类基础上的特征融合器对各类红细胞形态特征参数数据进行归一化处理，对得到的每一类归一化参数分别进行统计分析，或根据几类参数进行综合统计分析，并以图形的方式表达，以此来判断红细胞的形态是否正常，通过对各类形态红细胞的检测为临床医生鉴别红细胞来源提供有力的参考依据。

AVE-562全自动粪便分析仪则根据粪便样本的特点，在尿液有形成分分析仪的基础上进行了优化和改进。参考人工镜检流程设计了仪器分析流程，采用机器视觉代替人工完成粪便样本的理学指标、免疫/化学指标和有形成分镜检的自动分析。基于粪便样本的特点，和尿液有形成分相比，考虑到粪便样本杂质多、易于堵塞管道和计数池的特点，在粪便分析仪中采用了一次性计数板代替流动计数池进行分析，还增加了智能样本前处理、理学指标、化学及免疫指标智能分析功能。

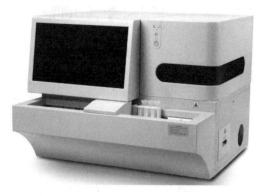

图4-72　AVE-562全自动粪便分析仪

（四）安装要求

1. 空间安装要求　不同的设备本身尺寸不同，需要的空间也不同，以AVE-562全自动粪便分析仪（图4-72）为例，仪器主机的尺寸为70cm×80cm×58cm，需要有充裕的安装空间，建议安装在台面规格不小于150cm×120cm的工作台上，与墙面垂直间隙至少50cm。

2.运行条件

（1）环境要求：温度为5～40℃（最佳温度为25℃），相对湿度为30%～80%。

（2）大气压力：500～1060hPa（1hPa= 100Pa）。

（3）电源：额定值AC 220V，50Hz，150W，电源插孔应符合电工规范，且有可靠的保护接地线。

（4）熔断器：T 3.15A，Φ 5×20。

（5）避免阳光直接照射。

（6）远离震动干扰。

（7）如遇当地经常停电或电网电压不稳定，应配备功率不小于1000W的UPS电源，以保证仪器正常工作。

（8）仪器设备周围避免强电磁波干扰。

3. 仪器安全

（1）在仪器设备周围不要使用可燃性危险品，避免引起火灾和爆炸。

（2）使用专用的工具和零件进行系统的检验和维修，禁止使用替代零件，也不可对仪器做任何形式的系统上的修改。

（3）仪器设备的运输须按仪器操作手册规定进行搬运，禁止鲁莽装卸。

4. 人员安全

（1）仪器设备中所有与患者的粪便样本接触或有潜在性接触可能的表面与零件都视为污染物。在操作、维护仪器设备时有必要穿戴保护性的护目镜、外套和手套。

（2）在操作、维护、保养和维修仪器设备时，操作人员必须遵守操作手册中的操作程序。操作人员必须注意观察仪器上所标示的"注意""小心""警告"事项。

（3）在仪器运转过程中，勿触及样本针、移动的传输装置等，头发、衣物、手指等应与所有的运动部件保持距离，避免人身伤害。禁止触摸仪器密封面板内的电路。触摸电路可能造成电击，尤其是用湿手触摸时。

（4）在处理废弃样本或组装、拆卸组合零件时不可触摸废弃物，必须戴手套和护目镜以避免直接接触。若操作人员不小心接触废弃物或皮肤、衣物上粘到了粪便、废物，必须立即用清水冲洗被感染区域，并消毒处理；如果眼睛溅到粪便及废液，应立即用大量清水冲洗并适当考虑采取必要的医疗措施。

三、智能镜检系统功能实现

不同的智能镜检系统功能不同，下文以 AVE-562 全自动粪便分析仪为例介绍智能镜检系统的功能实现。

（一）工作流程

AVE-562 全自动粪便分析仪的工作流程见图 4-73。

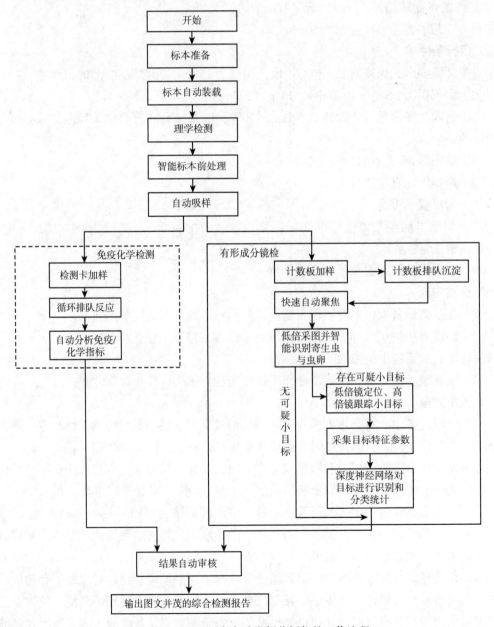

图 4-73　AVE-562 全自动粪便分析仪的工作流程

1. 样本准备 将样本管按编号顺序依次放入样本架中，放入前需检查样本量是否合适，检查样本条形码的粘贴位置是否合适、条形码是否清晰完整。

2. 样本自动加载 将待测样本架放入送样装置，装置感应到后自动推送到指定取样位置，当前方有样本未取样完成时，新推入的样本架进入后面排队。送样装置前后均留有接口，可方便样本传入和传出。

3. 理学检测 设备自动对粪便外观进行拍照分析，智能检测粪便样本的颜色与性状等理学指标。

4. 样本智能前处理

（1）取样针穿刺进入样本管自动加注稀释液。

（2）智能搅拌控制：仪器根据样本的不同性状动态调节搅拌的速度和时间，使每份样本均获得个性化的处理，避免搅拌不散或搅拌太散的情况。

5. 自动吸样 样本经过前处理后，由进样针自动吸取样液后分别加注到化学/免疫检测卡和一次性计数板中。

6. 化学免疫项目自动检测 采用检测卡盒装组合式排列装置，仪器可自动任选完成1～10项化学免疫项目检测。

7. 有形成分镜检 采用机器视觉技术自动完成有形成分镜检过程，通过深度神经网络算法完成有形成分的自动识别和分类统计，并可提供多种目标特征参数进行形态学分析。

8. 结果自动确认 通过粪便隐血（FOB）与镜检红细胞；性状与白细胞比对；实现部分结果的自动确认，大大减轻操作者的劳动强度。

9. 输出综合报告 可综合理学、化学免疫、形态学镜检结果和实景图形成图文并茂的综合报告。

（二）主要功能

AVE-562全自动粪便分析仪具备以下主要功能。

1. 粪便分析全程自动化 从样本加载开始到结果输出全过程由仪器自动完成，实现了粪便理学、化学免疫与有形成分的自动分析。

2. 样本自动加载 仪器前端配置自动送样装置，操作者将放置有样本管的样本架依次放入送样装置中后，仪器可自动完成样本加载和废架退出。

3. 自动获取患者信息 送样装置内置条形码扫描仪，可自动扫描进入的样本管，系统根据条形码从HIS或LIS中读取患者信息和需要测试的项目，自动选择后续测试流程。

4. 样本智能前处理 仪器装有样本状态监测CCD（电荷耦合器件），启动搅拌后会实时监控搅拌状态，并根据状态对搅拌速度和搅拌时间进行实时调节，做到硬便"快搅、多搅"，软便"慢搅、少搅"，稀便、水样便"轻柔搅拌"，使每份样本均获得个性化的处理，避免搅拌不散或搅拌太散的情况。智能搅拌混匀既可以将硬便搅散，使病理成分充分释放，提高检出率，同时又可防止软便被过度搅散，避免杂质过多，影响显微镜镜检效果。

5. 理学指标自动检测 仪器通过CCD拍摄样本原始图像，智能分析颜色、性状等理学指标。

6. 病理成分"富集" 通过"动态、选择性、捕捞网式"粪便处理杯制造旋涡，利用旋涡产生向心力，从而带动病理成分向中心聚集。双网面设计：粗网为选择网，细网为拦截网，有效"富集"病理成分，提高阳性检出率。

7. 化学/免疫指标自动检测　采用检测卡盒装组合式排列装置，对于隐血、转铁蛋白、轮状病毒、腺病毒、幽门螺杆菌等项目，可根据医嘱灵活组合，通过条形码读取患者信息后仪器可自动任选完成1～10项检测。采用大容量托盘储仓设计，可实现检测卡排队反应，反应时间可以任意设置1～15min，可适应各种不同反应要求的检测卡。反应完成后，通过自动拍照和图像处理，软件智能判读检测结果（阴性、弱阳性、阳性等）。

8. 多层次自动聚焦　根据粪便样本含杂质多的特点，设计了多层次自动聚焦算法。采用多次聚焦获取不同目标图像，并对不同目标图像进行融合，实现对含杂质较多样本的清晰采图，方便后续能够准确对样本中的病理有形成分目标进行自动识别与分类统计。

9. 有形成分自动镜检分析　进入镜检流程后，仪器通过低倍镜（×20）进行大视域扫描（最多可设置270帧，约15μl），配合500万像素高清摄像头采集图像，自动识别寄生虫及虫卵，对疑似目标（如人芽囊原虫、细胞等小型病理成分）进行坐标定位，转高倍镜（×40）进行跟踪放大拍摄。通过深度神经网络识别算法完成疑似小目标的自动识别与分类统计。仪器智能识别的种类有：①红细胞、白细胞、真菌、结晶、淀粉颗粒、脂肪球等；②寄生虫成虫，如滴虫、蓝氏贾第鞭毛虫包囊、粪类圆线虫等；③寄生虫虫卵，如肝吸虫卵、蛔虫卵、钩虫卵、鞭虫卵、蛲虫卵、绦虫卵等。

10."结果自动确认"功能　通过FOB与镜检红细胞、性状、镜检白细胞比对，实现部分结果的自动确认功能，大大减轻操作者劳动强度。

11. 其他功能　自动吸样与清洗、急诊插入、在线质控、双向LIS、结果查询与综合报告、数据传输、扩展项目等功能。

（三）仪器主要优点

（1）送样装置前端留有连接桥接口，方便将来和医院样本自动传送系统对接，内置条形码扫描仪自动扫描进入的样本管，系统根据样本条形码从LIS中读取患者信息和需要测试的项目，自动选择后续测试流程。

根据本次新冠病毒传播特点，未来的智能化实验室应该具备样本检验过程全封闭管理，样本不与操作者接触。本系统的设计为将来组建智能化实验室，实现患者样本全封闭传送提供了很好的基础条件。

（2）独特的选择性捕捞网式粪便采集处理器采用匙爪式采样设计，多点采样，全封闭容器，方便样本采集及运送，避免检验者接触粪便样本，减少检验操作者的感染风险；底部凸起，双侧螺旋桨式设计，大进小出"双面网"设计，呈旋涡结构可清理网孔附着物，在充分搅拌后，对病理成分（尤其是虫卵）进行收集，可有效提高病理成分回收率、检出率（图4-74）。

（3）智能样本前处理设计，实现样本自动稀释、智能搅拌混匀。混匀过程中可动态监测搅拌状态，对不同性状的样本进行差异化处理，为后续镜检分析能够采集清晰有效的图像提供最佳处理的样本悬液。

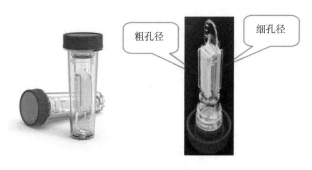

图4-74　粪便采集处理器示意图

（4）采用一次性高精度计数板（图4-75），保证足够量的检测，提高阳性检出率，可避免使用流动计数池易造成的管路或计数池堵塞，以及后续人工疏通堵塞管路易造成的生物安全风险，还可避免样本间交叉污染。

（5）检测卡组合式排列装置，可根据医嘱灵活组合隐血、转铁蛋白、轮状病毒、腺病毒、幽门螺杆菌等项目，一个样本可同时检测1～10项，大大提高了工作效率。

（6）智能视域调节功能可根据粪便样本情况自动动态调节视域下的背景，获取采图的最佳环境。

（7）采用模糊聚焦控制算法，在多视野采图过程中，自动根据图像的变化动态修正焦距，实现快速聚焦；针对杂质多的样本，采用多层次自动聚焦采图方法，实现复杂背景下多层目标的清晰采图。

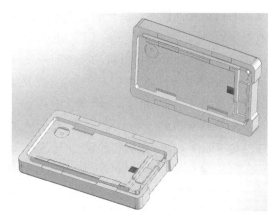

图4-75　一次性计数板（设计图）

（8）采用深度学习图像识别技术，实现样本中有形成分的自动识别与分类计数。依托大量的临床样本图片库，基于深度卷积神经网络的深度学习识别算法比传统图像识别算法具有更高的准确率与更强的鲁棒性。

四、智能镜检系统典型案例应用介绍

广东省某综合性三级甲等医院是一所集医、教、研、康复、养生和养老于一体的现代化大型中医医院。医院集团目前总共开放病床2700多张，2019年年门急诊总诊疗超过522.44万人次。

该医院每天粪便样本量为150～180个，由于住院及门急诊人数众多，且当地人好食生鱼片，肝吸虫感染的人数多，而常规检验要求在30min内完成报告发放，在如此短的时间内，需在如此大量粪便样本中准确无误地检出病理成分，往往需要3或4名操作者才能完成粪便样本的检测（FOB+镜检）工作。为解决检验人员粪便检验困扰，该院于2019年7月引进了两套AVE-562全自动粪便分析仪。下文按照粪便分析的流程介绍仪器的主要功能和应用效果。

（一）主要功能

1. 理学检查　人工分析理学指标时，检验人员通过目测人工判读结果，然后填写至报告单中。该操作方式费时费力，受人为主观因素的影响较大，结果难以统一。

采用全自动粪便分析仪后，仪器能自动对粪便外观进行拍照，根据拍摄图像中粪便的颜色（R、G、B值）、性状（结合搅拌所需时长）等特征参数，智能分析粪便样本的颜色与性状。

2. 前处理　人工镜检时，由操作者用竹签挑取少量不同部位的粪便样本，加入生理盐水搅拌均匀。取样位置、取样量、加入生理盐水量和搅拌方法等一系列动作难以规范，且粪便样本由于其特殊的气味，又有着不同的性状（硬便、软便、稀便、水样便、黏液便等），操作者在进行前处理时，面临着恶心的观感、难闻的气味、烦琐的操作等严峻考验，从内心抗拒此类检测，甚至通过颜色、性状来判断结果阴性和阳性的情况在临床实验室屡有发生。

全自动粪便分析仪可自动完成前置处理（包括自动穿刺注入稀释液，根据样本性状完成智能搅拌混匀，通过特制的样本采集处理器完成病理成分的富集），完全解放了人力，无须人员值守，每小时可处理90个样本。

3. 检测卡检测　手工操作时，检验人员将FOB检测卡试纸条插入粪便处理液（粪便+生理盐水搅拌）中，在检测卡规定的反应时间内，由操作者目测，人工判读并记录检测结果。

采用全自动粪便分析仪，则可通过软件设置，同时完成FOB（免疫法/化学免疫双联法）、转铁蛋白、轮状病毒、轮腺双联、幽门螺杆菌等检测卡的检测。仪器根据操作者指令自动完成不同类型检测卡的分卡、点样、循环反应，检测卡自动拍照，智能判读检测结果（阴性、弱阳性、阳性）（图4-76）。

4. 显微镜镜检

（1）人工镜检方法：取洁净载玻片，滴一滴生理盐水，取粪便样本均匀涂抹（涂片厚度以能透过印刷物字迹为准），加盖玻片，低倍镜（×10）全片观察，转高倍镜（×40）观察。

传统手工镜检操作复杂，难以规范且检测效率低；工作环境"脏、臭、乱"，镜检结果受主观因素影响大；样本量大，工作强度大，无法保证每份样本都进行镜检。临床检验工作人员不愿做或不想做，局限其在临床诊断中的应用而使检出率不断下降；检验结果依赖于操作人员的技术水平、经验、责任心等主观因素，难以实现规范化、标准化。

（2）仪器分析方法

1）采用一次性高精度计数板可保证足够量的

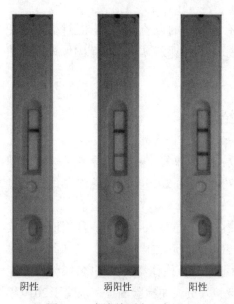

阴性　　　弱阳性　　　阳性

图4-76　免疫检测卡显色图

检测，提高阳性检出率，避免使用流动计数池易造成的管路或计数池堵塞，以及后续人工疏通堵塞管路易造成的生物安全风险，还可避免样本间的交叉污染。

2）利用排队沉淀装置一次性可同时完成6个计数板的排队沉淀，大大提高检测效率；让病理成分有充足的时间沉淀，从而获取更清晰的图像。

3）对每一个样本（计数板），软件进行智能对焦，获取更清晰的图像（图4-77）。

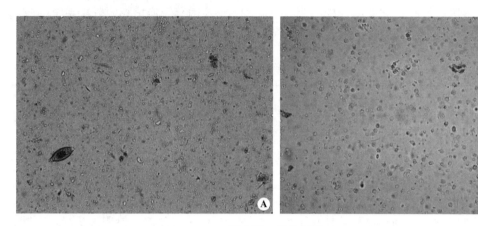

图4-77　镜检采图

4）仪器采用卷积神经网络等深度学习图像识别算法，实现样本中有形成分的自动识别与分类计数。图4-78为采用VGGNet卷积神经网络进行图像识别的结构示意图。

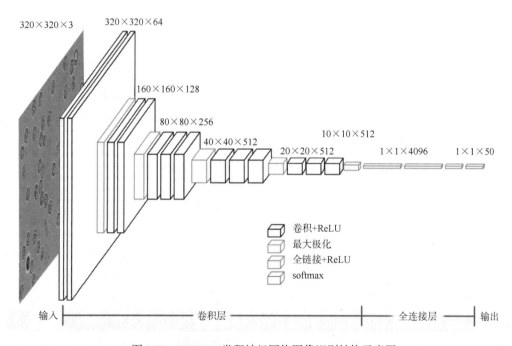

图4-78　VGGNet卷积神经网络图像识别结构示意图

图中数字为卷积神经网络结构参数

5.“结果自动确认”功能　AVE-562全自动粪便分析仪还集成了部分结果的自动确认

功能。仪器通过FOB测试的结果与镜检红细胞、性状和白细胞的结果进行比对，实现了部分结果的自动确认。临床样本约有60%在"结果自动确认"功能下得到确认，大大减轻了操作者审核劳动强度。

（二）应用效果

以前，该医院肝吸虫卵的阳性检出率为2%～3%，这两套智能化粪便分析系统的应用大大提高了寄生虫虫卵的阳性检出率（表4-14）。

表4-14 智能化粪便分析系统寄生虫虫卵检出率对比

	系统1	系统2
	2019年9月25日～2020年5月8日	2019年9月25日～2020年5月8日
样本数量（例）	14 289	10 451
检出虫卵数量（例）	1010	625
虫卵检出率（%）	7.07	5.98

这两套智能化仪器的引进显著提高了临床粪便样本的检测效率（检测人员由4名调整为2名）。仪器自动完成粪便的前处理，完全避免操作者接触（视觉、嗅觉、触觉）粪便样本，保障了检验人员的生物安全；通过智能搅拌、粪便处理杯富集病理成分、广角视域拍摄等技术手段，大大提高了病理成分的检出率，为临床提供了准确可靠的实验室诊断报告。

智能化设备的应用加快了智能化实验室的建设，为检验科提供了"自动化、洁净、智能、高效"的实验室环境，带领检验人走出粪便检验的"困境"。

（周丰良）

第十八节 人工智能在细胞图像识别远程会诊中的应用

一、人工智能细胞图像识别远程会诊系统概述

在血液日常检验工作中，外周血涂片细胞形态的显微镜检查是血液病诊断最基本、简便、实用的检查方法。然而，人工显微镜镜检分析常受到诸多客观及主观因素的影响。实验室所使用的仪器、试剂、检测方法等客观因素直接影响了血细胞形态的分析结果质量，包括推片方法、染液质量、缓冲液pH、染色时间和温度，以及干燥方法等都会造成分析结果的较大差异。人为主观因素如各级别医院人员细胞形态知识水平差异，人员对细胞分类标准理解的不同都会导致细胞形态分析的误诊或漏诊，会直接影响临床医生对许多疾病尤其是血液病的预防、诊断、鉴别诊断及预后判断。因此，在实验室检验中需要一种标准化的全自动血细胞形态学分析手段和技术方法，由此推动了人工智能细胞图像识别系统的开发和发展。

人工智能是研究、开发用于模拟、延伸和扩展人的智能的理论、方法、技术及应用系统的一门新的技术科学。结合高性能计算机技术及实验室LIS在医疗领域较为普遍的应

用，人工智能细胞图像识别也被称为数字化细胞形态分析。数字化细胞形态分析仪结合配套的远程软件和服务器软件逐渐被广泛用于血液分析实验室。数字化细胞形态分析仪类似于细胞形态学分析人员，其成熟和完善是需要长时间的图像识别训练和临床应用经验的积累。Cella公司 Vision 在1994年开始研发并推出第一代细胞图像识别系统 DiffMaster Octavia 系统，在随后的8年左右时间中对第一代系统进行不断的升级和改进，于2003年左右开发了 DM96 自动化数字细胞形态分析仪，之后又经过10余年的技术革新，能与 XN 系列血液分析流水线整合在一起的 DI-60 自动化数字细胞形态分析仪于2014年上市，DI-60结合远程协作软件，形成了细胞图像识别远程会诊系统。目前全球约有5000家实验室在使用 DM96 或 DI-60 进行常规细胞形态学复检工作，DM96 和 DI-60 已经逐渐成为数字化细胞形态学分析领域的国际标准。

二、人工智能细胞图像识别远程会诊系统设计

（一）基本原理

DI-60具有独创性的专利技术的自动显微镜，以及改良的样本传送装置，使其更便于用户操作使用。DI-60对白细胞分类的原理均是基于先进的人工神经网络系统（artificial neural network，ANN）对细胞特征进行运算分析。ANN是一种可以处理大量高度相关或平行关系的信息处理软件工具，模拟生物的神经系统，有大量类似于神经元的高度相关联的处理单元，通过类似于神经元之间的权重链相互连接。所用的ANN经过了上万个已知细胞图像训练，所用到的细胞图像都是经过至少3名细胞形态学专家一致认可的图像。DI-60全自动数字细胞形态分析仪可以自动进行外周血白细胞分类计数、红细胞形态预定性分级及估算血小板值。远程协作分析软件可以帮助实验室实现人员灵活作业、远程审核仪器阅片结果及实验室之间的远程会诊协作。

（二）系统组成

细胞图像识别远程会诊系统主要由两部分组成。

（1）DI-60全自动数字细胞形态分析仪：包括具有独创性的专利技术的自动显微镜、改良的样本传送装置、CCD彩色照相机和装有细胞定位及特征分析软件的计算机。

（2）远程协作分析软件：连接到DI-60分析仪数据库上，实验室人员可以远程访问待审核的血细胞涂片，实现细胞图像远程审核和会诊。

三、人工智能细胞图像识别远程会诊系统功能实现

（一）人工智能细胞图像识别在远程会诊系统工作中的流程

1. DI-60分析仪自动阅片　全自动推片染片完成血涂片制作后，可以通过轨道将血涂片自动送入DI-60分析仪进行形态学分析，DI-60分析仪自动预分类的外周血细胞包括杆状核中性粒细胞、分叶核中性粒细胞、嗜酸性细胞、嗜碱性粒细胞、淋巴细胞、单核细

胞、早幼粒细胞、中幼粒细胞、晚幼粒细胞、原始细胞、反应性淋巴细胞、浆细胞等21种白细胞。结果均以该类细胞数量占计数的白细胞总数的百分比报告。除白细胞类别以外，软件还将预分类有核红细胞、巨大血小板、血小板聚集、涂抹细胞及染液沉渣。对于外周血红细胞，标配软件可以预分类嗜多色性红细胞、染色过浅红细胞、红细胞大小不等、小红细胞、大红细胞、红细胞畸形等6种特征的红细胞。如果选配高级红细胞分析软件，除上述红细胞类别外，软件还预分类裂红细胞、盔形红细胞、镰状红细胞、球形红细胞、椭圆形红细胞、卵形红细胞、泪滴样红细胞、口形红细胞、棘状红细胞、豪-乔小体、嗜碱性点彩红细胞、寄生虫等。分级结果为各类细胞数量占计数的红细胞总数的百分比，并按严重程度级别报告："0""1+""2+""3+"，仪器会显示红细胞单层整体预览图。除软件预设的白细胞及红细胞类别外，用户还可根据需要自定义分别添加多至10类白细胞及红细胞名称。在红细胞概览图中，用户可以估计血小板的数量，通过预先设定的血小板估算因子进行血小板计数。在DI-60分析仪完成预分类后，实验室人员对仪器预分类的所有细胞进行审核确认，最后发出细胞分类和计数的报告。DI-60分析仪的所有分析结果永久保存，当出现临床异议的时候，实验室人员也可以回顾查看样本细胞的形态。

2. 细胞形态远程协作分析软件（CellaVision® Remote Review Software，CRRS） 远程协作分析软件安装在网络内用户的计算机上，通过网络或服务器与DI-60分析仪连接后，消除了审核阅片中的地域限制，远程用户可以轻松访问用户待审核的血涂片，可以在任何时间和地点对结果进行审核、调整和确认，完成远程会诊系统的工作流程（图4-79），除自动存档和无法进入用户系统主机界面外，其与DI-60分析仪功能一致，同一张血涂片可以在多个远程分析软件上打开。远程软件为灵活高效利用网络内的资源、实验室人员和技能创造了条件，并且解除了所有实验室全天候驻守形态学专家的需求。

3. 服务器远程软件（CellaVision® Server Software，CSS） 无论是在多个实验室的网络中，还是在配备多台细胞形态学分析仪的单一实验室内，该软件实现了一种网络优化解决方案（图4-80），所有连接的细胞形态学分析仪可与中央数据库实时传输数据，建立了易于设置和管理的可扩展中央IT架构。CSS可支持和管理多至70台仪器和75个远程终端数据。当细胞形态学分析仪和远程软件一起运行时，CSS可在一个或多个实验室创建单一精简的工作流程，数据库可基于"先进先出"的原则审核网络内待处理的血涂片，从而消除了所有站点全天候驻守形态学专家的需求，使实验室的运作更便捷。国内已经有使用类似服务器软件的用户，如四川某三级甲等医院通过CSS将4台DI-60分析仪的数据统一汇总在服务器的一个数据库中，方便实验室管理和查询数据。

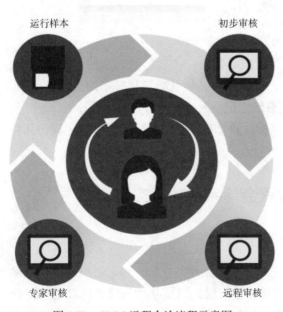

图4-79 CRRS远程会诊流程示意图

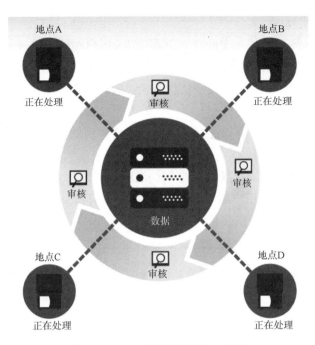

图4-80 CSS远程会诊流程示意图

4. 远程专家咨询会诊系统 通常，细胞形态的鉴别及临床诊断除细胞形态外，还需要结合患者信息、临床初步诊断、血常规检测结果、各种报警信息、相应的直方图和散点图等。为此厂商开发了远程专家咨询会诊系统SCRS。该系统是基于物联网技术开发的细胞远程咨询会诊系统，通过租用中国移动的专线建立起可以覆盖全国的无线网络系统，通过"设备对设备"（machine to machine，M2M）的数据传输接收系统，保证整个系统的安全运作。遇到疑难案例的医生可以将会诊资料（细胞图像、检测结果文字和数字信息）上传至系统的服务器中，系统控制中心会根据案例特点、专家在线状态等信息，通过微信、邮件等多种方式向细胞形态学专家发出协助申请，会诊专家上网在SCRS专家端查阅会诊资料，在专家端反馈会诊意见。安装运行SCRS需要血液分析仪、血液分析仪中间件Laboman软件、M2M装置，该系统可支持IOS、安卓版和网页版。SCRS应用步骤如下（图4-81）。

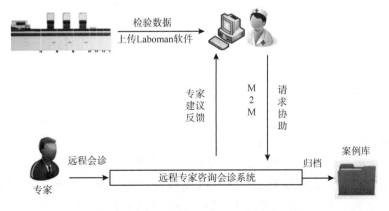

图4-81 远程专家咨询会诊系统工作流程示意图

（1）登录SCRS用户端。

（2）病例信息选择及上传：实验室人员在SCRS用户端输入患者的样本号，并选择检验日期，点击查询便会显示患者信息，如果需要可手动输入病例描述，在列表中可对查询仪器检测结果、散点图、直方图、报警信息、相关病史、镜检图片进行查看添加，操作完成后上传。

（3）专家查阅病例功能：可以通过调整时间段搜索病例，点击用户端求助待传阅片的疑难案例。

（4）专家点击查阅用户端求助的疑难病例细胞形态图片，输入专家意见，完成阅片，专家诊断结束，结果传输到用户端（图4-82）。如内容有误，专家可在查阅病例界面输入退回原因，退回到专家端重新修改。

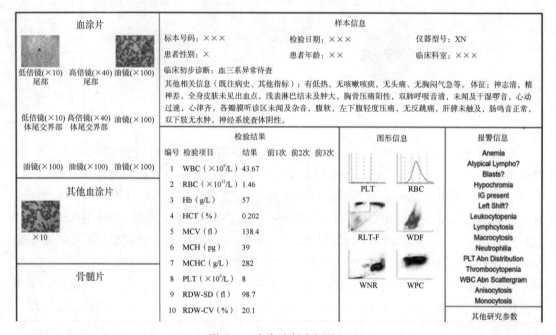

图4-82　专家诊断病例界面

（二）人工智能细胞图像识别的主要优点和局限性

1. 优点

（1）细胞图像识别系统通过自动化的细胞定位和预分类、再经人工后分类的方法，不仅提高了工作效率，也使白细胞分类更客观、标准。同时也大大减少了人工镜检的漏诊和误诊，保证了细胞形态分析质量，有文献报道CellaVision公司的人工智能细胞图像识别系统对原始细胞的检测灵敏度可高达100%。

（2）缩短了阅片时间和TAT，提高了复检效率，减轻了实验室工作人员的压力。

（3）使用远程软件消除了血涂片审核的地域和时间限制，有利于实验室人员间的协作，有利于形态学专家进行审核和会诊，更充分和灵活地利用医疗资源。

2. 局限性　人工智能细胞图像识别系统不能完全取代人工镜检，其预分类结果还需

要人工审核确认才能发出报告，因此实验室人员对细胞形态学的分析水平仍然是形态学检查质量的关键。

四、人工智能细胞图像识别远程会诊系统的应用

目前国内已有多家实验室使用细胞图像识别远程会诊系统，基本上采用同一家医院内不同分院或实验室之间的远程工作模式。细胞图像识别远程会诊系统在美国和欧洲国家的应用更广泛。例如，某地区中心医院与区域内其他医院之间使用远程会诊系统后不再需要交通工具运送血涂片；美国某商业实验室在全国有66台全自动细胞分析仪，由25位形态学工作者每天通过远程会诊系统审核约3000张血涂片。细胞图像识别远程会诊系统的广泛使用将给临床检验工作提供更多便利，并对检验医学的新趋势产生不可忽视的影响。

（凌 励 李 强）

第十九节　临床输血智能管理系统

一、临床输血智能管理系统概述

2012年6月7日，为加强医疗机构临床用血管理，推进临床科学合理用血，保护血液资源，保障临床用血安全和医疗质量，卫生部根据《中华人民共和国献血法》制定了《医疗机构临床用血管理办法》。2019年2月2日，国家卫生健康委员会对《医疗机构临床用血管理办法》进行修订，进一步规范了各级医疗机构贮血、用血工作流程，细化了临床用血的各项技术要求。临床输血的质量控制贯穿输血的全过程，任何环节出现问题均会影响临床输血的质量与安全，目前各地医疗机构使用的输血管理软件一般只能为输血科提供简单的血制品进出库管理，工作场景为单一的出入库模式，并不能很好地符合《医疗机构临床用血管理办法》的管理要求、实现各个环节的质量控制及适应临床输血治疗中对精准医疗、辅助诊断、信息共享的需求。

临床输血智能管理系统（又称医学输用血管理系统，blood bank management system，简称BBMS）依据《医疗机构临床用血管理办法》及《三级综合医院评审标准实施细则》等国际准则及临床用血相关法律法规要求，以输血科业务为核心，从患者用血样本核收开始，对临床输血申请与审核、ABO血型鉴定及Rh分型检测、用血前评估、配血及血制品发放、输注记录及输血疗效评价、输血不良事件报告等整个输血工作流程进行闭环化管理。临床输血智能管理系统以确保输血治疗的安全性为首要任务，同时为实现贮血用血信息、输血治疗信息的全院共享，与市血液中心采供血系统、HIS、LIS、手术和麻醉系统、临床护理平台等多个医疗专业系统进行了对接，业务数据得以在各系统间相互印证，实现临床用血全流程智能化管理。

二、临床输血智能管理系统模块设计

（一）基本原理

临床输血智能管理系统采用接口通信技术、网关技术、光学条形码技术、电子射频（RFID）技术等，通过接口通信技术连接血型鉴定仪器，获取血型鉴定原始数据，避免人为差错；血液中心提供的标准血袋信息通过条形码扫描设备录入，提高工作效率及准确性；当患者所需血制品出库时，系统可打印出包含患者及血制品内容的输血相容性二维码标签，供护理部领血及输注前核对患者及待输注血制品使用；电子射频标签技术和智能冰箱系统的使用让输血科服务前移至手术室成为可能。

（二）模块组成

临床输血智能管理系统主要由以下模块组成。

（1）患者信息同步单元：用于实时获取HIS提供的患者基本信息、收费信息、诊疗信息、检验信息。

（2）患者样本核收单元：用于实时获取LIS中的患者样本信息，核对患者及检验项目，对患者样本进行核收操作。

（3）用血凭证单元：用于患者用血凭证的维护及管理，与血液中心（血站）同步、上报患者用血凭证最新信息。

（4）用血申请单元：根据患者疾病情况及治疗建议，结合输血前10项检验结果，打印输血治疗同意书请患者签字后，由临床医生填写用血申请单，按用血审批要求审核后，将电子申请发送输血科。

（5）用血评估单元：输血科医生根据患者申请内容及检验结果，结合目前贮血、用血情况，对临床用血申请进行评估及反馈。

（6）血型鉴定单元：经核收成功的样本，手工录入或从仪器直接获取正反定型结果，经审核后，打印血型鉴定报告单。

（7）交叉配血单元：用于异体血制品的配血信息的录入。

（8）发血单元：用于打印输血相容性标签及输血报告单，通知临床护理中心领血。

（9）领血核对单元：扫描输血相容性标签，核对患者信息及血袋信息，记录领血至临床科室的时间。

（10）输注记录单元：提供护理掌上电脑（PDA），在输注前对患者及血袋信息进行再核对，记录输注过程。

（11）不良反应记录及反馈单元：用于不良反应情况登记，输血科针对临床输注记录与不良反应，查看、核对及给出不良反应的原因分析。

（12）输血评价单元：临床医生针对每一个或多个输血申请相应的输血情况，结合输血后血液分析结果，对输血效果做出评价。

（13）血库前移系统：结合智能冰箱系统，将输血科的服务延伸至病床前，在提升服务的同时，减少过度输血的发生。

（14）用血智能推荐单元：以ABO抗原及Rh血型5种抗原检测为基础，智能推荐可用血制品。

（15）血制品库存管理系统：用于管理血制品入库、调拨、退血液中心、报废，以及血袋的回收和销毁。

（16）全院临床用血统计系统：以临床输血智能管理系统中所有业务数据为依据，提供各类实时或时段同比、环比统计报表，满足全院各科室对临床用血数据共享的需要。

（17）系统基础代码、用户权限单元：用于系统基础代码、用户权限的维护和管理。

（18）个性化配置单元：用于业务细节的个性化配置。

（三）设计理念

（1）临床输血智能管理系统设计目标是全院贮用血智能闭环管理。用血申请单开单模块考虑嵌入HIS的医生工作站中，在选择患者后可以和其他医嘱一样直接开单，无须烦琐地登录输血管理系统；在用血申请单开单同时，系统自动获取LIS中该患者的最新检验项目结果，供开单医生参考；同时考虑到自体输血的广泛使用，开单医生可方便地进行自体输血和异体输血的选择，系统自动根据选择进行后续流程。《医疗机构临床用血管理办法》详细规定了异体成分输血适应证，智能输血系统可以根据输血前检验结果和开单医生填写的疾病信息自动给出用血建议；同时管理办法规定了用血审批的具体要求，输血系统按患者当天用血情况，自动判断审批流程，并将电子审批单推送至审批人。

（2）由于各级医疗机构的全院信息化进程不同，为了适用于没有HIS的医院，保证临床输血智能管理系统的独立运行能力，系统中也可配置使用手工单流程，在手工流程中增加更多的结果校验、系统智能提醒和通知，防止人工错漏。

（3）手术中患者大出血时需要及时大量的异体输血，如何及时有效地提供符合要求的血制品和如何节约宝贵的血液资源，一直是困扰输血科医生的问题。临床输血智能管理系统结合智能冰箱系统解决了这一问题。将手术中需要的血制品经配血后，放置在手术室的智能冰箱中（备血），一旦发生术中大量失血的情况，输血科医生可在输血科远程通过系统发血，智能冰箱按发血指令自动打开锁住的指定血制品，确保无差错，安全快捷。术后在智能冰箱中未使用的血制品，由于一直处于输血科的监管下，可回收至输血科，或给其他需要的患者使用。这一设计理念从根本上解决了手术室临时大量用血和节约血液资源的问题。

（4）临床输血智能管理系统实现了Rh表型同型输注，在输血科入库血制品时，对每一袋红细胞悬液的供者Rh表型进行检测。当患者需要使用这些血制品时，先检测患者的Rh表型，然后系统按规则自动向将输血科医生提示最匹配的血制品，确保Rh表型同型输注。

（四）安装要求

临床输血智能管理系统只需在医院信息科安装服务器即可，输血科及临床其他科室、手术室只需在有网络和浏览器的计算机上登录运行。这种模式既方便医院对信息系统的统一管理，也方便用户使用。

三、临床输血智能管理系统功能实现

（一）工作流程

临床输血智能管理系统用血工作流程见图4-83。

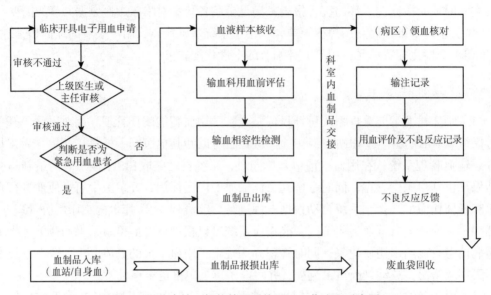

图4-83　临床输血智能管理系统用血工作流程示意图

（1）临床医生根据患者疾病情况，结合检验报告，给出输血治疗方案，打印输血知情同意书并让患者签字。

（2）临床医生开具电子用血申请单，系统根据检验报告给出输血建议，协助医生完成用血申请单后打印签字。

（3）用血申请单按审批流程审核通过后，输血系统生成抽血医嘱发送护理部；同时，将电子用血申请发送输血科进行用血评估。

（4）输血科医生收到电子用血申请后，进行用血前评估，如评估中有疑问，退返临床医生修改。

（5）评估通过的用血申请单，要等候患者样本送至输血科进行后续操作。

（6）输血科医生在收到患者样本后，在系统中进行样本核收。

（7）输血科医生对患者进行ABO血型及Rh 5个表型的血型鉴定，系统自动发起血型鉴定收费。

（8）输血科医生在系统Rh表型库中检索适合患者的供者样本。

（9）输血科医生通过样本库快速定位功能获取供者样本，与患者血样本进行血清相容性试验。

（10）输血科医生将配血成功的血制品放于临床智能冰箱中，完成备血操作（图4-84）。

（11）临床医生/手术室医生在患者需要用血时，发送领血要求。

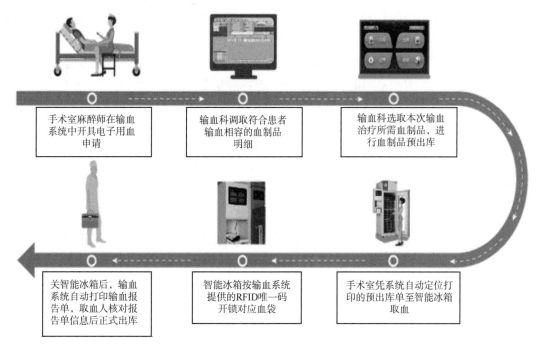

图4-84 临床输血智能管理系统血库前移工作流程示意图

（12）输血科医生根据领血要求，解锁指定冰箱和指定血制品。

（13）护理中心自动打印包括患者信息及血制品信息的领血单，供护理部人员在智能冰箱中扫码取血，系统自动发起血制品及相关输血材料收费。

（14）临床输血操作人员通过护理PDA扫描血袋条形码，再次进行输血前核对。

（15）临床输血操作人员定时进行输注情况检查，并在护理PDA中录入输注检查结果。

（16）若输注过程中发现有输血不良反应，立即停止输注，进行输血不良反应处理。输血不良反应处理后在输血系统中填写输血不良反应报告。

（17）输注结束，临床医生可根据输血前后检验报告的对比评估输血治疗结果。

（18）输血科对输血不良反应报告或输血治疗结果报告进行处理，并将处理结果反馈给临床。

（二）主要功能

临床输血智能管理系统（BBMS）具备以下7个功能。

（1）智能知识库：通过可更新的输血适应证知识库，结合患者疾病及输血指征，给用血申请单开单医生提供用血建议，提高合理用血水平。

（2）服务前移：结合智能冰箱系统，将输血科的服务前移至临床一线科室，在改善服务的同时，可降低术中用血风险，减少不必要用血，节约宝贵的血液资源。

（3）精准用血：依靠系统内部样本库及Rh表型大数据支持，自动匹配相合的血制品供输血科医生选择，减少输血不良反应的发生，确保用血安全。

（4）流程管理：严格按照相关法律法规，规范用血申请及审批，提高工作效率及质量。

（5）数据共享：与血站采供血系统、HIS、LIS、手术室麻醉、护理等多个业务系统互联互通，保证数据一致性、可追溯性、可验证性，数据质量和共享水平符合电子病历七级评审要求。

（6）绩效考核：通过工作量及反应统计结果，定期分析和评价工作人员年终绩效。

（7）管理决策：因贮血用血管理更精准，数据收集更即时，为输血科提供了管理和决策的科学依据。

（三）主要优点

（1）可追溯规范化的工作流程、提高效率，减少人为误差，避免医患纠纷。

（2）实现输血科服务前移至临床，提升服务质量，节约血液资源。

（3）推行Rh表型同型输注，提高输血治疗安全性。

（4）可维护的输血适应证知识库，为临床医生提供用血决策支持，保证合理用血。

（5）实现用血信息化闭环管理。

（6）全面提升医院管理水平。

四、临床输血智能管理系统典型案例应用介绍

上海某大型三级甲等医院为了实现临床用血全流程智能化管理，与多个输血相关医疗业务系统间实现数据互通，引入临床输血智能管理系统，并无缝嵌入医院当前业务系统中，工作流程如下。

（一）输血数据闭环智能化管理平台搭建

输血数据闭环智能化管理首先要实现的是输血相关业务系统间的互联互通（图4-85）。因此，BBMS通过输血智能管理服务器上的网络服务，实现输血相关业务系统中数据的实时或定时交换，顺利将输血系统业务功能嵌入医生工作站、手术麻醉系统、护理平台中，避免医务工作人员在日常工作中频繁切换所需专业系统，从而降低了操作复杂性。

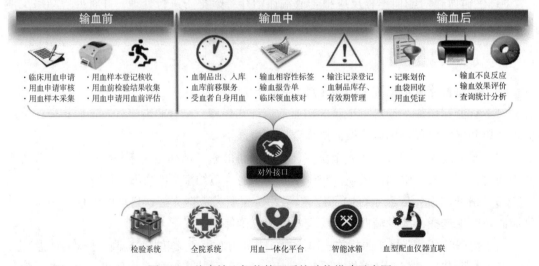

图4-85 临床输血智能管理系统功能搭建示意图

以临床医生开具患者用血申请单为例，BBMS将输血开单功能嵌入医生工作站，临床医生只需像平时开普通医嘱一样即可开具患者的用血申请单。由于临床输血智能管理平台对接了LIS的相关检验数据及HIS的体征诊断数据，在医生开单时，可按患者的输血相关检验结果、体征数据、诊断信息及输血系统内建的输血适应证知识库给出具体的输血治疗建议。BBMS智能管理平台上线后可根据医院实际业务要求进一步细化输血智能管理软件中的预警功能、调整输血适应证知识库的运用，规范临床科室的用血申请和审批流程，推进合理用血。

（二）Rh表型同型输注的应用

在医院输血科内部，直接联通仪器获取ABO正反定型数据、Rh表型抗原数据、血小板抗体数据，启用样本库及Rh表型库，避免人为差错，提高输血科工作效率，进行Rh表型同型输血。目前医院输血科在进行血制品入库时，从原先的扫码登记后直接入库改为如下流程。

（1）入库的血制品进行样本采集，样本试管侧面贴血袋码作为该试管条形码号。

（2）通过条形码读取设备，将供血者样本存入样本库，样本库中记录每个供血者样本所在的冰箱号-层号-架号-孔位编号，方便后续流程定位（在进行样本入库操作时，操作人员只需持扫描枪连续扫码，系统自动按入库规则进行位置分配）。

（3）通过血型鉴定仪器对供血者样本进行血型批量鉴定，为保证血型数据的准确性，分别在两台仪器进行血型正反定操作（除每个样本的ABO血型外，负责出正定结果的仪器还进行Rh血型5个表型、血小板抗体等项目测试），实验数据经数据采集模块汇总到智能输血系统中进行最后审核，审核后的数据存入系统表型库。

（4）临床医生开具用血申请单时，智能输血系统自动判断患者在系统中是否有血型记录，如无则自动在HIS中生成采血医嘱，护理部采集患者血型鉴定样本后，连同患者签字的知情同意书等书面材料传送给输血科。

（5）输血科医生核对书面材料及样本情况符合要求后，在智能输血管理系统中通过扫描试管上的样本条形码进行样本核收。

（6）通过血型鉴定仪器对患者样本进行血型鉴定操作，将患者的ABO血型、Rh血型5个表型等数据存入Rh表型库。

（7）当临床医生确认需备血时，开备血通知单，护理部收到备血通知后，进行患者配血样本采集（按相关规范，血型鉴定、配血样本需分开采集，系统从流程上保证这一规范的贯彻实施）。

（8）输血科医生收到配血样本后进行配血操作时，输血系统自动按患者的血型鉴定结果，从供者Rh血型表型库中按匹配优先规则检索符合要求的血袋及其样本信息。

（9）输血科按系统提供的供者样本定位信息从样本冰箱中快速取得供者样本，进行配血操作。

（三）贮血智能冰箱及送血机器人相结合

由于该院院区较大，手术楼与输血科相隔较远，为了保障术中用血，结合贮血智能冰箱，使用血袋标签的RFID码，改进输血管理系统的入库、出库流程，实现输血科服务向临床延伸。输血科按用血申请单所列血制品，在术前将通过配血试验的血制品放置在手术室门口的贮血智能冰箱中。当手术过程中需要用血时，领血护士通过在智能冰箱上扫描患者病案首页条形码即可就近领取术中用血。

输血科发血服务前移至临床及手术室的操作流程详细说明如下。

（1）血制品入库时，扫描血袋上的4个条形码（分别为血袋码、成分码、血型码、效期码），将其作为血袋重要信息录入智能输血管理系统的血制品库中（也可直连血液中心系统，通过血制品订单号批量获得血袋重要信息）。

（2）逐一在血袋贴上读写式RFID标签，之后滑过平板式RFID读写设备，智能输血管理系统自动生成RFID码，写入血袋RFID中，并与当前血袋重要信息完成绑定。

（3）按临床电子备血单内容进行配血操作后，将已经配血的备用血袋送入放置在临床科室的智能冰箱中（智能冰箱中有多个可独立锁闭的贮血格），关上冰箱门。

（4）用冰箱中的RFID信息读取设备获取每个贮血格状态，自动锁闭已存有血袋的贮血格，并将贮血格中的血袋信息反馈给智能输血管理系统，智能输血管理系统可远程监控智能冰箱中的血袋位置、存放温度等，实现输血科贮血冰箱管控前移。

（5）临床医生需对已备血的患者进行输血治疗，通过系统发送电子领血信息。

（6）输血科医生收到电子领血信息后，在系统中选择本次发血血袋，进行预出库操作。

（7）系统按预出库内容，自动在指定护理中心（或手术室外）指定的打印机上打印包括预出库单的条形码、患者信息和血袋信息的预出库单。

（8）领血护士在智能冰箱上扫描预出库单单号。

（9）智能冰箱从输血系统中获取预出库单所对应的血袋RFID，解锁放置有对应RFID血袋的柜格。

（10）护理部护士从已解锁柜格中拿出血袋，关闭冰箱门。

（11）智能冰箱将取出的血袋RFID码返回临床智能输血系统。

（12）临床智能输血系统自动在指定临床打印机、输血科打印机同时打印输血报告单。

（13）输血护士在护理PDA上通过扫码核对所领血袋和输血报告单血袋信息、患者信息，再次确认所有信息一致后，开始临床输血治疗。

对于临时用血，结合物流机器人技术及输血机器人控制系统，实现了即时点对点的送血服务。在门急诊或临床需要对患者进行输血治疗时，输血科正常进行血制品出库前的操作，出库时将血制品放置在送血机器人的恒温贮血抽屉中。送血机器人可按设定的送血路径进行自动送血，可自动乘坐电梯及通过电子门禁。送血机器人送达后，通过一系列的领血身份验证及血制品核对操作，确保目的地领血护士领到正确的血制品。

无论是手术室门口的智能前移冰箱，还是送血机器人，内置的温控传感器及由输血平台控制的电子锁将所有血制品置于输血科的密切监控下，每袋血制品在给患者使用前的温控及交接数据可追溯。

（四）输血专用护理PDA的使用

输血信息闭环管理在护理部是通过输血专用护理PDA的使用实现的。无论是手术室前移贮血冰箱、送血机器人，还是普通的输血科领血窗口领血，均通过内建在输血专用护理PDA中的软件进行患者及所领血制品的核对。

在血制品输注环节，输血专用护理PDA可自动提醒医护人员进行定时输注巡检。当患者在输血治疗完成或有不良反应时，也可通过输血专用护理PDA进行情况上报。

（五）临床输血智能管理系统应用效果

临床输血智能管理系统上线以来，血制品从入库到空袋回收、销毁都处在医院输血科监控之下，完成了血制品储存的闭环管理；临床输血治疗从用血申请至输注疗效、不良反应所有过程数据均可随时查看，完成了输血治疗的闭环管理（图4-86）。

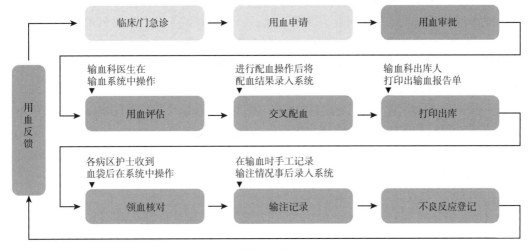

图4-86　临床输血智能管理系统的输用血闭环化管理

临床从领血到开始输注的时间由原来的20～30min减少到5min，麻醉科医生从"门口看得到的支持"中更合理地规划术中用血，减少了不必要的输血，并且由于临床贮血一直处于输血科的实时监控中，完全可以给符合使用要求的其他患者使用，从源头上节约了宝贵的血液资源。经过多年的应用，临床输血智能管理系统见证了医院通过ISO 15189评审、电子病历七级评审，多个分院院区输血科资源的互联互通全面实现了合理用血、精准用血。

（孙东丰　胡志新）

第二十节　医院POCT智能管理系统

一、医院POCT智能管理系统概述

医院即时检测（POCT）智能管理系统是在院内作为信息系统的一部分，用于整合管理院内所有POCT设备仪器的一套信息系统。POCT智能管理系统在POCT院内整体管理中不仅应包含数据传输的功能，更应具备进行POCT整体质量管理的重要功能，包含分析前中后管理、人员管理、试剂管理及仪器管理等。智能管理系统应有多种终端管理模式，PC端与移动端均可，移动端的POCT智能管理系统应当是目前的发展趋势。新版ISO 15189：2022《医学实验室质量和能力认可准则》要求重点纳入POCT质量管理要求，POCT质量体系的建立是重要评审内容。临床实验室内部开展的POCT及临床使用的POCT均应遵循相关准则要求纳入实验室质量管理体系，由多学科组织的POCT委员会进行管理及监督。国家卫生健康委员会重点关注的《即时检测（POCT）信息化质量管理中国专家共识》及《即时检测（POCT）临床结果报告与发布中国专家共识》均提出应通过信息化手段提升和规范医院POCT质量管理水平，规范化监控管理，加速医疗机构信息化建设。

POCT在我国医疗机构中的应用迎来了快速发展的机遇。然而在实际应用中，POCT管理尚面临诸多挑战，主要问题在于院内信息化建设不完善、院内POCT管理机制不健全，以及POCT设备类型多种多样、单机与联网设备交叉使用、POCT分布区域较广泛、操作人员类型众多等。各级医疗机构POCT管理存在以下管理盲区及难点：缺乏医院POCT专业的信息化、智能化管理工具。POCT智能化系统的发展也是当前行业关注的方向，主要的驱动力来源于医疗机构对POCT质量安全的日益重视及院内信息化水平的提升，大部分医疗机构也将POCT信息化管理作为下一步改进的方向。

二、POCT智能管理系统模块设计

POCT智能管理系统模块理论上应包含质量管理及临床数据管理两部分。

目前，POCT的院内质量管理仍处于初步阶段。从国外的经验来看，POCT院内质量管理工作中很重要的内容是针对POCT管理协调员日常工作开展的。国内现有POCT管理协调员的主要职责是帮助POC管理委员会完成日常管理工作。质量管理的功能必须包含文件管理、记录管理、人员培训与考核管理、设备管理、试剂管理、分析前中后管理、质控管理等。

同时医疗机构需要足够的工具进行质量管理。在出现质量管理问题时系统需具备足够的能力对关键人员进行提醒，智能化质量管理必须能够帮助POCT管理协调员使用一套信息化系统远程进行医疗机构内所有POCT设备与人员的管理与控制。例如，通过中间件软件进行全院的POCT质量管理便能很好地支持POCT管理协调员工作，更便于全院的质量管理。

数据管理的功能主要为满足院内POCT操作人员日常使用的需求。其需求主要集中于院内数据传输、POCT危急值的管理，以及临床POCT数据与中心实验室的数据整合和分析。由于设备的应用场景不同，常规的院内数据传输应具备无线与有线传输的功能。危急值管理是重要的医院管理内容，也有相关的法律法规，智能管理系统的作用在于帮助科室规范执行流程，完善危急值的管理记录。

此外，由于当前临床POCT数据很多是手工维护，POCT数据一般保存于纸质记录中或者手工输入病历系统中，整个POCT数据与临床中心实验室的检验数据脱离，需要POCT系统帮助实现数据的输入功能。同时，POCT数据需要与临床中心实验室数据有机结合，给予临床医生足够的信息进行快速临床决策。对于临床医务工作者而言，POCT与检验数据整合后进行大数据分析能够优化临床诊疗路径、选择更优的诊疗方案，从而提升医疗质量。

三、POCT智能管理系统功能实现

（一）仪器管理

POCT智能管理系统能够使用一套系统帮助远程管理全院POCT仪器系统，包括实时传输POCT设备的运行状态信息，以及显示并提醒仪器异常相关的报警。终端软件对各台POCT设备进行相应信息的记录与分类，每台设备均在管理系统上具有唯一识别编号与相应使用人员的登录记录。

（二）试剂/试纸管理

目前POCT试剂/试纸由于无专人统一管理，通常由院内人员单独进行领用。很多管理系统能够将试剂/试纸的信息通过无线传输的模式传输至POCT设备，而后传输至管理系统内部。管理系统能够避免过期试剂或者超出上机有效期试剂/耗材超期的使用。除管理试剂效期以外，管理系统可通过联网对全院试剂消耗进行统计与监控。对于领用试剂量与实际检测所需要的试剂量之间存在巨大差异的情况，POCT智能管理系统能够给予POCT管理协调员及时和充分的提醒。

（三）人员管理

POCT操作人员需要完成指定的操作培训方能上岗操作。人员培训与考核一直是质量管理的难点，主要问题在于POCT操作人员以临床医护人员为主，较难完成集中培训考核。因此，建议POCT智能管理系统能够针对人员不同的属性安排不同的线上培训与考核，包括工作经验、在岗时间、岗位类型及定期考核的结果等。

当POCT操作人员完成所有培训与考核后，POCT智能管理系统能够自动对培训人员进行岗位授权。岗位授权主要通过信息化管理系统自动进行POCT设备登录账号与密码的分配，以及周期化的更新与设置。

（四）分析前管理

POCT的采样大部分在患者床旁即完成（除部分血气样本外），检测完成后快速进行临床决策与处置，因此控制患者识别的差错率尤为重要。目前住院患者一般均配备腕带，大部分的手持式POCT系统能够对患者腕带进行扫描识别，从而避免错误识别采样患者。而血气等非手持式设备需要采集样本后至仪器位置进行检测，因此除患者识别外，对样本的识别也尤为必要。对于手持式设备而言，临床医生开具检测申请单以后，智能管理系统能够实时抓取HIS中申请单的信息，通过扫描患者腕带进行检测的结果应能与申请单的申请结果进行一致性比对。对于未有检测申请的结果，需要给予临床护士相应的提醒。同时血糖检测等POCT须具有一定的频率与次数，当检测次数未达到规定要求时，智能管理系统能够在规定时间范围内提醒临床医护人员增加检测频率。

对于需要进行送样的样本（如POCT血气检测），分析前管理和常规中心实验室的检测相一致。智能管理系统需要关注临床检验的申请，并将其自动传输至智能系统，然后通过扫描样本的条形码进行样本的识别与患者信息的对应，最后完成POCT。

（五）分析中管理

质量管理一直是POCT的瓶颈，目前对于POCT，《三级医院评审标准（2020年版）》与《即时检测　质量与能力的要求》（GB/T 29790—2013）中明确，需要对POCT分析中质量有严格的实时监管。其中质量管理包括日常的室内质控管理、室间质评管理及检测结果一致性的管理。

由于POCT设备在院内分布范围广、数量多，导致室内质控难以实时监管。室内质控管理不仅需要传输室内质控检测数据，还需要根据室内质控数据对设备进行管理，满足"监、管、控"三方面的需求。

"监"主要是针对质控数据的实时上传，目前多数联网机器均能将质控数据实时上传，但是由于临床医护人员工作量巨大，质控的意识较弱，导致漏做质控的情况经常发生。因此，智能管理系统应具备在质控频率不足时进行提醒的功能。

"管"主要针对的是质控数据的及时分析，对于失控的数据能够及时辨别，及时反馈给POCT管理协调员。POCT智能管理系统应具备Westgard多规则质控规则分析的功能，也能够绘制L-J图、Youden图等进行失控分析。同时能够满足院内质控数据定期审核与归档的要求，帮助持续改进工作的开展。

"控"是质控的核心部分，由于POCT的特殊性，POCT管理协调员在提醒临床医护人员质控失控的同时，需要能够实时锁定机器，避免失控的机器进行检测、出具错误的结果而影响医疗决策。由于POCT的使用场景一般为急危重症，出具错误的检测结果很有可能导致严重的医疗事故，发生严重的医疗纠纷。远程质量管理也是POCT管理人员关注的核心，POCT管理协调员需要兼顾全院甚至是整个医联体内部的室内质控情况。通过POCT智能管理系统远程数据连接，能够有效降低POCT管理协调员的工作量与压力。

对于POCT的室间质评，目前医院每台POCT设备均参加室间质评的情况少见，一般会采用院内某台机器参加POCT室间质评，其余POCT设备使用样本或者质控品与靶机进行比对。POCT智能管理系统能够在系统上标记POCT靶机，同时能够通过远程设备检测比对样本并识别超出可接受范围的设备，锁定该设备并通知临床医护人员停止使用，直至问题解决。

（六）分析后管理

由于有多种品牌与多种型号的POCT设备在院内共存，设备的报告格式并不统一，缺失很多报告的要素，无法达到《即时检测　质量与能力的要求》（GB/T 29790—2013）中的规定。同时，根据《即时检测（POCT）临床结果报告与发布中国专家共识》的建议，信息化系统报告至少应包括以下内容。

（1）科室名称、患者姓名、性别、年龄、住院或门诊病历号、申请病房和医生姓名。

（2）检验项目、检验结果和单位、样本类型、POCT设备唯一编号、参考范围、异常结果提示。

（3）操作者姓名、审核者姓名、采集时间、样本接收时间、审核时间。

（4）样本说明、临床特殊信息、免责声明等其他需要报告的内容。

（5）POCT报告与常规检测报告区分标识。

POCT智能管理系统应能够统一院内所有的报告模板，健全报告单中的要素，使整个医疗机构内使用统一的报告模板。同时，院内所有的报告数据均能通过智能管理系统保存至规定期限。

另外，POCT危急值管理也是目前POCT质量管理中的一大痛点。当POCT发生危急值时，临床医护人员通常直接进行紧急处置，往往忽略了对危急值按照标准流程进行记录。因此，当发现危急值时，POCT智能管理系统应能够第一时间进行记录并对临床医务人员进行提醒，只有当医务人员完成所有危急值记录后系统方能继续使用。信息化系统内危急值记录至少应包括名称、结果、报告时间、处置措施、识别者和接收者姓名等。

四、POCT智能管理系统的数据管理功能

临床检验数据是帮助临床医生进行患者快速诊断的有效工具，但是目前很多医院内POCT数据与临床检验数据分离，导致患者数据无法形成闭环。通过POCT智能管理系统与LIS和HIS对接，在进行治疗监测的同时，配合原有的诊断数据，从而能够对患者进行精准治疗。

POCT智能管理系统也能够对整体POCT数据进行多维度分析，以血糖数据为例，部分POCT信息化系统能够按照区域（病区、科室、全院、分院）等进行血糖数据分析，同时对不同类型人群（包括年龄、生活习惯、既往病史等）进行血糖数据分析。通过不同维度的数据分析，能够更好地帮助临床医护人员总结规律，更好地调整用药。

同时，为方便临床医护人员的工作，智能管理系统能够给予危重症患者更多的关注。在界面上显示患者监测趋势图，也将危重症患者的监测数据在菜单中前提，以方便重点关注。此外，POCT系统也可从HIS中提取相应的用药信息，通过检测数据与用药信息的整合，医生能够有效地调整治疗方案。POCT与检验数据整合后进行大数据分析，能够优化临床诊疗路径、选择更优的诊疗方案，从而改进医疗质量与诊疗效率。

POCT的信息质量管理目前在国内仍处于发展阶段，大部分医疗机构按照认可评审的要求正在依托信息化系统逐步建立POCT体系。目前已有部分厂家的软件实现了质量与临床数据的整体管理，市场上较有代表性的以Cobas Infinity床旁检测（POC）整体解决方案为主。从实践中看，该类POCT信息化系统目前不仅能够覆盖常规的质量管理，同时也能满足临床强烈的使用需求。通过应用信息化手段，优质的POCT智能管理系统在帮助POCT管理协调员方便高效管理POCT质量的同时，也能提升临床医护人员的工作效率并改进临床诊疗方案，实现多学科协同管理。

五、POCT智能管理系统典型案例应用介绍

某医院是综合性医院，院本部床位4100张，以诊治疑难危重症为主；分院区床位2000张，以诊治肿瘤、慢性疾病及康复为主；门诊设专科、专病门诊200余种，最高日门、急诊服务量18 000余人次。于2013年使用POCT智能管理系统管理检验科、呼吸科、急诊科、肾内科、中西医科、麻醉科、儿科ICU、胸外科ICU、外科ICU、急诊科ICU、CCU等的近37台血气分析仪。

医院设置POCT管理委员会进行全院POCT管理，院内检验科作为质量管理中心配备一名POCT管理协调员使用POCT智能管理系统监控全院POCT使用情况。POCT管理协调员使用掌上POCT智能管理系统通过平板电脑在院内移动检查临床POCT设备室内质控情况。临床使用POCT智能管理系统能够进行结果报告、数据分析、危急值管理等数据管理工作，同时通过POCT智能管理系统管理临床血气能够实现与检验科样本的实时比对。同时为满足临床人员的培训需求，POCT管理协调员通过使用POCT智能管理系统进行POCT操作人员培训、考核及授权。此外，ICU与CCU等临床科室使用POCT智能管理系统进行结果报告的同时，针对近3年的患者结果数据进行分析，总结急性呼吸窘迫综合征（ARDS）、慢性阻塞性肺疾病（COPD）等疾病血气结果的典型规律、监控临床决策和用药的有效性。该医院通过使用POCT智能管理系统，构建完善的POCT院内质量管理体系，同时检验人员与临床医务人员紧密合作，也为POCT质量管理探索新的模式。

某三级甲等医院是全国首个省级应急医院，一直致力于智慧医院建设，依据ISO 15189：2022《医学实验室质量和能力认可准则》和三级甲等医院评审标准要求建设了POC Cloud医院POCT智能管理云平台，该平台包括35个特色功能及核心技术。该院基于POC Cloud云平台进行跨院区、跨科室、跨品牌POCT"人、机、料、法、环"质量管理体系建立、运行、持续改进及实时智能监控，包括2个院区、67个临床科室、11个品牌、321台POCT检测分析仪，血糖、血气、心脏标志物、感染、凝血、急诊生化等36个POCT项目的质量管理及实时性、可视化智能监控，以POC Cloud云平台为核心，通过智能化数据收集、分析和应用，实现多个院区、多个临床科室的信息共享与协同，打破信息孤岛，提高了医院整体的工作效率和服务水平，实现全院POCT的规范化、标准化和智能化管理，提高了POCT检测结果的可靠性及医院智能化转型，为患者提供更高效、安全、优质的医疗服务。

（陈锦添　傅应裕　曹东林）

第二十一节　临床实验室智能质量指标监控系统

一、临床实验室智能质量指标监控系统概述

随着医学检验事业的快速发展，实验室检验质量控制与管理日渐受到重视和规范，临床检验质量控制指标（简称质量指标）是评价临床实验室检测质量和能力的客观依据，其

中部分指标已被纳入国家三级医院绩效考核指标体系。我国国家卫生和计划生育委员会于2015年发布《临床检验专业医疗质量控制指标》（简称2015版质量指标）；2017年发布了WS/T 496—2017《临床实验室质量指标》（简称2017版卫生行业标准）；2019年国家卫生健康委员会正式将部分质量指标纳入三级医院绩效考核指标体系；国家卫生健康委员会临床检验中心组织了质量指标的室间质量评价（external quality assessment，EQA）计划。质量指标评价也是ISO 15189评审的重要内容。质量指标的数据采集过程烦琐且耗时，大部分实验室目前使用手工记录或统计方法采集数据，仅有少数临床实验室利用LIS进行很少的常规的质量指标统计。因此，各临床实验室质量指标统计不能覆盖所有的检验前和检验后阶段，更无法实现实时监测监控。

提高检验质量，满足患者不断增长的健康需求是临床实验室检验管理的核心，建立和依托信息化平台是促进医疗检验质量持续改进的有效方法。本节介绍的是临床实验室在工作中，基于生化免疫全自动化流水线中间件Centralink、Datalink，结合Aptio自动化流水线各功能模块和LIS，利用数字化和互联网技术，自主开发实验室质量指标智能统计系统，实现按时段一键生成质量指标的自动统计功能。实现实验室检验全程质量指标的实时监测监控和高效智能化管理，可进一步提高实验室质量管理水平。

二、临床实验室智能质量指标监控系统模块设计

开发对应的应用软件，可以监控和评估实验室检验前、中、后关键环节的性能，并可以对临床实验室质量指标进行连续监测；软件可以协助临床实验室利用纵向数据比较，发现检验过程中存在的潜在风险因素，帮助用户及时采取纠正措施。此外，通过室间数据的对比获得实验室服务质量的评价标准。

（一）模块组成

（1）分析前质量指标：包括检验项目的申请是否适当有效、患者和样本信息识别、采集样本的操作符合规范要求、样本运输与接收的操作符合规范要求等数据的分析。

（2）分析中质量指标：包括不精密度、系统误差、总误差、能力验证结果可接受性、实验室信息系统是否安全、是否通过实验室安全审核、是否通过实验室内部技术审核等数据的分析。

（3）分析后质量指标：包括结果报告的及时性是否符合规范要求、结果报告正确有效、危急值报告及时有效、患者与临床医生对实验室服务满意、实验室计算机的性能符合规范要求、实验室人员的能力满足要求、实验室的成本效益比科学合理、实验室废物处理符合规范要求等数据的分析。

（二）设计理念

依据ISO 15189：2022《医学实验室质量和能力认可准则》要求及国家卫生健康委员会《临床实验室质量指标》指南要求，建立一个科学合理并适合于临床实验室的质量指标，是提高临床实验室质量和能力的有效途径之一，也能为实验室质量体系的良好运行提供客

观的数据支撑。

质量指标的分析工作对临床实验室而言难度并不高，更多的在于如何收集并汇总这些庞大的数据，收集的数据源跨度与实验室的分析前、分析中、分析后流程涉及多个信息系统，而每家实验室的信息化系统数据标准均不一致，造成收集困难，而且存在如下问题：①正确度评价指标；②烦琐的手工上报数据；③严格但漫长的回报周期；④发现问题的滞后造成解决问题的滞后；⑤正确度保证的间断性造成质量保证的间断。

严谨完善的实验室质量指标管理需要耗费大量的人力物力。结合现代化实验室发展的趋势，自动化和信息化可以帮助实验室工作人员节省大量手工操作和人工计算并获得更可靠的质控管理体系。

三、临床实验室智能质量指标监控系统功能实现

（一）工作流程

临床实验室智能质量指标监控系统工作流程见图4-87。

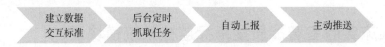

图4-87　临床实验室智能质量指标监控系统工作流程

（二）主要功能

（1）当数据源来自多个信息系统时，建立标准的数据接口，通过网关解决数据多样性的难题。

（2）大量的指标数据是以月度为单位进行汇总统计，即时展现性强，但频率极低，通过定时任务增量抓取。

（3）指标数据跨度实验室分析前、分析中、分析后流程，分类设计不同的指标业务数据，统一汇总上报。

（4）月报以主动方式呈现给管理者，减少用户手动筛选，同时支持联动上报接口，在授权下可自动上报。

（5）穿戴系统推送：质量指标结果的详细情况可实时推送到工作人员的手机或者智能手表上，即使工作人员不在实验室，也可以第一时间了解实验室的大致情况，做好充分的准备和应对。

（三）安装环境要求

需要一台独立计算机用于部署该系统功能。必要时，还需要医院LIS的支持。必须有外网连接，供警报信息推送。

（四）主要优点

按分析前、分析中、分析后覆盖实验室要求监测的25项质量指标：①检验项目的申请是否适当有效；②患者和样本信息识别；③采集样本的操作符合规范要求；④样本运输与接收的操作符合规范要求；⑤结果报告的及时性符合规范要求；⑥结果报告正确有效；⑦危急值报告及时有效；⑧按专业类别分析明细，如生化、免疫、常规、凝血等；⑨按患者来源分类，如门诊、住院、急诊等；⑩按特殊项目监控指标分类，如血钾、肌钙蛋白、白细胞计数等。

四、临床实验室智能质量指标监控系统典型案例应用介绍

某三级甲等医院检验科按ISO 15189：2012年版认可实验室要求，需要统计检验前、中、后质量指标，如抗凝样本凝集率、检验前TAT中位数、实验室内TAT中位数、检验报告不正确率、危急值通报率、危急值通报及时率等。临床实验室利用LIS进行部分常规的质量指标统计，部分则需使用手工记录或统计方法采集数据，还需要安排专人进行数据的统计处理。质量指标统计效率低下、难以实时监控及时发现问题、难以实现质量指标监控质量管理的目的，因此迫切需要使用临床实验室智能质量指标监控系统。该系统可实现统计的质量指标包括检验前、中、后阶段指标共12项，另外还增加了检验项目仪器分配统计、样本来源及数量统计、流水线模块故障率、样本流程TAT和仪器TAT的统计等。质量指标一键生成，并以柱状图、箱线图和饼状图形式呈现，简便直观。

（一）材料

1. 样本来源 Aptio的生化免疫自动化流水线上的生化免疫检验项目样本。

2. 检测系统 Aptio的生化免疫自动化流水线包括IO进出样模块、架式进样模块、3个离心模块、1个去盖模块、生化仪4台、化学发光分析仪3台、封膜模块、在线储存模块（15 000管）、去膜模块、30m环形双轨道、Apito自动化管理软件1套，Centerlink、Datalink数据管理软件各1套等。

3. 统计系统 Date Cake质量指标智能统计系统。

（二）方法

1. 质量指标自动智能统计系统 本系统的实现模块搭建包括LAS（Aptio生化免疫自动化流水线）、中间件软件Centerlink、Datalink、LIS和DataCake。

2. 智能统计系统的统计方法 全部统计条件均在DataCake软件中设置，仪器产生的检测数据和报警信息传到Centerlink和Datalink软件，LIS则将样本项目明细、患者信息等输送到Centerlink软件，Centerlink软件主动传送给Datalink软件，DataCake软件可直接在Datalink软件中提取需要的数据，进行按需统计及显示。

3. 统计模块的设计

（1）检验项目分配管理模块：主要是对全自动流水线上的生化与免疫检验样本按时段进行样本数与项目数统计；对样本进行检验专业组成比例统计；按患者来源进行样本分类统计；还可以通过在线设置，对各检测仪器中的检验项目进行分配，并统计在各仪器上检测的样本占比。由此达到对仪器分配样本数量方面的细化管理目的。

（2）检验前质量指标统计管理模块：筛选出溶血、黄疸、脂血、凝块、样本量不足等异常样本，DataCake软件可提取相关信息，统计样本采集量错误率、抗凝样本凝集率（溶血、脂血发生率）等，可实时监控样本状态。

（3）检验中质量指标统计管理模块：通过物联网技术实时采集各检测系统室内质控检测数据，结合最先进的室内质量控制管理软件Unity™质控管理系统、HIS及自动化流水线数据管理系统（Centralink）的管理软件进行分析，按如下公式以饼状图显示以下指标。室内质控项目开展率（%）=开展室内质控项目数/开展项目总数×100，室间质评项目参加率（%）=参加能力验证（PT）的项目数/开展项目总数×100，室间质评项目合格率（%）=通过能力验证（PT）的项目数/参加PT的测试项目总数×100，可按设定的每年1次进行显示。

（4）检验后质量指标统计管理模块：采用物联网技术和自动化流水线数据管理系统（Centralink）数字化技术，按如下公式以饼状图显示以下指标。检验报告不正确率（%）=不正确检验报告/检验报告总数×100；危急值通报率（%）=危急值结果报告数量/已发报告总数×100；危急值及时通报率（%）=及时通报的危急值件数/危急值发生数×100。

（5）TAT统计管理模块：DataCake软件采集样本条形码，可在采集、签收、进入流水线分析仪（简称进线）与检测完成和报告审核各个时间点，对样本分析全程TAT与仪器全程TAT进行统计。此模块可实时直观显示不同专业检测项目的采集到签收、签收到进线、进线到检测完成时间和检测完成到报告审核时间各个TAT，对样本分析全程TAT进行监控，包括检验前TAT中位数、实验室内TAT中位数。此外，可将工作时间按2h为单位分段，统计各仪器上项目的全程TAT情况，统计样本送达检验中心核收到检测完成的TAT，统计样本核收到上传至流水线上的时间与数量。从实验室内检验全过程对样本的每个关键环节进行监控，给样本的全程TAT优化管理提供改进依据。

（6）仪器流水线模块/仪器报警率的统计模块：通过将自动化流水线数字技术与计算机网络技术相结合，进行信息交换和通信，以实现智能化识别、定位、数据反馈的医疗设备管理。此统计模块主要对流水线的IO进出样模块、架式进样模块、3个离心模块、1个去盖模块、封膜模块、在线储存模块和去膜模块的报警次数按天数或按1天内工作时间各时段的报警次数进行统计。此外，可对4台全自动生化仪、3台化学发光分析仪按时段、按报警种类进行各仪器报警次数的统计。

（三）结果

1. 检验项目的管理模块统计结果与显示

（1）图4-88统计的是当天所送检样本的数量与检测项目数量。

（2）图4-89统计的是当天所送检样本按专业分类的构成比。

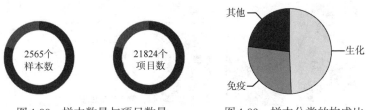

图4-88　样本数量与项目数量　　　图4-89　样本分类的构成比

（3）统计当天所送检样本按科室来源分类的构成比，如分住院、门诊、体检等，采用饼状图展示统计结果。

（4）统计当天送检样本分配在线上各检测仪器中的比例，采用饼状图展示统计结果。

2. 检验前质量指标统计结果与显示

（1）样本采集量错误率（%）=采集量错误样本数/同期样本总量×100，采用饼状图展示统计结果。

（2）样本溶血脂血发生率（%）=溶血脂血样本量/同期样本总量×100，采用饼状图展示统计结果。

3. 检验中质量指标统计结果与显示　室内质控项目开展率（%）=开展室内质控项目/同期开展检验项目总数×100，采用饼状图展示统计结果。

4. 检验后质量指标统计结果与显示

（1）危急值报告及时率（%）=危急值报告及时数/同期危急值报告总数×100，采用饼状图展示统计结果。

（2）报告修改率（%）=报告修改数/同期报告总数×100，采用饼状图展示统计结果。

5. 样本全程TAT统计结果与显示

（1）样本全程TAT中位数：可按日、月、年报以点线图的形式呈现，图4-90显示的是生化检验样本分析全程TAT为121min，分析前TAT为44min，进线TAT为38min，分析中TAT为63min，分析后TAT为14min。

全程TAT（中位数，min）

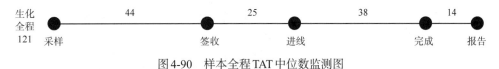

图4-90　样本全程TAT中位数监测图

（2）核收到上传进线TAT：图4-91是以柱状图显示样本在以2h为单位的各时间段内的样本数量及从核收到上传进线的TAT，其中8：00～10：00时段样本量最大，其从核收到上传进线TAT中位数为70min。

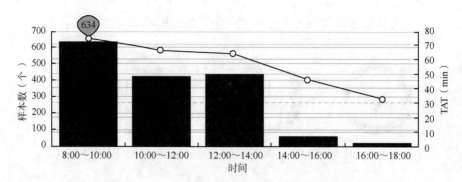

图4-91　样本从核收到上传进线TAT监测图

柱状图为样本数；折线图为TAT

（3）核收到完成的TAT：图4-92是以线箱图显示样本在以2h为单位的各时间段内的从核收到完成的TAT，样本从核收到完成的TAT中位数基本在50min以上，只有16：00～18：00 TAT在50min以下。

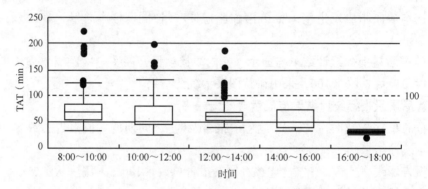

图4-92　样本从核收到完成的TAT监测图

（4）仪器TAT中位数：图4-93是以线箱图显示分配至各仪器上的样本在以2h为单位的各时间段内的TAT，各仪器上样本TAT中位数均在100min内，即使是在8：00～12：00的样本高峰期时段。各仪器上样本全程TAT中位数基本在50min以上，只有18：00后的TAT在50min以下。

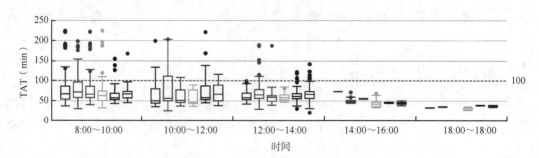

图4-93　分析仪器TAT中位数监测图

6. 仪器流水线模块/仪器报警率的统计结果与显示

（1）仪器流水线模块报警次数（按天）：柱状图如图4-94所示，如DCM当天报警次数为1，而其他报警次数为45，当天报警平均模块次数为18.86次/天。

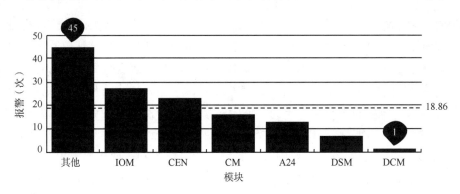

图4-94　流水线模块日报警次数监测图

（2）仪器流水线模块报警次数（按时段）：图4-95显示的是各模块在选择日期内按时段（以2h为一时段）的报警次数，其中模块IOM在12：00～14：00时段出现故障次数较多，故障发生频率较高。

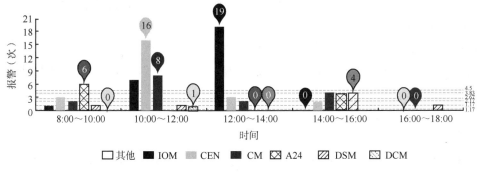

图4-95　流水线模块时段报警次数监测图

（3）各仪器的各种报警类别与次数的统计结果见图4-96，显示某天的600_01_011报警在Centaur XP1、Centaur XP2、Centaur XP3仪器上发生的次数分别为1、2、3次。

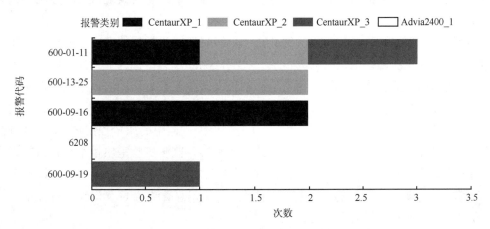

图4-96　分析仪器报警类别与次数监测图

（四）应用效果

质量指标在检验全过程中的运用对临床实验室质量水平获得较大的改进和提升有重要意义。检验项目分配管理模块可统计项目工作量和试剂消耗量；可统计仪器工作量，对每台仪器上检测样本量进行占比统计，达到对仪器分配项目及组合方面优化管理的目的。检验前质量指标统计管理模块可实时监控异常样本情况，监督样本质量不断改进。在 TAT 方面，国家卫生和计划生育委员会发布的《临床检验专业医疗质量控制指标（2015版）》中有检验前 TAT 中位数和实验室内 TAT 中位数。该系统软件统计的检验全程 TAT 更细，包括各分类样本在以 2h 为单位的各时间段内从核收到上线、核收到完成检测、上线到完成检测、完成检测到报告的 TAT，从检验全过程对样本的每个关键环节进行监控，针对各个节点的 TAT 情况，可因地制宜地采取改善措施，不断给样本的全程 TAT 优化管理提供改进依据。例如，该院危急值通报率、危急值通报及时率在系统应用之前分别为 85.5% 和 70.2%，因为是用人工电话通知、登记，过程烦琐且通报及时率无法精确统计，启用危急值报警和确认系统后，实施实时监测，每月按时由医务科通报给护理部查因整改，危急值通报率、危急值通报及时率分别提高至 100% 和 97.8%。仪器效率是一个分析中质量指标，是由 IFCC 成立的一个实验室差错和患者安全工作组在 2011 年发起的质量指标模型（model of quality indicator，MQI）计划中提出的，该系统中的仪器流水线模块/仪器报警数的统计功能可有效监控分析使用中的仪器报警数和报警时段，有助于实验室管理层对自动化仪器的维护情况进行分析，采取针对性提高仪器使用效率的措施，增强设备管理的可视性和可控性。

（五）小结与展望

临床实验室智能质量指标监控系统是基于物联网技术和自动化流水线数字化技术开发的，构建了质量指标一键生成系统。全面对分析前、分析中、分析后的质量控制进行有效监控，对不符合要求的指标，其预警系统将会报警、通知相关质量管理人员，督促其进行整改或采取必要的弥补措施。能够有效识别、纠正和持续监测检验全过程的潜在差错，从而实现对临床实验室分析前、分析中、分析后等过程质量控制要素进行实时控制和精确智能管理。

质量指标作为传统质量控制方法的补充，最终将发展为常规的室内质控和室间质控计划，质量指标的一次性评估没有太大价值，长期监测和观察指标的"失控"情况及趋势才能及时发现问题。信息化过程将对质量指标的长期监测起推进作用。该系统软件实现了按时段一键生成的质量指标自动统计功能，对统计的各质量指标分析可以图示方式呈现，方便管理者与工作人员掌握各指标情况，实时了解检验过程中的质量控制情况，简单便捷，实现了质量指标实时监控并长期监测的目的，达到实时监测实验室质量水平的目的，为进一步加强实验室医疗质量管理与控制工作提供更全面的参考依据。该系统虽具备上述优势，但仅限于自动流水线上的样本监控，能在 LIS 等信息化方面普及检验所有样本的检验全程监测监控是该系统努力的方向。

（卢兰芬　温冬梅　林日升　李　汉）

第二十二节　临床实验室全检验流程智能化管理系统

一、临床实验室全检验流程智能化管理系统概述

目前，我国较多医院的临床检验管理未能得到应有的重视，在质量管理的过程中仍然存在很多漏洞。医院的临床检验同患者治疗有着直接的联系，高质量检验一方面是各医院医疗水平及公信度的体现，另一方面会影响患者的生命健康。但是我国部分医院在临床检验的过程中，各个环节的把控仍然不够严密。第一，当前医院在临床检验工作人员选取方面，对操作能力的重视不够，同时对在职人员的素质训练及知识普及方面也存在一些问题，导致检验操作不规范，检验质量参差不齐。第二，很多医院检验工作流程烦琐，出错率高，易导致检验质量下降，患者满意度下降。第三，医院检验科的位置布局、设计不合理，会导致一定程度的无效移动，逐步延长了检验的时间。

为进一步提升检验质量，全检验流程智能化管理系统必不可少。全检验流程智能化管理系统是以实验室整体管理为目的，以业务流程为核心，以数据管理为基础，以计算机网络技术为载体而打造的可靠、适用、高效的检验业务流程智能化管理系统。建设临床全检验流程智能化管理系统来进行样本的全流程监控，可以让检验人员通过系统管理，按照临床检验的规划标准进行检验。通过样本的质量检验，对不合格的检验样本进行记录，并对样本不达标的原因进行判断和记录。如遇送检延迟及样本管理不当等情况，系统可立即向临床医护人员做出反馈，如此可立即让相关的科室重新采集检验样本，尽可能减少因检验流程环节出现失误而延误检验结果报告的情况，避免影响临床医生对患者病情的诊断。对于检验科烦琐的工作流程而言，流程管理能够使实验室各项业务良性开展，为临床和患者提供准确及时的医疗服务。

二、临床实验室全检验流程智能化管理系统模块设计

（一）基本原理

全检验流程智能化管理系统是一款适用于多种检验流程管理的系统软件，其结合我国的医院检验现状，打造高效精简的管理模式。其建设内容包含样本管理、自动质控、审核分析、人机比对、移动均值、综合分析等，对样本分析前、分析中、分析后等流程进行全方位监控。

检验的目的是为临床及时提供准确可靠的检验结果，并结合被检人的临床情况，主动为临床提供咨询。通过全检验流程智能化管理系统对检验过程中的基本环节（分析前、分析中、分析后）进行统一管理，配合各类质量管控、统计分析等功能，共同组成了临床检验的流程管理体系。

全检验流程智能化管理系统利用互联网技术，与LIS或第三方系统连接，做到数据互联互通（图4-97）。

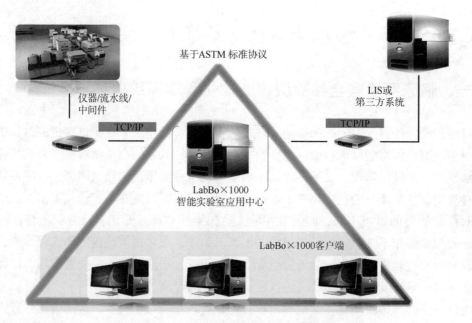

图4-97　全检验流程智能化管理系统框架

（二）模块组成

全检验流程智能化管理系统由以下功能模块组成，见图4-98。

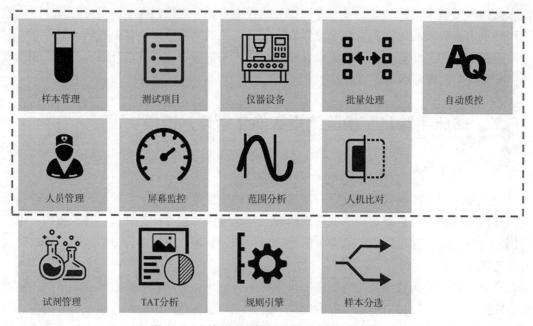

图4-98　全检验流程智能化管理系统功能模块

1. 样本管理　将样本各类繁多的信息（包括医嘱信息、样本在线上位置的信息、检测结果信息等）重新整合关联，并用更直观的方式帮助用户筛选出最关键的信息。

2. 自动质控　可实现在无人的情况下，自动执行质控任务，并能够在人员忙碌的情况下，及时执行质控任务。

3. 人机比对　根据设置规则，自动对测试结果进行审核。利用人机比对，将审核的结果无限制靠近专家审核，使审核更人性化、专业化。

4. 范围分析　该方法基于历史的患者样本结果，结合当时实验室的质控状态，验证之前制定的判断公式是有效的，从而进行检验质量监控。

5. TAT分析　对检验各流程具体内容进行保存，并根据医院要求进行指标分析，详细了解检验流水线或检验科的工作效率、样本 TAT，以及进行工作量分析等。

（三）设计理念

为实现全检验流程管理，需要先着重了解样本的检验全流程运转。样本分析前、分析中、分析后是样本检验最为重要的环节，可仍然存在大量的手工操作有较大的风险隐患。为解决这一问题，引入了样本管理系统，将简单的手工劳动交由系统进行自动记录与跟踪，以实现在样本检验过程中的实时监测和监控，使得医务人员能够专注于其他工作。

样本管理虽解决了样本检验流程的管理问题，但缺乏对样本检验结果和检验质量的把控，该系统补充了自动质控、自动审核、移动均值等功能模块，保证在检验过程中提高检验质量和检验结果的准确性，为患者提供更精准的检验报告。

除此之外，该系统搭配丹纳赫系统（DBS）精益管理、人员管理等功能，可更好地帮助医护人员提升检验质量、提高检验效率，排除工作中存在的问题，更好地为广大患者服务。

（四）安装环境

1. 硬件设备　包含 PC 设备、服务器等设备。
2. 软件安装　Windows Server 2012 R2。

三、临床实验室全检验流程智能化管理系统功能实现

（一）业务图

实验室全检验流程智能化管理系统业务示意见图4-99。

（二）主要功能

全检验流程智能化管理系统具备以下功能。

1. 样本管理　可通过 LIS 获取样本信息，且支持监控样本的全流程信息，并逐一进行展示，并尽可能地展示样本全方位的数据信息，帮助用户快速管理样本信息。

2. 自动质控　实现日常质控样本的自动化检测；从网络质量控制（WebQC）或第三方质控软件中获取仪器的质控状态，实现自动控制患者样本分流至状态良好的设备中检测。帮助检验科做到质控分析前的自动化检测，以及质控分析后的自动化处理。

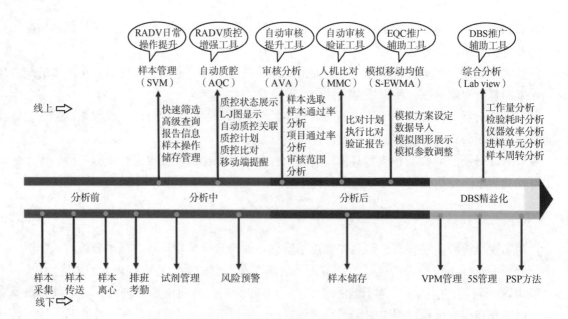

图4-99　实验室全检验流程智能化管理系统业务示意图

3. 审核分析　可通过审核规则，由系统自动对检验结果是否在设定范围内进行判断，并且可根据分析对象、不合格原因、科室、病种等进行数据分析，提高样本的检验速度。

4. 预警监控　可连接大屏，展示信息。当遇到TAT超时、危急值报警、仪器质控问题时，会推送预警信息。检验人员可第一时间得知预警信息，快速决定解决措施。

5. 仪器管理　配合ISO 15189质量管理体系，可对医院的仪器进行登记、管理，快速了解医院现有自动化设备及相关数据信息。

6. 人员管理　对医院或检验科人员进行管理，记录人员的基本信息、资质等内容，做到科室人员统一管理。

7. 人机比对　依据《临床实验室定量检验结果的自动审核》（WS/T616—2018）的规定，在建立优化自动审核后需要对其一致性进行验证。让自动审核的规则和方式更贴近真实专家的审核习惯，做到更具人性化。

（三）主要优点

①软件易用，符合用户工作流，能够部署在医院内网；②可建立良好合作的参考网站；③改进自动质控与自动审核；④满足移动端的客户需求；⑤实现设备性能验证；⑥基于成本效益/成本效率分析的试剂库存管理和设备管理；⑦基于物联网技术；⑧新技术引入（人机交互、云技术、大数据、人工智能与深度机器学习）。

四、临床实验室全检验流程智能化管理系统典型案例应用介绍

上海市某三级甲等医院为了更好地对临床实验室进行流程管理及流程优化，引进了临床实验室全检验流程智能化管理系统，以对临床实验室检验的"人、机、料、法、环"及全流程进行管理。下文对全检验流程智能化管理系统的功能和应用效果进行介绍。

（一）主要功能

1. 样本管理 采用全检验流程智能化管理系统后，用户可以通过样本管理模块清楚查看样本的所有信息，并实时了解样本的整体流程情况、接收时间等，既能了解样本流转的全流程信息，又可清楚知晓每个节点的停留时间和传递效率，更好地帮助医院改善、优化样本的流转现状。通过高级搜索功能，可更快地定位及追踪样本，且适应不同复杂场景的批量复查（图4-100、图4-101）。

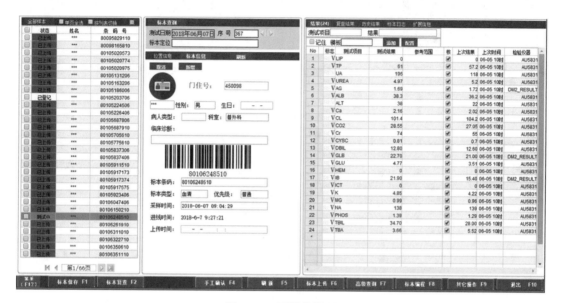

图4-100 可视化管理

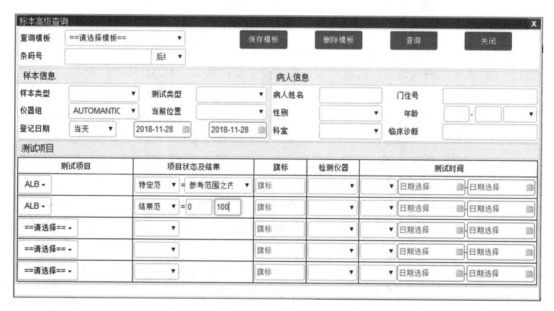

图4-101 批量复查功能

2. 自动质控 使用全检验流程管理系统后，每日的检验质控流程由系统自动完成，可实现在无人值守的情况下自动执行质控任务。其能在人员忙碌的情况下，及时执行质控任务，当某个检测项当天的测试量达到期望数量时，系统会自动追加质控任务。或某个检测项所用试剂瓶被更换时，系统会自动追加质控任务，方便医护人员的日常检验。

3. 审核分析 全检验流程智能化管理系统的审核分析和人机比对功能，能够根据规则对检验结果进行自动审核，并根据院方要求对审核的项目、数据进行分析，使得检验结果更直观，并能够从分析中知晓审核规则的遗漏点。有助于减轻人工审核的负担，并可缩短出具报告的时间，提升服务品质（图4-102）。

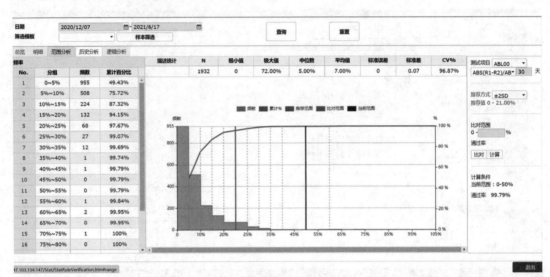

图4-102　审核分析

由于与人工审核相比，审核规则会过于"死板"，引入人机比对功能，将做完的历史数据和人工审核进行结果比对，从而提升审核规则的智能化和人性化。

4. 监控预警 在整个检验过程中，仪器或数据异常、超时是无法避免的，但如果发生问题，不能及时发现或处理，将对检验过程或检验报告结果产生意想不到的影响，从而耽误整体的检验时间，影响检验效率。

基于上述原因，检验人员在临床配置了智慧大屏，通过全检验流程智能化管理系统进行异常预警监控。在检验过程中，仪器出现错误，发生样本TAT超时，出现危急值时，系统大屏将自动进行展示告警，并通过移动端给负责人发送信息，做到第一时间发现问题、解决问题，使检验流程顺畅运作。

5. 仪器管理 通过全检验流程智能化管理系统的仪器管理功能，可以清楚了解某台仪器的具体登记时间、具体保养时间、维护时间等，每一次都会被详细记录下来，并支持通过查询条件进行关键字查询，提高了日常工作的效率。

6. 移动均值 通过全检验流程智能化管理系统的移动均值功能，可以对每个样本都进行质控，做到实时监测检验数据，让检验质量和检验结果更准确。

（二）应用效果

首先和科室沟通实施流程优化的目标：提高工作效率、科学布局、提高质量，利用

"精益管理"理念和全流程检验管理系统，识别现有样本流转的价值流，采集实验室构成、布局、设备、岗位人员配置、每日样本送达时间、每日检测样本数、样本类型、报告时间、技术岗位人员工作活动路径及时间、样本TAT、各项工作间的连接与等待等所有相关数据指标。量身定制新的流程方案并实施，让整个检验流程更合理、高效。

通过临床实验室全检验流程智能化管理系统优化流程，缩短科室TAT，大幅提升效率，减少多种手工操作的环节，以"人性化管理"的理念减少出错率及潜在的生物危害。

但需注意的是，流程管理及优化不可能一蹴而就，要通过"试点—改进—试点"的多次循环，不断发现问题并改进。根据实际情况，逐步完善流程的整体优化，并改进技术，理顺样本流、人员流和试剂耗材流，消除无效劳动与浪费，有效利用资源，降低成本，改善治理，达到用最少的投入实现最大产出的目的，为临床和患者提供优质高效的医疗服务。

（吴　俊　濮　阳　陆方阳）

参 考 文 献

柴晓波，周雅娟，许婷，等，2017. ROBO系统在实验室检验前质量管理中的应用研究. 国际检验医学杂志，38（22）：3114-3215.

陈娜，2017. 独立式与流水线式全自动采血系统在门诊采血室中的应用比较. 世界最新医学信息文摘，17（54）：163，164.

丛玉隆，2015. 回顾30年学科变化展望检验医学发展趋势. 中华医学杂志，95（14）：5.

崔飞易，陈宏文，2017. 医用物流系统在现代化医院中的应用分析. 中国医疗设备，32（2）：4.

崔希敏，李雪梅，王小丽，2017. 智能采血系统在门诊抽血室的应用及效果分析. 中国妇幼健康研究，28（S2）：341，342.

董傲通，文俊浩，2019. 基于小程序·云开发的实验室设备管理系统的设计与实现. 实验技术与管理，36（10）：282-288.

冯恭文，陶晓浓，2019. 实验室自动化智能化背景下，再谈TAT建设. 临床实验室杂志，13（8）：42-45.

付云，2010. 我国医院信息化现状分析及发展对策. 医学信息，23（3）：563-566.

高崇铭，史晓东，2016. 医疗设备信息化管理研究. 中国医学装备，13（2）：128-130.

高峰，刘志友，张胜，等，2016. 医疗设备全生命周期维修管理系统的设计与实现. 中国医疗设备，31（2）：155，156.

高志琪，王清涛，康熙雄，等，2018. 血气分析仪智能化质量管理系统临床多中心比对研究. 中华检验医学杂志，41（6）：475-480.

古晓艳，夏志强，2017. 基于二维码的高校教学设备管理系统的设计与实现. 计算机科学，44（S1）：523-525，556.

郭爱华，陈畅，马蓓颖，等，2015. 生物样本库的临床信息整合探讨. 中国医药生物技术，10（6）：501，502.

郭潇雅，2016. 智能采血管理系统上线"北肿". 中国医院院长，（22）：44，45.

国家卫生健康委员会，2020. 三级医院评审标准（2020年版）.（2020-12-15）. http://www.nhc.gov.cn/yzygj/s3585/202212/cf89d8a82a68421cbb9953ec610fb861.shtml.

国务院，2017. 国务院关于印发新一代人工智能发展规划的通知. 国发〔2017〕35号.（2017-07-20）. https://www.gov.cn/zhengce/content/2017-07/20/content_5211996.htm.

贺学英，胡冬梅，王辉，等，2013. 即时检测 质量和能力的专用要求：GB/T 29790—2013.

胡海燕，李雪梅，朱荔，2017. 全自动智能采血系统联合LIS系统的应用及效果分析. 中国妇幼健康研究，28（S1）：328，329.

胡新丽，2013. 物联网框架下的智慧医疗体系架构模型构建——以武汉智慧医疗为例. 电子政务，（12）：24-31.

黄维纲，罗玉仙，秦菲，2006. 业务流程管理在临床实验室信息管理系统中的应用和探讨. 检验医学，21（1）：76-78.

康凤凤，郦卫星，王薇，等，2018. 全国8029家医疗机构临床实验室15项质量指标现况分析. 中华医院管理杂志，34（1）：59-61.

赖芸，卢晨，2012. 高校实验室设备全生命周期管理模型构建. 实验室研究与探索，31（2）：192-194.

李春红，刘玢，2013. 全自动智能采血系统在门诊管理中的应用. 内蒙古中医药，32（32）：52，53.

李红梅，何江，冯宁，等，2015. 输血信息管理系统在临床安全输血管理中的运用. 现代医药卫生，31（2）：308，309.

李江, 鄢盛恺, 2012. 全自动智能采血管理系统的特性与临床应用. 中国医疗器械信息, 18(4): 23-27.

李涛, 李怡勇, 米永巍, 等, 2013. 医疗设备管理中物联网技术的应用思考. 医疗卫生装备, 34(4): 125, 126.

李雯娟, 陈睿, 2014. 基于物联网技术的智慧医疗系统及其建设策略研究. 激光杂志, 35(5): 56-58.

李志勇, 李鹏伟, 高小燕, 等, 2018. 人工智能医学技术发展的聚焦领域与趋势分析. 中国医学装备, 15(7): 136-145.

练新廷, 万本愿, 祝卫平, 2018. 智能化医学实验室设计与建设指南. 南昌: 江西人民出版社, 4-199.

梁静, 何鹏, 刘靳波, 等, 2014. 护士ISO 15189培训对检验前质量控制的影响. 中国医药指南, 12(2): 36-38.

梁兆, 2016. 医院信息化建设过程中存在的问题与对策分析. 信息化建设, (9): 18.

蔺晓琳, 李治军, 2020. 物联网趋势下特种设备管理可视化. 中国设备工程, (17): 59-61.

刘美玉, 2016. 关于医疗设备管理现状问题和对策思考. 中国市场, (41): 74, 78.

刘颖君, 安娜, 2017. 口腔诊室细菌性气溶胶研究进展. 中国感染控制杂志, 16(8): 773-778.

龙光利, 2018. 基于ZigBee的无线温湿度监控系统的设计. 现代电子技术, 41(12): 36-39.

陆怡德, 施新明, 杨帆, 等, 2011. 临床化学审核规则的制定及计算机自动确认的应用. 检验医学, 26(4): 277-280.

罗嘉俊, 丘文慧, 尹小毛, 等, 2018. 临床实验室设备管理系统开发与应用. 检验医学, 33(5): 457-462.

穆润清, 满东亮, 宋鉴清, 等, 2019. 标本质量分级评估的信息化解决方案. 临床检验杂志, 37(1): 67-70.

倪明选, 张黔, 谭浩宇, 等, 2013. 智慧医疗——从物联网到云计算. 中国科学: 信息科学, 43(4): 515-528.

欧阳能良, 王伟佳, 温冬梅, 等, 2018. 临床实验室信息管理系统仪器设备管理模块的建立. 临床检验杂志, 36(3): 210-212.

潘柏申, 2010. 在临床实践中更好地应用POCT. 中华检验医学杂志, 33(5): 389-391.

裴世静, 万艳红, 刘金萍, 等, 2017. 山西省15项临床检验质量指标调查结果与分析. 中国医院管理, 37(2): 30-32.

彭黎明, 王兰兰, 2003. 检验医学自动化及临床应用. 北京: 人民卫生出版社.

邱锡鹏, 2020. 神经网络与深度学习. 北京: 机械工业出版社.

人工智能发展白皮书产业应用篇, 2018. 中国信息通信研究院, 中国人工智能产业发展联盟.

舒开芝, 2017. 探讨临床检验流程的优化对策. 医药前沿, (21): 241.

宋蓓, 张国军, 李芬芬, 等, 2015. 全自动数字细胞形态学分析系统Cella Vision™ DM96在外周血白细胞分类的临床应用评价. 检验医学与临床, 12(4): 481-483.

宋海波, 王军, 2017. 中国体外诊断产业发展蓝皮书(2017年卷·总第三卷). 上海: 上海科学技术出版社, 199-204.

孙光伟, 王厚照, 2010. Rh血型系列抗原检测在输血中的应用. 检验医学与临床, 7(19): 2123, 2124.

谭锦春, 黄家声, 2011. 实验室设计与建设指南. 北京: 中国水利水电出版社, 31-37.

汤建平, 程明, 2017. 传统医院物流智能化升级改造的探索与实践. 中国医院建筑与装备, 18(1): 94-98.

童飞, 孙丹丹, 张鑫垚, 等, 2020. 血清指数分层设置在罗氏生化检测系统中的应用. 生命科学仪器, 18(2): 67-71.

万磊, 2017. 计量工作在医疗设备质量管理中的重要作用. 中国医学装备, 14(3): 131-133.

王玮, 安奇志, 2015. ROBO系统在门诊采血中的应用效果. 中华现代护理杂志, (32): 3928-3930.

王治国, 费阳, 王薇, 等, 2016. 理解临床检验质量指标, 抓质量从实验室内部做起. 中华检验医学杂志, (1): 4-6.

温冬梅, 2018. 临床实验室检验结果自动审核国际指南解读及研究进展. 临床实验室, 3(1): 55-60.

温冬梅, 张秀明, 王伟佳, 等, 2018. 临床实验室生化免疫自动审核系统的建立及应用. 中华检验医学杂志, 41(2): 8.

吴连珍, 李宁, 才军红, 2017. 门诊全自动智能采血管理系统使用与效果评价. 家庭保健, (15): 11.

吴天恩, 肖九长, 2015. 智能采血管理系统的临床应用评价. 国际检验医学杂志, 36(22): 3360, 3361.

吴艳凌, 吕炜, 韩崇旭, 等, 2015. 全自动医院智能采血管理系统的应用评价. 国际检验医学杂志, 36(23): 3503, 3504.

徐建新, 2016. 智慧即时检测. 上海: 上海科学技术出版社.

许秋芳, 王亚南, 何海润, 等, 2013. 全自动智能采血管理系统的开发及应用. 临床检验杂志, 31(11): 819, 820.

张实民, 2018. 医学检验领域人工智能技术应用与展望. 国际检验医学杂志, 39(5): 513-516.

张桐硕, 逄瑗博, 任鹤菲, 等, 2019. 人工智能对我国检验医学的机遇与挑战. 国际检验医学杂志, 40(8): 1018-1022.

赵树波, 邢国燕, 刘俊平, 等, 2013. 血清指数在临床中的应用评价. 中国医药指南, 11(24): 769.

赵毓宏, 白登科, 邓永乐, 等, 2015. 临床Rh表型血清学检测及其同型输注必要性分析. 临床检验杂志, 33(9): 715, 716.

中国合格评定国家认可委员会, 2013. CNAS-CL02医学实验室质量和能力认可准则(ISO 15189: 2012). 北京: 中国计量出版社.

中国医学装备协会现场快速检测(POCT)专业委员会, 2018. 手持式现场快速检测(POCT)临床应用与质量管理专家共识. 中华医学杂志, 98(18): 1394-1396.

中华人民共和国国家卫生健康委员会, 2006. 临床实验室定量测定室内质量控制指南: GB/T 2046—2006. 北京: 中国标准出版社.

中华医学会检验医学分会, 中国医学装备协会检验医学分会, 2020. 即时检测(POCT)临床结果报告与发布中国专家共识. 中华检验医学杂志，43（5）：567-569.

中华医学会检验医学分会，中国医学装备协会检验医学分会，2020. 即时检测（POCT）信息化质量管理中国专家共识. 中华检验医学杂志，43（5）：562-566.

周庭银，章强强，2017. 临床微生物学诊断与图解. 4版. 上海：上海科学技术出版社.

朱芮，王浩，2015. 医院病理样本库管理系统的设计. 中国医学装备，12（1）：54-56.

查晓俊，成刚，杨玉志，2018. 基于微信小程序的医疗设备管理系统设计与实现. 中国医疗设备，33（5）：125-129.

Adlassnig KP，Blacky A，Koller W，2009. Artificial intelligent-based hospital acquired infection control. Stud Health Technol Inform，149：103-110.

Andreini P，Bonechi S，Bianchini M，et al，2016. Automatic image classification for the urinoculture screening.Comput Biol Med，70：12-22.

Bull BS，Elashoff RM，Heilbron DC，et al，1974. A study of various estimators for the derivation of quality control procedures from patient erythrocyte indices. Am J Clin Pathol，61（4）：473-481.

Burton RJ，Albur M，Eberl M，et al，2019. Using artificial intelligence to reduce diagnostic workload without compromising detection of urinary tract infections.BMC Med Inform Decis Mak，19（1）：171.

Canton R，Pérez-Vázquez M，Oliver A，et al，2001. Evaluation of the VITEK$_2$ and the advance expert system with a collection of Enterobacteriaceae harboring extended spectrum or inhibitor resistance beta-lactamases. Diagn Microbioal Infect Dis，41（1-2）：65-70.

Ceelie H，Dinkelaar RB，van Gelder W，2007. Examination of peripheral blood films using automated microscopy；evaluation of Diffmaster Octavia and Cellavision DM96. J Clin Pathol，60（1）：72-79.

CLSI，2005. User Verification of performance for precision and trueness；Approved guideline-Second edition：CLSI EP15-A2. Wayne，PA：CLSI.

CLSI，2006. Autoverification of Clinical Laboratory Test Results；Approved Guideline. CLSI document AUTO10-A.Wayne，PA：Clinical and Laboratory Standards Institute.

CLSI，2011. Laboratory Quality Control Base on Risk Management；Approved Guideline.CLSI document EP23-A. Wayne，PA：Clinical and Laboratory Standards Institute.

CLSI，2016. Statistical Quality Control for Quantitative Measurement Procedures：Principles and Definitions. 4th ed. CLSI guideline C24. Wayne，PA：Clinical and Laboratory Standards Institute.

CLSI，2019. Autoverification of Medical Laboratory Results for Specific Disciplines. 1st ed. CLSI guideline AUTO15. Wayne，PA：Clinical and Laboratory Standards Institute.

Cornes MP，Atherton J，ourmahram G，et al，2016. Monitoring and reporting of preanalytical errors in laboratory medicine：the UK situation. Ann Clin Biochem，53（Pt 2）：279-284.

Croxatto A，Prod'hom G，Faverjon F，et al，2016. Laboratory automation in clinical bacteriology：what system to choose? Clin Microbiol Infect，22（3）：217-235.

Das S，Roy Chowdhury S，Saha H，2012. Accuracy enhancement in a fuzzy expert decision making system through appropriate determination of membership functions and its application in a medical diagnostic decision making system. J Med Saha，36（3）：1607-1620.

de Grey AD，2016. Artificial intelligence and medical research：time to aim higher? Rejuvenation Res，19（2）：105，106.

Fernández-Grande E，Valera-Rodriguez C，Sáenz-Mateos L，et al，2017. Impact of reference change value（RCV）based autoverification on turnaround time and physician satisfaction. Biochemia Medica，27（2）：342-349.

Fleming JK，Katayev A，2015. Changing the paradigm of laboratory quality control through implementation of real-time test results monitoring：for patients by patients. Clin Biochem，48（7-8）：508-513.

Giavarina D，Lippi G，2017. Blood venous sample collection：Recommendations overview and a checklist to improve quality. Clinical Biochemistry，50（10-11）：568-573.

Glick MR，Ryder KW，Glick SJ，1989. Incidence and amount of turbidity，hemolysis，and icterus in serum from outpatients. Clin Chem，35（5）：837-839.

Hayashi S，Ichihara K，Kanakura Y，et al，2004. A new quality control method based on a moving average of "latent reference values" selected from patients' daily test results.Rinsho Byori，52（3）：204-211.

Hoffmann RG，Waid RE，1965. The "Average of normals" method of quality control. Am J Clin Path，43：134-141.

International Organization for Standardization，2012. Medical Laboratories Requirements for Quality and Competence：ISO 15189：2012.Geneva：International Organization for Standardization.

Krasowski MD，Davis SR，Drees D，et al，2014. Autoverification in a core clinical chemistry laboratory at an academic medical center. J Pathol Inform，5（1）：13.

Lawrence DR，Palacios-González C，Harris J，2016. Artificial intelligence.Camb Q Healthc Ethics，25（2）：250-261.

Luo Y，Szolovits P，Dighe AS，et al，2016. Using machine learning to predict laboratory test results. Am J Clin Pathol，145（6）：778-788.

Luo Y，Szolovits P，Dighe AS，et al，2018. 3D-MICE：integration of cross-sectional and longitudinal imputation for multi-analyte longitudinal clinical data. J Am Med Inform Assoc，25（6）：645-653.

Makino M，Yoshimoto R，Ono M，et al，2019. Artificial intelligence predicts the progression of diabetic kidney disease using big data machine learning. Sci Rep，9（1）：11862.

Mei X，Lee HC，Diao KY，et al，2020. Artificial intelligence-enabled rapid diagnosis of patients with COVID-19.Nat Med，26（8）：1224-1228.

Onelöv L，Gustafsson E，Grönlund E，et al，2016. Autoverification of routine coagulation assays in a multi-center laboratory. Scand J Clin Lab Invest，76（6）：500-502.

Peiffer-Smadja N，Dellière S，Rodriguez C，et al，2020. Machine learning in the clinical microbiology laboratory：has the time come for routine practice?Clin Microbiol Infect，26（10）：1300-1309.

Plebani M，Astion ML，Barth JH，et al，2014. Harmonization of quality indicators in laboratory medicine.A preliminary consensus. Clin Chem Lab Med，52（7）：951-958.

Plebani M，Sciacovelli L，Aita A，et al，2015. Performance criteria and quality indicators for the pre-analytical phase. Clin Chem Lab Med，53（10）：943-948.

Polat H，Danaei Mehr H，Cetin A，2017. Diagnosis of chronic kidney disease based on support vector machine by feature selection methods.J Med Syst，41（4）：55.

Rawson TM，Moore LSP，Hernandez B，et al，2017. A systemic review of clinical decision support systems for antimicrobial management are we failing to investigate these interventions appropriately. Clin Microbiol Infect，23（8）：524-532.

Richardson H，International Organization for Standardization，2012. Medical laboratories—requirements for quality and competence：an ISO perspective. Vox Sang，83（Suppl 1）：333-335.

Rollins-Raval MA，Raval JS，Contis L，2012. Experience with CellaVision DM96 for peripheral blood differentials in a large multi-center academic hospital system. J Pathol Inform，3（1）：29.

Rossetti MD，Felder RA，Kumar A，2000. Simulation of robotic courier deliveries in hospital distribution services. Health Care Manag Sci，3（3）：201-213.

Sanghvi AB，Allen EZ，Callenberg KM，et al，2019. Performance of an artificial intelligence algorithm for reporting urine cytopathology.Cancer Cytopathol，127（10）：658-666.

Schoenmakers CH，，Naus AJ，Vermeer HJ，et al，2011. Practical application of Sigma Metrics QC procedures in clinical chemistry. Clin Chem Lab Med，49（11）：1837-1843.

Stouten K，Riedl JA，Levin MD，2015. Examination of peripheral blood smears：performance evaluation of a digital microscope system using a large-scale leukocyte database . Int J Lab Hematol，37（5）：e137-e140.

Streitberg GS，Angel L，Sikaris KA，2012. Automation in clinical biochemistry：core，peripheral，STAT，and specialist laboratories in Australia. J Lab Autom，17（5）：387-394.

Tomašev N，Glorot X，Rae JW，et al，2019. A clinically applicable approach to continuous prediction of future acute kidney injury. Nature，572（7767）：116-119.

Torke N，Boral L，Nguyen T，et al，2005. Process improvement and operational efficiency through test result autoverification.Clin Chem，51（12）：2406-2408.

Valenstein P，1996. Laboratory turnaround time. Am J Clin Pathol，105（6）：676-688.

Vedel G，Peyret M，Gayral JP，et al，2006. Evaluation of an expert system linked to a rapid antibiotic susceptibility testing system for the detection of beta-lactam resistance phenotypes. Res Microbiol，147（4）：297-309.

Wilkes EH，Rumsby G，Woodward GM，2018. Using machine learning to aid the interpretation of urine steroid profiles. Clin Chem，64（11）：1586-1595.

Winstanley T，Courvalin P，2011. Expert systems in clinical microbiology. Clin Microbiol Rev，24（3）：515-556.

Wu J，Pan M，Ouyang H，et al，2018. Establishing and evaluating autoverification rules with intelligent guidelines for arterial blood gas analysis in a clinical laboratory. SLAS Technol，23（6）：631-640.

Yelin I，Snitser O，Novich G，et al，2019. Personal clinical history predicts antibiotic resistance of urinary tract infections. Nat Med，25（7）：1143-1152.

Zhao X，Wang XF，Wang JB，et al，2016. Multicenter study of autoverification methods of hematology analysis. J Biol Regul Homeost Agents，30（2）：571-577.

第五章

临床实验室智能化发展方向与展望

临床实验室智能化建设尚处于起步阶段，如何设计、发展、落地和深入应用仍存在困难和挑战。随着国家政策的大力支持，鉴于庞大的市场应用需求及产业界的"跨级"竞争等有利因素，特别是经历了新冠疫情的严峻考验，政府已将生物安全防御体系和公共卫生风险预测作为今后国家重点发展战略，人工智能的发展迎来宝贵的契机。在抗击新冠疫情实践及国家有关采用人工智能等创新技术推进智慧医院和医联体建设的政策导向下，临床实验室智能化建设将在智能物流、全流程智慧管理、质量风险智能监控、专家智能辅助报告、疾病风险预测模型、检验结果大数据分析模型建立、远程（云端）医学检验、远程智能服务、远程继续教育、无人化智慧实验室、医联体检验智能化建设等方向创新发展。

第一节　临床实验室智能化发展机遇与挑战

临床实验室从自动化、信息化向智能化、智慧化方向发展是必然趋势，也是行业发展的必经之路。目前相关临床实验室智能化建设尚处于起步或初始阶段，尽管人工智能在提升检验质量、改善工作流程效率和优化结果解释等方面颇具潜力，向智能化发展是机遇，但同时面临诸多挑战。

一、临床实验室面临的问题

临床实验室的服务能力、技术水平、服务质量和精益管理水平日益受到重视，但目前仍存在以下问题：首先，随着检验分析技术的不断进步，临床实验室检验仪器从半自动化分析、全自动化分析、自动化流水线到全实验室自动化逐步发展和普及，与此同时设备产生了大量的数据，对如何使用、管理这些海量的数据提出了新的要求。其次，随着实验室标准化建设的健全和完善，对实验室的质量要求和管理能力提出了更高的标准，国内外临床实验室关于质量管理的理论、方法和工具并不少，然而质量问题仍然屡见不鲜，其中有管理问题、人员管理能力差异问题，也有技术问题。再次，当前临床实验室数字化和网络化的管理并没有改变传统管理的本质，即以人为中心进行人工管理，只是增加了现代信息管理手段，高标准的质量管理要求令管理人员的工作强度日益繁重，这已成为很多医院所面临的共同问题。最后，由于医院等级不同、医学实验室规模不同、检验人员培训条件制约、样本量少、临床实践经验和质量管理经验不足等原因，检验人员专业水平差异大、检验报告审核结果误差识别及控制不良等情况屡见不鲜，因此行业应该思考如何进一步利用信息化、人工智能、物联网和移动互联网等新兴信息技术，加强临床实验室信息化、自动化和智能化建设，推进医学检验智能化发展，缩小检验人员的专业水平差异，提高临床实验室质量管理效能、保证检验结果准确性和及时性，提升服务能力，为医生和患者提供个性化的智慧医疗服务及体验。

二、人工智能在医疗领域应用的困难和挑战

目前，大部分医疗人工智能产品处于起步期，功能还较为单一，缺乏完整系统的解决方案，无法满足医学全流程、多病种的复杂需求。人工智能相关算法是计算机基于所训练的数据集归纳识别出来的逻辑，健康医疗数据集的丰富性和规模性对于算法的训练尤为重要。健康医疗大数据与人工智能的发展相辅相成，海量的健康医疗大数据、快速运算能力和科学的算法模型是助推人工智能与健康医疗具体业务需求相结合的重要组成要素。人工智能在医疗领域的应用刚刚起步。目前阻碍医疗人工智能领域研发与应用的问题主要有以下几方面。

1. 数据采集规范化与标准化 数据采集是临床实验室大数据研究及应用的关键点之一，大数据模型的建立和技术的准确性在很大程度上取决于数据的质量和完整性，应加强临床实验室海量数据采集、数据存储、数据清洗、数据挖掘、数据分析等关键技术攻关，保证数据质量、规范化及标准化。此外，数据量规模、技术手段、安全性、采集难度、设备、平台和系统的配合运用也需要综合考虑及重视。

2. 医学数据质量问题 数据和算法是人工智能的核心。目前的医学数据存在以下问题：检测方法、仪器型号、结果单位等缺失，不同仪器和方法、不同实验室结果及参考区间存在差异，检验结果关联的患者资料不全或缺失。数据没有标注，以及数据质量问题、人工智能算法准确性问题，这些都对算法模型的应用水平产生直接的影响。但是提供高质量、多中心、完整的数据标注的检验资料，需要巨大的人力和物力投入，也是巨大的挑战。医疗人工智能诊断模型主要采用"有监督学习"的算法，为了让算法有更高的准确率，需要大量数据进行训练。模型的准确率与数据规模及质量始终成正比，准确率并没有出现趋于平滑的拐点，这说明深度学习对数据有源源不断的需求。

3. 复合型人才问题 近几年，很多高校设立了人工智能专业，但医疗人工智能领域所需人才不仅要掌握人工智能相应技术，更要了解医学理论，掌握临床相关知识，理解医疗业务流程。人工智能的人才结构相对单一，偏技术轻医疗，与医疗人才一同工作、一起成长是当前常用的模式。人工智能的培养体系未建立，跨学科的交流和渗透较少，难以培养复合型人才。

4. 行业标准问题 行业标准包括数据的获取、标注，模型效果的评价、对比等。大多数医疗机构对于采购和使用医疗人工智能产品的态度是谨慎的，主要原因是此类产品缺乏相关标准。为确保医疗质量和患者安全，医疗人工智能产品要让医生敢用，让患者放心，就必须通过国家标准认证，但目前国家层面的相关技术标准仍不健全，尚缺乏引导大数据在检验领域规范应用的相关行业标准及指南，信息数据接口和传输协议等尚未实现标准

化。国家有关医学大数据的政策发布对于临床实验室大数据应用安全与管理规范发挥了重要的支撑及引导作用，行业学会应积极组织医疗卫生机构及相关企业等进行检验医学领域大数据应用的相关标准制定工作。

5. 数据安全管理与隐私保护　临床实验室数据量大且种类复杂，在临床实践中，数据和信息安全涉及隐私保护，行业团体及医疗机构应建立、健全临床实验室大数据研究及应用安全管理制度、操作规程和技术规范，以保障临床实验室大数据安全，保障数据采集、传输、存储、挖掘、分析及应用等多个环节的安全管理及隐私保护；建立检验医学领域的数据使用、共享机制和规范，在标准化的基础上建立真实世界大数据研究及应用的完整体系。

6. 人工智能技术问题　血液、体液检验中描述的细胞形态特征、结构等数据往往模糊且隐晦。目前已有的人工智能算法层面还没有能力与之匹配，需专业标注后才能提取特征，算法或模型较难自动识别和生成。检验人工智能模型缺乏可解析性也同样是问题。人工智能算法是计算机基于所训练的数据集归纳识别出来的逻辑，健康医疗大数据数据集的丰富性和规模性对于算法的训练尤为重要。海量的临床实验室大数据、快速运算能力和科学的算法模型是助推大数据挖掘与检验医学实际需求相结合及发展的重要组成要素。

7. 人才制约检验医学人工智能发展　检验科医生大多只有医学背景，很少具备跨学科知识，在机器学习算法和处理大数据等方面缺少经验。人工智能+医疗的综合人才缺乏会导致人工智能产品的研发与临床的需求存在断层。如何有针对性地建立专业、系统、规范的临床实践培训和考核体系以保证人工智能产品的实施效果是亟待解决的问题。

8. 安全问题尚待解决　在诊断模型的研发过程中，使用的数据几乎包含患者的所有信息（包括基因信息），敏感信息一旦泄露，会导致患者受到偏见和歧视。从数据管理的角度考虑，进行数据采集、处理与分析的相关专业人员必须经过培训并取得相应资格，以更好地解决数据采集与共享中的安全和伦理问题。尽管当前人工智能技术的全面应用面临着诸多挑战，但人工智能技术有潜力深刻改变检验医学未来的发展方向。如何设计、发展、落地和深入应用仍存在困难和挑战，如何基于临床实验室信息化及自动化发展的基础，进行智能化创新技术的设计与开发是许多临床实验室管理者的困惑之处。在场景落地过程中仍存在不少困难及挑战，需要医院协同厂商深入探索研究。此外，技术的不确定性和应用的广泛性带来临床实验室数据、网络安全及伦理等问题，国家行业标准化组织、学会团体加快制定出台相关标准指南，实现智能化发展与患者信息保护之间的平衡也是未来发展的重点。人工智能将会全方位应用于临床检验中，使检验医学在疾病诊断、疗效监测、预后判断等方面发挥更精准的作用。

三、人工智能在临床实验室领域的应用建议

人工智能已经深入检验医学的各个方面，并且相关模型已被证实有较高的准确性和精确度，通过和专业技术人员对比，人工智能模型能够达到甚至超过人工识别的水准。特别是在医疗大数据、远程医疗的背景下，基于人工智能的检验医学可以利用数据库来获得客

观专业的判断，纠正检验医生诊断主观性导致的偏倚，缩小三级医院和初级医院的诊断差距。同时，非人工直接操作还可以减少潜在的感染风险。然而也有研究者认为，人工智能的应用不是为了取代检验人员，而是旨在帮助医疗工作者，通过消除明显正常的结果而筛查出待复核结果，以此提高效率，人工智能虽然可以基于图像和数据做出客观判断，但是检验人员往往会考虑与疾病相关的其他因素（如性别、年龄、既往史等）；另外，技术人员应该从人工智能辅助模型中学习，不断提高自身的专业能力，发现人工智能解释中存在的问题，而不是简单地应用。

为了提高人工智能的客观性和性能，迫切需要相关统一标准，这将有利于收集高质量的数据，也有利于人工智能性能的验证和推广。迄今为止，许多形态学研究数据集来源于手工制片、人工选择的显微照片或代表细胞的图像块，人工智能算法主要集中在细胞学标本的细胞特征上，未来有望使用统一的图像收集，同时努力纳入基质元素和背景物质（如胶体、基质、坏死）分析。对于少见病例的收集则需要花更多的时间，但是检验技师与此类人工智能模型结合能增强判断力，最终弥补经验的缺乏。除此之外，人工智能的开发需要临床医生、检验技师、人工智能工程师的跨学科团队，以提供具备隐私安全和结果解释全面的技术。大量医学数据是全人类健康事业的财富，对于如何利用这些结果，人工智能为检验医学的发展提供了新思路，并且随着基础医学的研究进步和更多高新检测技术的出现，医学检验作为桥梁学科，将先进科研成果和临床诊疗连接在一起，推动人工智能在检验领域的发展已势不可当，我们需要为即将到来的人工智能时代做好准备。

1. 针对数据质量问题的应用建议 建立统一的电子病历标准、临床术语和质量评价方案，不断提升电子病历应用层级水平，形成数字化、标准化、可普及的医疗大数据。国家层面统筹规划，推动建设高质量和标准化的单病种基础数据集。建立数据采集和标注的指南或共识。从事测试数据库标注的人员应按照标准的标注方案接受培训后再从事标注工作，以提高数据标注质量。针对人工智能模型开发全过程使用的各种数据集，明确标注资源管理和质控方法。对于标签质量制定适合的检验方法，如实时检验、全部数据检查、多重抽样检验等。宜使用有效、可靠的医疗大数据，包括：①使用足够量的大数据进行训练和测试；②考虑样本的多样性和偏倚控制问题，明确数据分布情况；③对模型进行前瞻性、真实的临床评估，而不是基于历史或同一数据集的评估；④计算已开发模型的校正统计数据，告知预测误差和用于评估临床效用的决策分析。评估模型的泛化性和可推广性需要适当大小的外部数据集进行验证。需要在医疗大数据的归属、安全、开放、标准化等方面出台相应的制度规范。推进医疗机构间的深化与联合，构建数据交流与共享机制，打通数据孤岛，为检验人工智能发展奠定坚实的数据基础。

2. 针对人工智能技术问题的应用建议 人工智能产品进入临床应用前，需要经过广泛模拟和验证、系统调试，以及前瞻性审查。针对不可解释性问题，需要制定高效的风险分析手段，其基本特征包括可量化性、可解释性和可学习性。①能够对模型的失效概率及失效后果的严重程度进行量化评估；②能够对算法预测错误的原因进行可解释性的原因分析；③对于复杂性和敏感性高的算法模型，能够根据实际应用环境，动态调整其风险模型参数，实现主动学习。对使用人工智能产品的医务人员，需要让他们了解人工智能模型的局限性，包括模型不能适用于某些特定场景的实例介绍。

3. 针对人工智能人才制约问题的应用建议 完善基础教育体系的学科布局，重视人工智能与医学的交叉融合，如医学检验专业增加人工智能概论、Python实践等课程，计算机或人工智能专业增加医学相关课程，有条件的院校可以互选为第二专业，构建学校、医院和企业联合培养模式。重视培养具有人工智能+检验的理论、技术与应用的复合型人才，进行医、工、信等跨领域深度合作，普及人工智能+检验的技术和方法。医院和企业可定期举办人工智能技术培训班和研讨班，在提高医务人员应用水平的同时，也可以在讨论中不断发现和改进问题，提升产品质量，保证人工智能产品的使用效果。

4. 针对人工智能安全监管问题的应用建议 尽管人工智能在医学领域也取得了令人瞩目的成就，但不可否认的是，人工智能在医疗领域的应用仍然存在一系列的伦理问题。2018年11月底引起轩然大波的基因编辑婴儿试验事件被视为是没有完善人工智能伦理治理的典型，同时也更加表明随着人类科学技术的飞速发展，伦理必须为科技的发展划定界限。为了弥补这方面的不足，2017年1月，多位人工智能专家和商业领袖共同签署了《阿西洛马人工智能原则》。该原则讨论了人工智能涉及的棘手伦理问题、经济学和社会学问题，并制定了相应的原则。中国尚未建立相关的伦理审议规范，故亟须出台该类规范，为解决当前行业中存在的伦理问题提供依据。现有的监管审批框架是为"静态"软件开发的，要求每一个新的版本都要提交审查，但人工智能系统具有内在的动态性和不断进化的能力，它们能够自主分析和学习信息，并利用这些数据进行相关性预测和决策。此外，数据隐私法，如美国的《医疗信息安全可携带性和问责法规》和欧盟的《一般数据保护条例》，影响到系统如何访问和共享数据，从而影响了人工智能的学习能力。全球监管机构认识到人工智能进步的潜力，正在探索如何在患者安全和保密与创新需求之间取得平衡。2016年6月，国务院办公厅印发由国家卫生和计划生育委员会等多个部门联合制定的《促进和规范健康医疗大数据应用发展的指导意见》，该意见作为互联网＋医疗行业的"指南针"，全文第一句话明确指出"健康医疗大数据是国家重要的基础性战略资源"，规范健康医疗数据的应用，为行业的发展与创新提供良好的条件。

2021年6月10日，第十三届全国人民代表大会常务委员会第二十九次会议通过《中华人民共和国数据安全法》，自2021年9月1日起施行。《中华人民共和国数据安全法》是为了规范数据处理活动，保障数据安全，促进数据开发利用，保护个人、组织的合法权益，维护国家主权、安全和发展利益而制定的法律。该法对重要数据提出了具体保护要求。医疗机构产生的数据涉及个人健康的方方面面，包括每一个人的医疗记录、公共卫生服务数据、可穿戴设备数据、生物数据、基因数据及临床研究数据等。医疗数据安全与患者个人信息保护的合规性要求比其他行业更高，随着越来越多的医疗机构向数智化转型，建立牢固的安全和合规基础已成为关键。参照HIPPA法案《健康保险携带和责任法案》，结合我国法律法规要求，建立健全数据和信息安全管理制度及技术规范，实施信息安全等级保护工作，确保信息系统的保密性、可用性、完整性和可控性。建立患者数据隐私和医学伦理的相关保护机制，加强监督管理，提倡使用大数据隐私保护模型，避免数据泄露和滥用。在使用医疗数据时，应对姓名、出生年月、病历号等隐私敏感信息进行脱敏，如使用替代、混洗、加密、空值等方法进行匿名或假名化处理。实在难以进行充分匿名化处理的，必须征得患者本人的知情同意，以保护患者的隐私权。构建"以患者为中心"的个人信息风险评估和防护体系，覆盖个人信息收集、存储、使用、加工、传输、提供、公开等多个环节，有助于医疗机构促进和规范当前数据合规工作的推进和管理。医疗机构进行合规差距核查和风险评估，尽快开展数据合规工作，以适应法律规制和监管要求。

第二节　检验医学的智能创新发展方向

当前，各行各业技术和产业的智能化发展已经上升到国家战略高度，IVD企业开始以"智能制造""智能生产"作为主要的发展方向，临床实验室从自动化、信息化向智能化发展，这是响应国策的发展方向，也是行业发展的必经之路。虽然人工智能在检验医学领域的应用已取得一些进展和突破，但相比其他行业的智能化建设还有很大差距。新冠疫情给实验室智能化建设带来的新机遇、新理念与新管理模式，为检验医学的创新发展方向提出了新的思考及应对策略。

一、样本传送自动化及智能物流

对于传染性疾病，"封闭隔离、远距离、不接触"是有效的预防和控制手段。实验室安全指南要求对每个检验流程及步骤进行风险评估，选择并实施适当的风险控制措施，将风险降至最低水平。在送餐、送药、消毒、样本送检等环节，自动化物流及智慧物流是降低风险的解决方法之一。随着物流技术的发展，可借助信息技术、光电技术、机械传动装置等一系列技术和设施，实现在设定的区域内物品的传送。常见的医院物流传送系统包括医用气动物流传送系统、轨道式物流传送系统、AGV自动导引车传送系统、高架单轨推车传送系统、样本空中传送系统、全自动智能采血管分拣系统等。例如，某三级甲等医院在国内率先引进丹麦TEMPUS600血液样本高速传送系统，用于运送传染性样本，从采集部门到检验科，实现点对点的专线自动传送样本，全程无人接触，安全、快速，可有效降低感染风险。

二、全面质量风险控制智慧管理

依据分析前、分析中、分析后不同阶段质量控制要求，设计全实验室管理的智能中间件，打造全面智能化质量控制的智慧实验室。在分析前流程实现智慧医嘱、样本采集要求智能提醒、分析前TAT、样本运输智能监控；在分析中流程实现包括检测质量管理（室内质控、室间质评、仪器运行状态、结果动态分析、Delta检验等）、信息管理、经济管理（设备、试剂、收费、业务量等）、行政管理（人事管理、文件管理、值班休假、资产管理等）的智能化；在分析后流程实现智能专家诊断系统（审核规则、形态学诊断、结果诊断、临床参考等），通过全实验室管理的智能中间件实现全方位的智能化监控及管理，加强实验室与临床的信息交流，降低实验室的运行成本，提高效率，全面提升实验室的质量与管理水平。

例如，某大型三级甲等医院检验科在临床实践中非常注重质量风险管控，在国内率先应用基于患者数据实时质量控制智能监控平台（AI-MA），将患者数据质量控制集成到质控品IQC的内部质量控制计划中，结合传统经典的移动均值法（MA），对患者数据质量控制法进行创新发展及智慧应用。大数据验证初期的研究成果显示，AI-MA可灵敏识别、实时监控检测过程缓慢发生的因试剂、校准和检测系统故障等引起的潜在质量风险并进行智能预警，辅助实验室人员进行风险评估并确定来源，及时采取预防或纠正措施，从而消除质量风险。AI-MA与开机质控品IQC法联合智慧使用，是全新的全过程质量控制及质量风险智能监控工具，可保证结果的准确性，减少医疗风险（图5-1）。

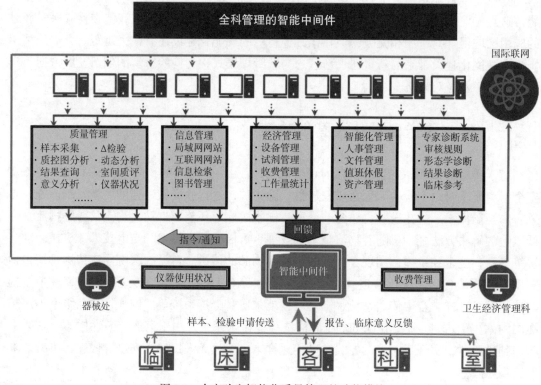

图5-1　全实验室智能化质量管理的功能模块

三、远程医学检验及智能服务

远程医疗为医疗的一种新模式。目前基于5G通信的远程医疗已实现远程外科手术、远程会诊、患者监护及突发救援事件的指挥和决策等。远程服务工具可以通过智能精确算法程序预判仪器发生故障的潜在因素，并通知工程人员进行远程故障分析及排除。Alpha Lab在保证数据安全的前提下已尝试将试剂耗材管理、室内质控、患者数据质量控制、大数据可视化智能监控、报告智能审核及报告发布等质量管理及业务流程在阿里云平台部署建设，实现全实验室的试剂、设备、室内质控、TAT、效益、工作量、危急值等质量指标、经济指标的远程实时监控、远程质量管理全流程监控及远程报告审核等，与智能硬件结合，向部分流程及专业领域无人值守实验室的方向发展。

此外，远程智能服务也是未来发展的方向。一旦发生病毒流行、台风、软硬件系统故障等突发事故，工程师无法及时赶到现场，可以提供远程实时故障诊断及排除等智能服务，未来IVD产品厂商及软件企业应逐步普及远程软硬件应用智能服务，及时为医学检验终端用户设备的正常运行保驾护航。

四、医联体信息化与智能化建设

自2017年开始，国家卫生健康委员会有关医联体建设的政策密集出台，新冠疫情后更是加快推进医联体建设。医联体分为城市医疗集团、县域医共体、跨区域专科联盟及远程医疗协作网四种医疗模式。通过医联体建设，实现医学影像、检查检验等医疗资源共享、分级诊疗和检查结果互认，这是重大的惠民工程。其中，信息平台建设是关键环节，实施中还存在许多问题。根据国家的政策导向及医联体的迅速发展趋势，提高医联体医学检验平台的信息化、智能化及智慧化水平是未来发展的重要方向及内容。

深圳某医院集团是全国"城市医疗集团"医疗体模式的成功案例，云LIS区域检验中心信息化解决方案（LabBox3000）对于深圳该域检验中心的成功实施发挥了重要作用。云LIS通过专网/云部署实现1家一级医院医学检验中心、5家二级医院及33家基层社区等不同等级医疗机构实验室的资源整合利用、流程规范化统一管理、数据互联互通及结果互认，贯穿检验分析全过程，实现全流程自动化、信息化及智能化，有效均衡各级医疗机构实验室质量水平及服务能力。

五、检验医学继续教育新模式

传统的检验医学人员继续教育主要为线下模式，存在办会成本高、区域化、参会资质受限、到场率低等局限性。新冠疫情改变了检验医学技术人员的继续教育及学术交流模式，全国各级学会纷纷举办线下+线上学术会议，检验医学工作者足不出户即可进行远程学习、回放学习，达到节省费用并提高效率的目的。线上学术模式可以提高基层医疗机构的专业理论水平并拓宽视野，这是特殊时期发展的全新人员继续教育新模式。

六、POCT自动化智能化发展

新冠病毒核酸检测是新冠感染筛查的重要手段，但由于分子诊断技术、环境、人员资质等局限性，难以在基层普及。因此，分子诊断方法在精密度、正确度、检测速度、通量等方面改进的同时，应朝小型化、简易化、自动化甚至智能化等方向发展。未来需要有更好的分子诊断技术、自动化检测系统及POCT质量智能管理软件联合使用，以抗击未来不可知的传染病疫情。

七、智能化、智慧化、无人化临床实验室的创新发展

随着各行各业信息化、自动化、智能化、智慧化、少人化甚至无人化的创新转型及发展，基于5G互联网、物联网、大数据、云计算，人工智能和智能物流机器人等在检验医学领域的应用将实现新的突破。5G互联网、VR/AR等场景体验及智能手持终端的联合应用甚至可以实现无人实验室的远程医学检验及质量监控，虚拟应用场景已变成现实世界，部分专业领域的无人实验室将会不断涌现，通过智能化软硬件结合可以缓解人力资源紧缺、劳动强度大、工作效率低、质量管理疏漏大及生物安全风险高等问题，甚至可以应对突发疫情或者台风等自然灾害期间的常规检测及质量管理工作。

八、智慧医学实验室与智慧医联体建设的创新发展

Alpha Lab智慧医学实验室（Alpha medical laboratory，Alpha Lab）及Alpha智慧医联体（Alpha integrated care organization，Alpha-ICO）是响应国家有关推进智慧医院及医联体建设政策的解决方案，采用互联网、智能化、物联网、云计算及人工智能等创新技术，为临床实验室赋能、提质及增效。

（一）Alpha Lab智慧医学实验室解决方案

Alpha Lab依据国际国内行业规范及质量管理指南准则要求开发，基于科技创新技术，将系列智能应用管理软件与自动化、智能化硬件相结合，软硬兼容，实现数据流、样本流、试剂流、质量流、设备流及效益流等全程闭环联动；PC端、平板电脑、大屏幕、智能手机、智能机器人等多种智能设备可与智能应用管理软件同步，实现检测结果产生、质量管理全流程的可视化智能监控、智能预警及智能管理，满足"全过程、全方位质量管理追溯体系"的cGMP（动态药品生产管理规范）要求。通过高度智能化、自动化的软硬件搭配，实现70%流程的无人化，减少过程损耗及感染风险，降低运营成本，提高精益化管理水平及智能化智慧化建设水平，助力医学实验室向智能化、智慧化、少人化乃至无人化建设的创新转型及发展（图5-2）。

1. 分析前智能检验解决方案　包括BIL3000 TL样本贴标备管智能系统、TEMPUS600样本自动传送系统、ISorter智能签收样本系统、BIL3000 TS样本智能分拣系统、BIL3000 Icent样本自动离心系统及智能物流机器人6个软硬件智能应用产品无缝连接，实现样本采集前自动贴标备管，样本外部运送、签收、分拣、离心、检验科内部运转等全过程自动化、智能化，可执行不合格样本或者分析前TAT超时等的智能预警，全程基本无人为接触，可大幅减少样本总周转时间（ToTAT），减轻检验人员工作负担，减少差错，有效降低感染风险，是样本集约化检验智能管理的创新解决方案。

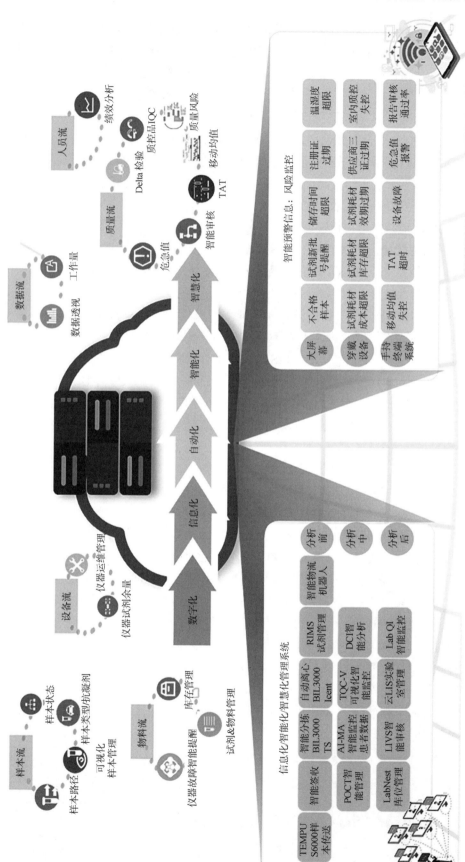

图 5-2　Alpha Lab 智慧医学实验室智慧应用流程及场景

2. 分析中智能检验解决方案 包括RIMS试剂耗材智能管理系统、AI-MA患者数据质量控制智能监控平台、Delta检验大数据智能分析系统、TQV大数据可视化智能监控系统、POCT智能管理系统及智能机器人6个软硬件结合智能应用产品。

通过RIMS可实现试剂耗材实验室、医院及供应商间全流程闭环管理，实时监控质量与经济指标，建立试剂耗材质量管理及生命周期智能追溯体系；基于患者大数据的AI-MA、质控品IQC法联合智慧使用，可实现最低成本、最大化效益的多阶段全面质量控制策略（TQC），进行分析全过程的质量风险智能监控、智能识别与智能预警；POCT智能管理系统可实现全院POCT的规范化管理及智能预警；智能机器人可与上述所有软件无缝连接，实现信息交互及指令接收；TQC-V可实现数据流、样本流、试剂流、质量流、设备流及效益流的实时监控及可视化管理。

3. 分析后智能检验解决方案 包括医学实验室智能信息管理系统（云LIS）、LIVS检验结果智能审核系统、Lab QI质量指标智能监控系统、LabNest库位管理系统、智能物流机器人及智能消毒机器人6个软硬件结合智能应用产品。

LIVS具备大数据分析、智能分析、智能预警及远程报告审核功能；Lab QI可辅助实验室进行临床检验质量指标的统计及分析，与多系统对接，实现智能数据采集、分析、推送、一键导出与上传；LabNest是与LIS具有联动性的样本出入库位置管理系统，基于条形码等技术实现样本定位、出入库及仓储管理；智能物流机器人可与上述所有软件无缝连接，实现指令接收及样本运送；智能消毒机器人可以自主导航、避障和移动的方式抵达消毒区域，进行360°无死角消毒，同时支持平板电脑遥控。

（二）Alpha-ICO智慧医联体解决方案

Alpha-ICO是助力医联体医学检验专业领域信息化智能化建设的载体和平台，适合城市医疗集团及县域医共体等医联体建设模式。Alpha-ICO是根据国家政策导向、医学检验专业特殊性及高标准的质量管理要求进行设计的，运用互联网、智能化、物联网及云计算等创新技术，将智慧实验室及智慧医联体建设云平台无缝连接，再通过"统一平台、统一标准、统一技术规范、统一质量管理体系、统一建设水平"的方式，实现过程管理和目标管理的时效性、可视性、可控性；实现相同平台不同等级医疗机构实验室"人、机、料、法、环"一体化智能管理、全流程的质量管理、智能监控及结果互认。基于大数据和智能化应用构建的云LIS具有区域内智能样本全流程追踪监控、移动终端智能展示、样本数据统一流程化管理、跨系统第三方软件和应用接入平台等特色。Alpha-ICO的应用可全面提高各级医疗机构实验室信息化、智能化及智慧化建设水平，促进优质资源、技术及智能化建设水平向基层医院下沉，提升基层医疗服务及技术能力，医疗同质化和检验结果互认，切实惠及广大群众（图5-3）。

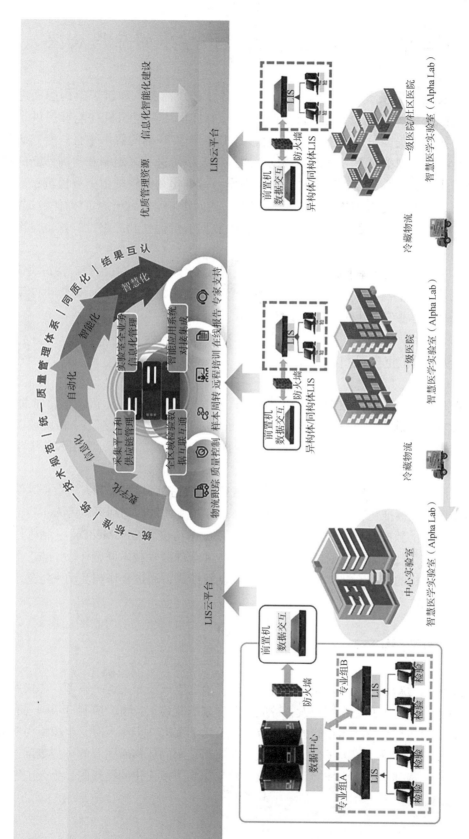

图 5-3 Alpha-ICO 智慧医联体建设整体解决方案

第三节　人工智能在检验医学中的应用展望

为了有效地为临床实验室的人工智能做准备，必须在业务和组织架构层面进行变革。人工智能需要大量的数据来学习和适应，没有任何一个组织机构能够提供足够的信息量。例如，在美国是以国立卫生研究院（NIH）作为基础的数据平台。所有研究计划的目的是收集不同的百万人队列的数据，通过扩大精密医学来定制和提高诊断的准确性。医疗行业必须齐心协力，向可访问、互操作、标准化和共管的数据源迈进；应遵循最佳实践路线，以避免数据中可能出现的偏差，从而影响诊断结论；应确保数据匿名，保护受保护人群健康信息的隐私，同时又不丧失数据的价值性和完整性，这也是至关重要的。

与此同时，临床实验室应积极准备在内部发展人工智能，并就其价值对关键决策者进行培训。此外，应重视网络安全设计，网络安全不仅是保护患者数据、运营和IT系统的首要任务，而且是系统设计的一个重要组成部分。

一、实验室业务变化

整个医疗行业将受益于数据模式和收集方式的改变。66%的临床实验室管理者认为，缺乏标准化将对实施人工智能构成重大挑战。目前，数据是在各个部门、医院或医疗系统中以专有或不规则格式存储的。这限制了人工智能的收集、验证、采用和持续学习的过程。

通过在国家层面和全球范围内做好标准化规范，使连接医疗系统和人口数据系统的数据结构和访问格式标准化，临床实验室以至整个医疗行业的数据访问可以为人工智能的创新需求提供强大的数据支撑。通过如美国先进医疗技术协会（AdvaMedDx）、精准医学世界大会（PMWC）、医学影像与技术联盟（MITA）和全球医疗技术联盟（GMTA）等医疗卫生领域主流机构的参与来共同构建人工智能的创新模式，通过合作与互动来定义不同领域范围的内部战略规划。

二、组织架构变革

为了更好地为新兴的人工智能做准备，临床实验室应该培养关键决策者，并培养其创新型业务的能力。为了避免在实施人工智能时出现技术瓶颈，各组织应制订培训现有工作人员的计划，以培养具有适当技能的新角色。当技术下沉进一步深入时，组织将为顺利的整合和升级过程做好准备。为了进一步降低向任何新技术的迁移所固有的挑战难度，各学科专业应制定实现其当前技术能力（自动化、数字化等）现代化的路线图，为人工智能的实施奠定基础。

三、未来构想

人工智能将大大降低实验室运营成本，同时提高诊断的准确性并改善患者的诊疗体验。此外，它将自始至终贯穿临床实验室的整个检验分析过程。不妨大胆展望人工智能诊断的未来：人工智能可以简化工作流程，提高处理通量，并提高检验医师和技师的工作效率，这样他们就可以将精力集中于更重要的领域。就像自动化系统和智能软件已经取代重复技术含量小的手工工作一样，自动化系统和智能软件提供了可以改变当前诊疗水平的洞察力。

1. 建立检验大数据，人工智能实现个性化的疾病诊断和风险评估 疾病的发生是多因素影响、多步骤演变的复杂病理生理过程，这种持续的病理状态会导致检验项目、症状体征、影像学等指标异常。随着技术发展，增加了基因组学、转录组学、蛋白质组学及代谢组学等多维度大数据。面对纷繁复杂的数据，如何通过人工智能对大数据进行合理充分的利用并指导临床应用是一个充满挑战和机遇的方向。目前，一般采用多种机器学习来寻找最佳的学习方法，技术路线见图5-4。将多种数据类型组合作为模型的输入是一种趋势，几乎所有的预测都是通过整合基因组、临床、组织学、影像学、人口统计学、流行病学数据和蛋白质组学数据或这些不同类型数据的不同组合得出的。

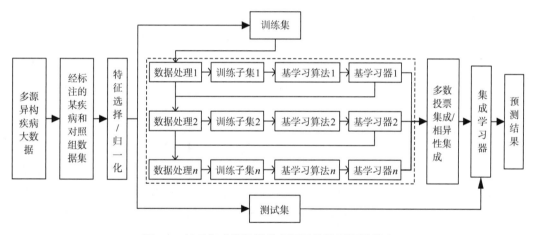

图5-4 基于集成学习器的多源异构数据预测算法

人工智能应用范围包括慢性病、肿瘤、罕见病等疾病诊断、预后评估、风险预测，主要应用场景有结果审核、临床诊疗、患者查询时提供警示或预警信息，核心技术方案是应用多中心+多参数（检验、影像、电子病历等）+多种人工智能算法，模型或算法的评价指标包括准确率、灵敏度、特异度、阳性和阴性预测值、ROC。最终选择最佳性能的模型或算法，人工智能实现个性化的疾病诊断和风险评估。

2. 人工智能建立复杂检验的智能诊断、解释、注释报告 由于疾病的复杂性，检验各专业跨度大且检测项目众多，依据患者资料与检验结果的关系进行判断分析，如性别、年龄、生理、疾病等，需进行检验项目之间的相互关系分析、结果干扰分析、历史结果分析，通常实验室难以给出检验结果的解释，难以给出实验室诊断、风险预测、附加检测项目及患者宣教内容。

人工智能作为一种技术工具，将来能实现复杂检验的智能诊断、解释、注释报告。国内有文献报道了一种基于人工智能的尿液检验结果解释性报告系统。通过收集2008～2018年某医院患者2 899 917份、体检710 971份尿检数据，统计每个项目不同结果的频数分布，建立大人群分布，再根据数据分布、项目重要性和结果异常程度，建立每个样本的健康指数和各项目的异常等级。收集糖尿病、尿路感染、肾小球肾炎、肾病综合征等疾病数据，按性别、年龄匹配同数量的健康对照组。基于AdaBoost算法的集成学习器建立模型并评估算法性能，用JAVA技术开发软件。结果显示每份报告分为正常、异常、疾病、危重4个等级；单个项目结果判断为正常、轻度、中度、重度、极度5个等级并提供大数据的人群分布；基于AdaBoost机器学习模型运用于7种疾病的训练准确度（$\geq 88.3\%$）、真阳性率（$\geq 80.0\%$）、曲线下面积（≥ 0.954）。开发的Java软件展示上述结果，并包括病历和结果、历史结果、个性化建议、异常项目科普、在大人群数据中的位置等内容。对于异常尿液结果可能的疾病相似度，人工验证机器学习模型的准确率为82.41%。该研究建立了智能的结果解释性报告系统，能区分报告异常程度，具有较高的疾病预测准确性，可提供个性化的临床决策信息。

3. 人工智能实现实验室检验前、中、后的数智管理，进一步提升检验的服务质量和效率　人工智能在检验医学中的应用助力实验室成为智慧化、无人化的实验室。人工智能+检验前，有智能医嘱、智慧采血、智能物流及全自动样本前处理系统。人工智能+检验中，有智能质控、智慧试剂、中间件、数字细胞、远程检验等应用。人工智能+检验后，有自动审核、智能解释、疾病诊断、数字疗法等。人工智能+管理，实现设施环境、质量指标、继续教育、临床科研等数字化和智能化的管理。人工智能将颠覆现有检验技术，让检验数据说话，提升检验学科地位。

数字疗法（digital therapeutics，DTx）是由软件程序驱动，以循证医学为基础的干预方案，用以治疗、管理或预防疾病。检验医学可借助数字疗法进一步提升临床价值。数字疗法可以单独使用，也可以与药物、医疗器械或其他疗法配合使用。其通过信息、物理因子、药物等途径优化患者护理和健康结果。数字疗法产品按照功能分类，可以分为预防、管理、治疗三大类，覆盖患者病情演变过程中的重要场景。按照使用方式，数字疗法产品可以分为软件单独使用类、软件搭配药品或器械使用、软件搭配药品及器械使用三类。DTx对于患者的价值：提高可及性、提高依从性、提高体验感、改善生活质量。DTx对于医疗服务方的价值：提高工作效率、提高患者满意度、协助学术科研。DTx对于药械企业的价值：及时的数据反馈，提高患者黏性，助力真实世界数据研发。

检验医学的智能化建设尚处于起步阶段，基于大数据分析模型建立、机器学习、智能算法、人机交互等人工智能关键技术在检验医学领域结果智能审核、专家辅助诊断报告、图像识别、结果预测等方面的技术转化和应用是未来发展的方向，在场景落地过程中仍存在不少困难及挑战，需要医院协同企业厂商共同深入探索研究。此外，由技术的不确定性和应用的广泛性带来的临床实验室数据、网络安全及伦理等问题，国家行业标准化组织、学会团体应加快制定出台相关标准指南，实现智能化发展与患者信息保护之间的平衡也是未来发展的重点。当下有为，未来可期，相信未来检验医学领域能够基于实验室的痛点和需求、高标准的质量管理要求，从根本上改变传统的工作和管理模式，采用人工智能等创新技术进行前沿的设计和规划，将智能化、智慧技术的应用渗透到临床检验分析的全过程，使未来的临床实验室成为一个具备自动感知、智能监控、快速反应、智能预警、科学决策、智能决策及智能服务功能的智慧实验室。

（丛玉隆　毛远丽　温冬梅　杨大干　林日升　李　汉　戈敏娟　陈锦添）

参 考 文 献

胡长爱，杨大干，叶章辉，等，2021.基于智能数据和机器学习的尿液检验结果解释性报告.中华检验医学杂志，44（6）：524-531.

王传新，2022.新时代检验医学发展定位与思考.中华检验医学杂志，45（1）：1-4.

温冬梅，郝晓柯，2022.基于患者数据的实时质量控制建立原则及研究进展.中华检验医学杂志，45（1）：82-86.

中华医学会检验医学分会临床微生物学组，2021.临床微生物学检验过程的生物安全风险管理专家共识.中华检验医学杂志，44（9）：808-813.

Hong JS，Wasden C，Han DH，2021. Introduction of digital therapeutics. Comput Methods Programs Biomed，209（1）：106319.